我的精神病、我的自行车和我

疯狂的自我组织

〔德〕弗里茨·B.西蒙 著

于雪梅 译

商务印书馆
The Commercial Press

Fritz B. Simon

MEINE PSYCHOSE, MEIN FAHRRAD UND ICH

Zur Selbstorganisation der Verrücktheit

本书根据卡尔·奥尔系统出版社2012年版译出。

中文版序

——学一点"精神（病）相对论"

在为弗里茨·B.西蒙的另一本书《循环提问》中文版所写的序里，我提到自己在德国海德堡大学学习家庭治疗时的经历。其中有这么一句话："我用每天10页的慢速度看完了第一本德文专业书，西蒙的《我的精神病、我的自行车和我》，算是进了系统治疗的迷魂阵。"现在呈现在您面前的，就是这本既可以引人入胜，又可能会杀死一些脑细胞的奇书。当然，但愿它清除掉的是一些无用的神经元，同时建立一些有用的神经连接、神经环路，让您脑洞大开。

1990年读的书，很多具体内容记不清楚了。现在看中译本，很多内容似曾相识，有一些则唤回了我的清晰记忆。不过，我记得最清楚的，是当时那种如饥似渴、高度专注但又十分吃力的阅读体验。读这本书，初步达到了打乱原有认知，开始形成一套新的对认知的认知——即认识论——的目的。这项改变影响深远，不仅让我学了一套比较另类的精神医学（包括心身医学和心理治疗）的理论和技术，还在一定程度上影响了我的个性。比如说，我原以为25岁后大概个性基本稳定，可我30岁左右居然还从一个人情社会里的活跃分子，变成一个向往孤冷清静生活的助人者。

于雪梅教授是第二次翻译西蒙的书。第一本翻译的是上述用案例分析来介绍系统治疗理论和技术的《循环提问》。那本书内容直观、生动、幽默，我写序也就写得比较顺利。我读现在这本书的中文版算是复习功课，感到思绪万千却难以下笔，原因是本书比较抽象。虽然作者想让读者通过思维游戏、隐喻的例子来进行理解，毕竟还是信息量太大，要对其做出概括而又通俗的解析、点评十分不易。于是，我来写几点片段的联想，旨在抛砖引玉，让读者自己去细嚼慢咽其中奥妙吧。

一、关于心理、行为的理论，只是些不可能"客观"的现实构想而已。

20世纪60、70年代之前的几十年中，精神动力学、行为主义、人本主义等流派先后崛起，与注重脑科学及传统精神病理学的精神病学既相生又相克，大致形成了心理健康领域的学术版图。这几个学术源流虽然互相争斗，但它们之间有个最大的共同点，就是皆聚焦于个体。随着以家庭为单位的心理治疗在50年代诞生并且日渐兴盛，以个体为焦点的临床干预模式受到了挑战。

家庭治疗最早的起源主要是精神分析。可是依照系统论的说法，"系统大于部分之和"，一家人的"家庭动力学"不再可以用一个一个家庭成员的"精神动力学"来拼凑。注重个体内在心理（intra-psyche）的认识论和方法论不再有效，于是得用观察、描述和干预人际间（inter-person）交互影响的控制论思想，来对付社会系统中的沟通行为和由此构建的意义交流网络，也即信息的传递和效应。就在大家吃力地引入观察物理现实的"老三论"（系统论、控制论、信息论）的时候，后现代思潮中的建构主义，甚至是激进构建主义，夹裹着"反精神病学运动"的社会动力，又像另外"一头牛闯进了瓷器店"，进一步打乱了过去几十年间勉强维持着的脆弱平衡。于是，以下理论观点对精神病学的解构开始了：

个体层面的心与身关系，是一种对立统一的循环因果关系。封闭运作却又对外界开放的人类心理及其物质基础——神经系统，既是机体活动的指挥者，又是外界信息的接收者，还是心理和生理运作的观察者、反思者。由这样的个体构成的社会系统，不是简单的个体集合，而是更高层面上的自组织的生命系统，或生活着的系统（living system）。支配这样的系统的规则，西蒙依其重要性或强制性，区别为两种，分为"描述的规则"和"规定的规则"。前者是关于如何描述事件的，后者是关于在世界中如何行动的。有这两组规则，人们才可以描述"世界观"及其后果，也就是与世界观相应的行为。

描述和规定的前提是观察。观察者对被观察者的观察，不应该再被看成是单向的过程，而是一个由于观察的过程新构成的自组织系统内的互动过程。观察可以影响被观察者，还可以对观察者产生反向的影响。这种反向的影响是通过"造成差异的差异"——即信息——来实现的；观察者与被观察者之间的反馈环是封闭的，但外部环境可以通过信息输入而"扰动"封闭系统的内稳态。这样，传统的"A→B→C"式的线性因果论不再有效，因与果的关系须用"A ↔ B ↔ C"，以及引入外界因素"D、E……"的更复杂互动影响的循环因果论来描述和说明。

人类的个体和各种社会系统，处于互相涵摄、交叉、对立的各重因果环路之中。个体对自身的观察，以及对外在于他的客观世界、社会的观察，形成了独特的心理现实。心理现实要面对外界的软性现实和硬性现实，要与别人的心理现实及其对应的软性现实和硬性现实进行互动。人类沟通的目的，旨在达成共识或一致性。自然法则，如牛顿三大定律，可以被看作是针对硬性现实的描述规则的典型范例。我们在此直接引用西蒙的话来说吧：

"就自然法则取得一致性是很简单的事情。在不同的人和不同的文化之间，有关自然法则的经验只存在很少的不同，因此，就无生命的自然的性质取得统一，这是比较容易的。"全世界的学生都在学一样的数理化知识，各国的工程师可以不说多少话就干一样的活，就是这个道理。

"如果几个不同的观察者或者即使是同一个观察者，在面对相同的行为方式时，总是能获得不同的体验，并且得出不同的结论（描述的规则），那么他们就可以对认识中的描述的那部分置之不理，而结果——即规定的规则——并不会在本质上发生变化。对现实的软的方面的认识就属于这种情况。所有的社会法则，无论是语言的、道德的、伦理的、经济的、国家的还是政治的，都可以被看作是此类规定规则的例子，就社会法则取得一致性是很困难的事情。在不同的人和不同的文化之间，社会法则的变化范围是很大的。"

"在现实的软的范围里，不存在包罗万象的、全人类的一致性，而只是存在着一些意见统一的小岛，它们位于意见分歧以及无休止的——关于那些真正重要的价值——的争执的汪洋大海之中。在这些一致性的小岛上面，人们有意识或无意识地在有关可能与不可能的行为方式和世界观的选择标准上统一了起来。社会单元——例如文化、社会、家庭、科学流派以及其他的宗教团体、政党、集邮爱好者协会和小动物饲养者协会——就产生了，其基础是就特定的游戏规则达成统一：这是一种把相对软的现实变硬的方法，具体的做法是，在众多的、理论上可行的行为及描述现实的可能性中，做出一项独特的选择。"

绕了很大的弯子，以上观点的核心就是一句建构主义的箴言："现实不是被发现的，而是被发明的"。对人的心理、行为的解释和理解，难以形成绝对正确的结论。对精神病理而言，归结为脑结构、脑功能的异常可能只是对10%左右的疾病全部适用，但对大多数的精神障碍而言，专家的论断只是部分正确的，这种还原论的、线性因果论的归因，是不全面的。它可以解释精神障碍的物质基础（硬性现实），却无助于理解精神障碍的意义（软性现实）。精神障碍的分类系统，例如《国际疾病分类第五章心理与行为障碍》（ICD，ChapterV）、美国的《疾病诊断与统计手册》二十来年就改版，即是例证。对这些疾病的治疗方法，更是多不胜数，不同流派各执己见，有时针锋相对。

二、什么是"不可理喻"？为什么话不投机就想骂人"你是不是有神经病？！"

西蒙这本书于1990年出版。我于11月7日抵达海德堡，第二天晚上就去他家。他给我两样东西，一个是卡式收录机，要我天天听广播练听力，尽快融入德国文化；一个就是这本书，让我入门。第三天去大导师史第尔林（Helm Stierlin）家，老先生说，海德堡有400多中国人，让我半年之内不要接触他们，不然德语不会进步。在开始啃读这本书的时候，正好碰上一个假期，连续数日我没有遇到一个可以说话的人，于是融入德语文化的努力让我空虚、困惑、焦虑无比，产生了所谓"文化休克"的症状！不交流，交流不畅，交流中有冲突，是人生常态。而在跨文化交流的情境下，沟通障碍立马出现，软性现实可能成为硬性现实。拿不出银行里的奖学金，买不到合适的食品，不识字而把超市里的猫食、狗食罐头买来吃，可以是致病的，甚至要命的。

但是，书里有几处引用中国人智慧的内容，让我心头一亮，鼓舞着我在幽暗隧道里往亮处爬行。

读者们可以看到书中有两张地图。西蒙给读者做思维游戏时的指导语说，这是两个人拿着各自手里的一张地图，商量寻找"皇宫、火车站"等地点。但是我发现，那两张地图竟是1988年的昆明市区地图！根本没有什么皇宫，我看到了我的家乡，想起两年前的一次有趣经历，于是为中国东西进了一本可能以后会变得很重要的书而高兴不已。

1988年，西蒙在首次"中德心理治疗讲习班"上让我们学员做过这个练习。他把一张地图处理成了镜像对称的两张！让我们分成一个个两人小组，两人各持一份，不准互相看对方的图，一个人说出自己目前位置，问另一个人，要去某个地点，该怎么走。结果，所有小组都从礼貌、友好的一问一答，变得情绪激动，甚至面红耳赤、互相责怪抱怨，还有的吵起架来。再次集中后，各人发言谈体会、提问，最后西蒙解说这个游戏的意义。却原来，这是为了接下来讲解"家庭认知模式"做准备。带着"上当"以后得到的顿悟，我们体会到了人际沟通出现障碍的一种普遍形式——我们脑子里的"内在地图"根本不是同一张。"对牛弹琴"、"鸡跟鸭讲"是也。

小到问个路，大到亲子关系、教育、统一思想认识，以及心理治疗、司法惩戒矫治，人类的沟通、社会系统的管理何其难也。不过，前面提到的共识之形成犹如汪洋中建个人工岛，虽然艰难，也还是有可能。要领可能在于，在交流的场域中，要与对方共在，尊重背景因素的影响，摈弃一厢情愿的单向灌输、操纵，以宽容、平等之心态，不固守成见、陈规，达致共情的理解（empathic understanding）。

三、西式的"道家"与东方的"积极宿命论"

书中另一处东方智慧的例子，是对大家熟知的成语"塞翁失马，焉知非福"的德国式诠释。德国人编这个故事的时候，把塞翁面对每次意外得失时的表达都说成一个短语："Kann sein"，译为"也许吧。"塞翁对待祸福的生活态度，尽在寥寥三字之中，也许可以归在我自创的"积极的宿命论"范畴。在科学理性发达、张扬个人主义价值观的欧洲，西蒙这样的治疗师居然放弃了既往西方医学及心理治疗学的实证主义、英雄主义情结，转而欣赏中国人的阴柔之美，对我影响深远。

在临床的治疗访谈中，我们也就不再进行野蛮分析，不再用指导性干预去主动影响对方的生活决定。这与系统式治疗里的"中立原则"有关。从被动的角度看，有人觉得家庭治疗师的中立好像是不太符合助人伦理，就好像是治疗师不想出力、怕麻烦似的。其实，系统治疗师看似疏离、无为的立场，恰恰是把人当作发展变化的人，激发对方复原力、康复潜能的。20多年来我诊疗过的大量案例显示，"处人于若即若离之间，处事于若有若无之道"的中国式立场，效果优于直接的干预。比如，面对心怀苦痛或怨恨的咨询顾客、病人，治疗师也许还可以把"也许吧"说成"未必吧"、"难说"，还可以变成问句"何以见得？"。这样的回应，比治疗师"奋不顾身，跳下粪坑"要好的多。

请原谅我使用了粗鄙的云南方言俚语。可这确实是我的临床治疗语言里可能会实际应用的表达方式，对应着前面我谈到的对精神医学传统的解构趋势，也是想模仿西蒙老师思维奔逸、诙谐的写作风格，尽管这可能是笨拙、冒犯的模仿。

余言不再赘叙，请读者开始冒着一头雾水进到我体会过的那个迷魂阵里去吧。祝阅读后愉快！

赵旭东

2017年4月30日于上海

致中文版读者

大约150年以来，在西方世界，如果有人以某种他周围的人所无法理解的方式来行事的话，那么他就会被冠以"精神病"的头衔。所谓"无法理解"，指的是别人没办法去体会他、没办法理解他的感情或动机、没办法明白他的思路逻辑。其结果就是，别人无法和他进行顺畅的交流。在前现代主义时期，针对这种异常行为，人们曾经寻找了各式各样、极其五花八门的既神秘又荒诞无稽的解释（例如被恶魔施了魔法）。而如今，对这类与来自周围社会、文化环境的期待不相符的"无法理解的"行为，我们基本上用大脑疾病来进行解释。在认识论和知识论看来，无论是疾病理论还是着魔理论，它们的问题都在于：只设法对"标准的偏离"进行解释，而人们能够预料到的那些行为（即"正常的"行为）就好像不需要任何解释似的。然而，"正常的行为"无论如何都并不是那么的理所当然。

本书所依赖的理论观点是：只有当"正常"是如何产生的被解释了，"疯狂"（即精神病性行为，在精神病学上被诊断为"精神分裂"或"躁狂抑郁症"的那类行为）是如何产生的才能够也得到解释。

在西方的精神病学（源自卡尔·雅斯贝尔斯：《普通精神病理学》，1913年）看来，所有精神病的共同之处在于：患者的行为举止是无法理解的。然而，人与人之间的不理解以及交流的中断，存在着多种多样的形式，例如交流双方来自不同的语言团体；在这种情况下，我们通常并不需要去解释为什么交流会中断，恰恰相反，我们需要去解释为什么沟通变成了可能。某个个体，例如新生儿，究竟是如何让自己融入他周围社会环境的游戏规则之中？也就是说，他不仅要学习语言，而且首先要把社会所允许的或规定的行为方式与那些被禁止的行为方式区分开来，等等。他究竟是如何做到的呢？在这种情况下，同样也是两方面——不仅是适应，而且还有偏离——都需要得到解释。

那么问题是：同样被看作是"正常的"行为方式，在这个世界上的不同文化之间，有时甚至在同一国家的不同地区之间，例如中国，都会存在着差异，这些差异该如何解释呢？为什么人们使用的语言如此丰富、如此不同？为什么会存在着不同的思维、感觉及行为模式，它们比如说在德国明明被看作是"正常的"，到了中国却完全变成了"疯狂的"？

答案是这样的：所有的这些思维、感觉和行为模式是通过交流——通常是在家庭内部——来获取的，有些模式从一代人延伸到下一代人，有些模式是由个体根据当前的情况全新发展出来的。

所谓"疯狂的"或"正常的"行为举止，其核心问题是：一个人在与他人交往的过程中会发展出一种什么样的、从中可以形成对他而言最小的生存单元的图像？他可以作为一个独立的个体（"我"）生存下去吗？还是只能作为社会团体（"我们"）的一部分？这个图像是否与现实相符，主要取决于其所处的当前社会的状况，例如经济状况，而这在历史的进程中是不断变化着的。

作为本书的作者，当我于1988年首次在中国工作并与患者展开会谈时，这个国家的大部分公民还是某个单位的成员，而单位承担了负责他们安康的责任。如今，将近30年之后，经济的发展导致了，即使在中国，个体也必须要较之过去多得多地独自在市场上、在一个充满竞争的体制中保护自己。作为个体，他不断地、越来越多地变成那个最小的生存单元。他的自我的边界，也就是他自己（"我"）——代表着他的利益和动机——的开始之处，以及他的停止之处，即一个更大的团体，例如夫妻关系或者家庭（"我们"）——代表着他们的利益——的开始之处，必须由每个人在与他周围人的交往过程中来进行商定。如果这个边界与周围环境的期待相符，那么他就会得到他周围人的理解，并能够与他们进行交流。他就被大家体验为是"正常的"。如果他做不到这一点，因为他另外设定了自我的边界，从而导致他的思维、感觉和行为采用了另外的逻辑，那么他就会被诊断为"疯狂"，进而从交际中被排除出去。

　　本书阐述的是：这种来自个体与世界、"我"与"我们"的单个和集体的构造是如何运转的。也许因为本书涉及的是普遍的、包含了所有文化和语言的特点的模式，所以我们才会看到这样的事实：这本书被翻译成了多种语言，在世界上最边远的地区出版发行，从阿根廷到美国，从欧洲各个国家到土耳其——现在也来到了中国。

　　因为我本人多年来在中国在"中德班"里从事系统式家庭治疗的教学工作，所以我感到特别高兴的是，这本关于正常和疯狂的书——必须承认，它突破了通常的专业书籍的框架（也就是说，它不是完全"正常的"，但是尽管如此，但愿它是"可以理解的"）——终于可以供中国的同道们使用。在此向本书的译者于雪梅教授表示最衷心的感谢，感谢她再一次的卓越的翻译工作！同时也要感谢赵旭东教授，感谢他为本书中译本的出版所付出的努力！最后向编辑的细致工作致以特别的感谢！

弗里茨·B.西蒙

2015年5月于柏林

不要说"我在思考"，我们应该说"在思考"，这里面主语的使用与"在闪电"里的是完全一样的。

——格奥尔格·克里斯托夫·利希滕贝格^①[1]

---

① 格奥尔格·克里斯托夫·利希滕贝格（Georg Christoph Lichtenberg，1742—1799），18世纪下半叶德国的启蒙学者，杰出的思想家，讽刺作家，政论家，物理学家。［正文中圈码所注皆为译者注；另，方括号中的数字为本书原注释序号，参见第309—326页。］

目　录

1. 导　论

诊断测试

让我们从一个简单的测试开始吧：请您想象一下，您打开了一本名为《我的精神病、我的自行车和我——疯狂的自我组织》的书，刚好开始阅读第一章。

请您想象一下，您现在（就是此时此刻）正在阅读第二段的第一行（？）。您看看吧，您正在对自己的想象放任自流，您失去了对它的控制，这可真让人忧心忡忡。显而易见，您是一个拥有过于形象生动的想象力的人。您就干脆承认了吧，您觉得自己确实在读着这样的一本书。对，您甚至认为，手里正拿着这本书，正在切身感受着它。

一个像您这样的人，自认为思想开明、具有批判精神、明智，却如此轻而易举地就能被别人影响，是如此易受暗示，这太令人担忧了。您的独立的判断力和自主性看起来并不怎么样。您不仅盲目听从一个外人的暗中唆使，让自己沉醉于脑海中的某种幻影——不，更糟糕的是，您深陷于这个白日梦的世界之中，以至于您认为，自己确实生活在其间。或者您打算否认吗？否认您此时此刻感觉到，自己正在阅读着这本虚构的书？

对于每一位精神科医生来说，这都是个再清楚不过了的症状：您无法把自己的想象从感受中区分出来。您经常会这样吗？您是不是一直都在听从别人的指示？究竟从什么时候开始，您与其他人之间的界限划分是如此的糟糕？

您认为自己手里确实拿着这本书。根据普遍的精神病学的经验，这标志着您已经失去了与现实的联系：归根结底，您只是遵循着一个让您想象某样东西的指示。

如果您现在正生气地转着念头，打算把这本书给合上，那么这恰恰就是个证据，证明当您无法立即理解某些东西的意义的时候，您倾向于用逃避来对此做出反应。当您陷于让您摸不着头脑的处境时，您也很有可能倾向于将关系切断了事。

如果您与此相反，对自己目前所遭遇的事情保持完全的冷静，丝毫不受其触动，那么这也同样是个令人担忧的标志：您阻挡一切在您的自我确定和世界确定中有可能让您六神无主、并且引发焦虑的感觉。因此，您根本就没让自己真正参与到关系之中去（甚至没有参与到一种客观上看来如此不具有危险的关系之中，就如同是对一本想象出来的书的关系）。

您在想，为什么您要经受这一切？您是不是有些糊涂了？您甚至在考虑，自己是不是在被人耍诡计摆布？是不是有人在开您的玩笑？嗯，您确实是太容易就能被看透了……

不过，很有可能您就是认为，您知道自己现在正好在读着这本书。您如何能够让自己、并且让那个诊断医生确信，您面前确实有这本书呢？那个诊断医生宣称：您是个视幻觉的受害者，陷进了某个妄想系统之中。

恕我直言，我得到的印象是：您（请原谅我措辞粗暴——这不是针对个人，也完全没有贬义）眼下头脑有点儿不正常。然而，我到底是不是真的存在着呢？我难道不也仅仅只是一个您的想象的产物吗？这种想象，以自我为中心、病态，感觉自己到处被精神科医生那帮家伙以及其他盯梢者包围着，而且每一本书、所有的电视新闻以及流行歌曲都少不了它。

　　您的手里是否真的有这本书？对这个问题的回答，会带来深远的结果，它表达出来的内容，更多的是关于您以及您的精神状况，而不是关于这本书本身。如果这本书是您产生的幻觉，那么您眼下很可能就是疯了。换个医学上的专业表述：您很可能患有精神病——不管出于什么原因。根据所有的精神病学的经验，您在接下来的时间里将会陷入与周围人的冲突之中，因为您的感受，您的世界观，您的行为、思考以及感觉模式，都与您周围的人有所偏差。由于大多数人都不会站在您这一边，所以您的命运有可能就是：人际交往被终止，您被送到某家医院或精神病院，在那里，人们让您接受某种形式的治疗。

　　您和其他人怎么就会认为，关于世界的某种观点和说法是正确的或是错误的？您如何能够检验自己的感受？如何能够将 11现实与您的错觉、幻觉、假想、幻想、梦境以及所有其他的来自您的想象的畸形产物进行区分？是什么把疯狂的思考、感觉和行动从正常的思考、感觉和行动中分离出来？不过首要的问题是：这个及/或那个的产生应该如何来解释呢？

　　如果您到目前为止读过的内容，或者您刚才没有读到的内容（天知道您究竟期待了什么！），让您感到有些糊涂了，那么，您就已经尝到了一些混乱的滋味。那些把大量的时间和精力都用于对付疯狂的人，正是身陷于这种混乱之中。当然了，通过一篇书面文章所表达出来的一筹莫展，就彼此互相看重的人的共同生活中所发生的事情而言，其实只能是个蜻蜓点水般的介绍。尽管如此，作者在本书中还是小心翼翼地尝试着，就疯狂的某些互动的和逻辑的方面，为您提供一些温和的并且善意的想法。之所以这么做，是出自一个简单的原因：就疯狂进行谈论、书写或阅读，与制造疯狂和经历疯狂是完全不一样的事情。它们之间的区别，就如同是菜单、烹饪和吃饭之间的区别。

谁把菜谱吃了，谁就是疯了。

"精神病"或"疯狂"？
——找到合适的概念的困难

为了限定主题，并且预防有可能出现的误解，在此要明确一下：在本书中，"疯狂"这个概念所表示的行为、思考和感觉的方式，就是在精神病学的专业文献中由"精神性疾病"和"情感障碍"来描述的内容，即所谓的内源性精神病的精神病理学症状。那些表现出如此这般的行为举止的人——以至于最终被赋予了这类五花八门的诊断中的某一个——像是失去了或脱离了被我们所有人看作是理所当然的现实；他们的体验，以一种独特的方式，与周围人的体验有所偏差。他们看起来是以一种对其他人而言很难心领神会、或根本无法理解的方式在进行思考和感觉。与周围人相比，他们的行为不太能够被揣度和预料。他们的思维、感觉和行为，看起来并不是简单地碰巧而成，而12是有着不一样的——非正常的——秩序。如果我们去观察一下此类患者的行为中那些不同的、从外部就能被察觉得到的方面，如果我们再把他们有关自我观察和体验的叙述一起纳入进来，那么就可以把各种典型的、偏离了标准的内在精神过程的模式和规则互相区别开来。在过去的一百年里，传统的精神病学曾经（现在也一样）就是以此为出发点的：精神病理学的各种症状彼此之间界限分明，它们在诊断上可以被归入到不同的基础疾病中，并且被赋予了不同的名称。

在本书中，如果下文里使用了这类诊断标签（例如"精神分裂症"或"躁狂抑郁症"），那么，与疾病理论观点中所蕴涵的约定俗成的假设相反，这仅仅是在描述独特的现象——行为、感觉及思维模式。任何一种在器质性医学的疾病理论模型意义上的解释，都不应该作为它的出发点。在本书的开篇就对概念的限定进行说明，这是很有必要的，之所以如此，是因为在使用此类医学专业表述的时候，总是太容易、而且很不幸地就把对现象的描述与解释等同起来，并且互相混淆。

　　这些现象是如何产生的？这个问题，超出了医学的范畴——医学的范畴总是具有一定的局限性——它关系到认识论、伦理和政治领域的根本难题。其关键问题是：在一个社会中，什么被看作是真的、善的和美的？如果对正常避而不谈，就无法去谈论疯狂；如果对疯狂避而不谈，就无法去谈论正常。只有通过互相划定界限，双方才能赢得各自的框架和内涵。因此，关于疯狂的形成问题也就是关于正常的产生问题。

　　如果想就这些问题给出一个包罗万象的、全面的回答，那么任何一种尝试都是极其不理智的，也就是说：是相当疯狂的。在寻找答案的过程中，我们所要面临的复杂性过于庞大了。不过，我们可以试着去做的，在本书中应该试着去做的，是发展一个对这种复杂性进行足够简化的理论模型，其目的是构建出在日常生活实际中能够用得上的意义关联和解释。它应该为所有那些主动或被动对付疯狂的人（谁又不是呢？）提供一个引导框架，用来引导他们自己在疯狂状态下的行为或在与疯狂打交道过程中的行为。

　　很可惜，这样的一个理论模型不能像一幢房子那样，利用钢丝锯由胶合板拼造而成，也无法借此变得形象生动和易于理解。它必须用语言材料制造出来。和所有此类模型的设计一样，随之而来的是选择合适的建筑材料的问题，即选择合适的概念的问题。与"精神性疾病"或"精神病"相比，从总体上看，在本书中更偏好"疯狂"这个叫法。之所以如此，是源于词语所具有的神奇功能：词语会改变它所命名的东西；有时甚至会创造出它所命名的东西。

例如，如果我们说"迈尔先生有精神病"或"他有精神性疾病"，那么这就会让大家产生这样的印象："迈尔先生"和"他的精神性疾病"是两样分开的东西。这就如同迈尔先生可以占有一辆自行车或自己的房子一样，他也同样可以把某种精神病称为他自己的所有物。既然如此，那么下面的这个结论看来只能是合乎逻辑的：人们可以用同样的方式把迈尔先生从他的精神病中解救出来，就如同把他的自行车偷掉或者把他的房子抵押出去一样。然而，另一方面，很奇怪的是，精神病概念或疾病概念的使用，看起来很少能够引发下面这种原本也同样令人信服的观点：迈尔先生可以用相同的方式来对待他的精神性疾病，就如同他出于疏忽把自己的自行车停在某个地方了，他把一把雨伞忘在有轨电车里了，或者他把自己的房子给卖了。通过使用"疾病"这个概念——它看起来像是个可以解释一切的魔法公式——迈尔先生变成了故事中的被动配角。

因为我们总是以为，拥有名字的那些东西实际上也是存在着的，所以词语的选择就决定了，我们把哪些东西看作是可以单独进行观察或研究的对象。如果我们把迈尔先生与他的精神病或精神性疾病分开来，那么我们就进入到了爱丽丝的仙境，在那里，那只不断咧嘴微笑的柴郡猫突然消失了，只剩下了它的微笑。[2]我们干脆让迈尔先生消失，同时我们还能保留着他的精神病。这样一来，我们就可以抛开迈尔先生，抛开他的生活经历和生活状况，单独去研究他的精神病，把它切成小块，然后——当我们终于自认为已经弄明白了它的机制的时候——再试着把它重新给拼装起来。

要想找到一个更好的表述，或者一个更合适的概念，这是极其困难的。如果我们把动词"有"替换成"是"，那么，在我们的话语含义中自然而然所包含着的预先假设以及与此相连的对心理的间接影响就会随之改变（"你有什么，你就是什么！"）。但是情况却并不一定会因此而有所好转："你有某种精神病或精神性疾病，你就是精神病，或精神上有病——一个精神病患者，一个精神病人。"这就是那个我们日常用语中的规则：告诉我，你是什么，我就告诉你，你是谁。正是按照这个规则，以及按照这个规则中所包含的逻辑，我们把某个特定的身份加给某个人。这种替换动词的做法，虽然摒弃了刚刚所抱怨的那种把人和精神病分开来的方式，但是取而代之，却产生了一个并不能被抱怨得少一些的对某个人的身份鉴定，因为这个身份鉴定是长久有效的，但是相关人的思维、感觉和行为方式在大多数情况下却只是暂时的。

　　首先，我们可以以二人关系为例来看看这种情况。在关系中，伴侣中的一方（患者）遭受着来自另一方（精神性疾病）的痛苦，用了动词"是"，这两者就不再能够互相区分了，它们同心同德。但是在上面的第一种，即使用动词"有"的情况下——在其他的伴侣关系中也是如此——至少还存在着这样的可能性：双方彼此分开，心平气和地去走各自的路；或者也可以是，其中的一方出自善意或恶意抛弃了另一方。但是在现在的这种使用动词"是"的情况下，却存在着这样的危险：那些被称为"病了"的现象，变成了标志着某个人身份的特征，变成了无法更改的记号，要填进他的护照里。通过这样的方式，两者被融合成了一个不可分割的整体（直到死亡把他们分开）。

　　使用"精神性疾病"或"内源性精神病"这个概念，也会有另外的一个危险随之而来，它会让人产生这样的印象：好像有人知道得很清楚，疯狂是如何产生的。如果我们更仔细地去看一看，"精神病"这个概念到底表达了什么内容，那么我们很快就能够看出来，它其实是个捏造的事实的托辞。在医生们

的秘密暗语中，"精神病"的那个词尾音节"-ose"①总是让我们
注意到，我们对付的是某个脱离了正常框架的事件，该事件被
15　赋予了疾病的意义；而"内源性"[3]只是用一种好听的方式委
婉地表达出，其实没有人真的准确知道，这个事件该如何解释。
如果某位医生确认，病人患有内源性精神病，那么他就是用一
种对他自己以及他的未来而言尽可能少一些屈辱并顾全脸面的
方式说：他和他的同行们知道得一样少，为什么患者会表现出
他所表现的行为举止。

　　在这种情况下，"疾病"就不仅仅只是对"成问题"的一种
比喻了，而是一个针对未来的规划，一个行动（处理）指示。
如果人们去寻找对精神病的解释，那么当然就会使用那些在解
释其他疾病时被证明是行之有效的方法。正如同对付梅毒一样，
大家也试图去揭穿精神病这个引起公愤的罪魁祸首，并将其逮
住。因此，追捕作案者（即臭名昭著的裂球菌）的行动要重新
建立在这样的基础之上：将其分为至少能够进行区分的两个单
元，即精神病及其原因。

　　优先选择使用"疯狂"这个概念，其原因首先在于，它所
承载的医学上的预先假设比较少。围绕着"疯狂"这个词的含
义场，更多的是出自日常生活的领域②：除了人可以发疯之外，
通常情况下家具（椅子、桌子、沙发，有时候也可以是钢琴或
柜子）也可以被移动，钟表的指针也能够走动。[4]如果不是所
有的杯子都摆放在柜子里，那么这就标志着：秩序遭到了破
坏③。同样，"疯狂"也是用这种方式表达出，无序产生了——而

---

①　德语里"精神病"一词为 Psychose，该词源自希腊语，其词尾"ose"是医学术语
中疾病名称的常用词尾。

②　德语中"疯狂"一词 Verrücktheit 源自动词 verrücken，其本意为"把……挪开，移开，
推移"等。

③　德语俗语 Nicht alle Tassen im Schrank haben（不是所有的杯子都在柜子里）表示某
人神志不清，头脑不正常。

且是突然之间发生的，没有和缓的过渡，喊哩喀喳地就产生了。因此，疯狂意味着：某个人的立足点改变了，他赖以找寻方向和赖以生存的空间或时间的秩序改变了。

　　小市民的橱柜和客厅整洁有序，虽然这（也）是人类精神秩序的一种表达方式，但却肯定不是它的衡量标准。在"杯子少了"的画面中所蕴含的解释模式和解决模式，是直截了当的："是谁把杯子从柜子里拿走了？""谁把它们重新放回来？"这是立即就会产生的问题。当此类无序的静止状态出现的时候，那些秩序的维持者和守护者就会过快地以为，他们大显身手的机会又来了，而他们随身携带的那些委任状却带有可怕的简化功能。我们有足够的理由去质疑：他们的行动（处理）方法是 16 否就比医生的方法更好些？

　　让我们（来回纠结着）重新回到"疾病"这个概念上来，以便能够看一看：使用这个概念所带来的危险，是否能够通过它的优点而得到平衡？"疾病"概念的第一个好处是，它所描述的无序是动态的。健康（秩序）和疾病（无序），这二者都与生命过程紧密相连，生命过程是它们的前提条件。一个人可能病得要死了，但是只有当他真的死了的时候，他才能够是不再病着的了（当然他也不再是健康的了）。因此，疾病和健康不仅是一对对立物，它们还拥有一个共同的基础：即有机体的生命力。

　　此外，疾病的无序并不是随意或偶然地混杂而成，就像一个垃圾堆的组成那样，而是一个有序的无序。如果某个观察者去看一看存在于不同人身上的那些相同的躯体变化（症状），以及这些变化的产生、它们的加剧和消退，那么他就可以把它们看作是可以互相区分的单元，并且确认它们是遵循着某些规律性的独立存在。与生物或人一样，它们也拥有不会被混淆的独特的特点，可以按照种类和等级进行区分，带有或多或少良性或恶性的性质。归根结底，麻疹和流行性腮腺炎、水痘和痤疮就是这样被鉴定为可以互相区分的单元的，并被赋予了各自的独一无二的名称。由此被命名的，其实并不是某样东西，而是在躯体运转过程中的特殊的差异。

当然了，我们同样也可以想到，对那些导致杯子不在柜子里的各种不同的方式进行归类（杯子碎了，杯子被借走了，杯子摆放到了早餐桌上，柜子倒了，等等），只不过有极大难度的是：要分别赋予这些各种各样的无序形式一个不依赖于观察者的随意决定而存在的、本身固有的规律性，一个独特的、能够不断反复出现的特征，以及一个可以进行区分的鉴定。

"疾病"这个概念的含义内容，促使我们着眼于动态的过
17 程模式，它可以用来论证：为什么疯狂也可以被看作是一种疾病。然而，疯狂和疾病所涉及的，难道是同样的过程模式吗？疯狂真的是其秩序陷于混乱之中的躯体过程吗？来自社会及医生的对躯体疾病的评价和处理方式，真的可以、应该、允许或必须不由分说地就转移到疯狂上去吗？

麻疹患者的皮肤上显现出了红斑，一般来说，他周围的人不会把对红斑的责任（过错、原因）归咎到患者身上。但是，如果他展现的是某种行为方式，那么周围人的反应则完全是另外的样子了。所谓的内源性精神病的症状，首先主要是指行为方式的偏差。有偏差的行为难道就永远是某种疾病的症状吗？当著名的坦克杀手团的成员正忙活着用电焊弄开银行大保险柜的时候，假如我们去测量一下他们的血压、肾上腺皮质激素的含量以及类似的生理学指标，那么我们也可以在他们身上记录下特殊的躯体变化。然而，这是否就意味着他们也患有某种"病"、甚至正遭受着它的痛苦呢？毫无疑问，肯定存在着某些领域和情况，在那里，人们的行为是可以通过躯体过程的作用来解释的。那么究竟是什么把犯罪与疾病区别开来了呢？我们是不是应该关闭监狱、取而代之建造精神病院呢？

　　对犯罪与疾病进行恰当的区分，这具有深远的结果。这是一个伦理的、政治的、法律的问题，关系到我们社会生活的诸多领域。一个人到底能够、被允许或必须为自己的思考、感觉和行动承担多少责任？

　　对这个问题的回答，展示了哲学上的一个基本难题，数百年来它都没有失去时效性。康德曾经指出，这既与医生的能力范围无关，也与法官的能力范围无关："醒着的人在发烧的状态下胡言乱语（delirium），这是一种躯体疾病，需要医学上的防护措施。只有当医生在胡言乱语者身上没有察觉到此类的病态发作时，他才叫做疯狂的；对此，错乱这个词只是一种温和的表述而已。如果有人蓄意制造了一场不幸，而这时的问题是：是否要让**他**为此承担责任以及承担什么责任，因此就必须事先弄清楚他当时是否疯了，那么，法庭就不能把他提交给医学学科，而必须（由于法院没有资格）把他提交给哲学学科。被告在作案时是否掌握着自然的理解能力和判断能力？这个问题完全是心理学上的，即使精神器官上的躯体异样偶尔也有可能会是反常地触犯（每个人都拥有的）义务法则的原因。因此，医生和心理学家们根本就不会如此深地去探究人的内在机制，以至于他们无法以此为出发点来解释或者（在不进行躯体解剖的情况下）预见这样一种暴行的心血来潮……"[5]①

　　如果有谁去研究疯狂及正常的产生问题，即大家所认为的理解的自然性和每个人都拥有的义务法则的自然性，以及大家所认为的理解的反常性和对义务法则的践踏，那么他很快就会陷入一个灰色地带，在这里，不同学科之间以及不同社会机构之间的领土和势力范围的界限消除了，或者互相交叠在一起。

----

　　①　该段译文参考《康德著作全集第7卷：学科之争、实用人类学》，李秋零译，中国人民大学出版社，2008年，第207页。本书译者有大的修改。

18

此类专业领域的代表们，以他们那毫无疑问是有限的视角为基础，得出了各自的具有专业特点的解释模式和行动模式。于是，生理学家的专业真理和谬论就陷入了与心理学家的专业真理和谬论的竞争之中，社会学家的与神学家的竞争，精神科医生的与法官的竞争。每个人使用的都是各自的秘密暗语，因此对于一个不知内情者来说，参与谈论是不可能的。

　　然而，在过去的四十到五十年里，人们发展了一个新的科学理论模型，它带来了新的机遇：它把所有的相关领域都联系在了一起，跨越专业间的界限，使发展一个共同的、高一层的视角和语言变为可能，这就是系统论和控制论的理论模型，特别是自我组织的理论模型。它着眼于非常普遍的内容，即**秩序的产生和维持、破坏、改变和解除**。目前大概没有其他的科学理论学说，能够以同样的方式适合于对疯狂现象的多层次和复杂性进行恰当的研究。这个理论学说也可以在生物学上加以应用，以及在心理学和社会学、在物理学和哲学上加以应用。

　　这个理论模型的核心优势就在于，它不仅能够为老的问题提供新的答案，而是——这要重要得多——为老的答案提出新的问题：到那时为止一直是理所当然的东西，变得不再是理所当然的了。那些理所当然的东西，并不意味着我们理解它，而只是意味着我们没有去质疑它。突然之间，不仅仅规则的例外情况需要得到解释，而且规则本身也需要得到解释。于是，下面这个问题就不可避免地产生了：**正常**的结构是如何发展的？它是如何被制造出来的？并如何被保持的？

　　这个理论学说的一个优势在于，它把观察者的视角转移到了到那时为止一直被认为是理所当然的东西上。这样一来，问题就经常能够以一种不寻常的方式得到描述，从老的死胡同里经常就会开辟出出乎意料的新出路。恰恰是在对待疯狂这个问题上，它显得十分必要，因为来自患者、家属、医生、治疗师以及所有类型的辅导员们的无助和绝望都太大了。

对于那些不直接接触疯狂的人而言，对疯狂进行研究也大有裨益，因为在我们个人的、社会的、政治的生活形态中的疯狂与在精神病院里能够被观察得到的疯狂之间所存在的原则性的差别，其实并没有那么大。[6]

2. 自我组织的理论模型

精神和躯体：个体的分割

无论把精神看作是顺从的、把肉体看作是软弱的，还是把肉体看作是顺从的、把精神看作是软弱的，躯体和精神总是被互相区分开来。这看起来好像是我们的语言使用中所蕴涵的诸多理所当然之处中的一个。把精神和躯体这两者分开，对每个人来说，这都是非常容易理解的，只要他曾经经历过，思想已经从某个百无聊赖的聚会中溜出去了，而躯体还位于现场。然而，尽管——或者恰恰是因为——这符合我们日常生活的经验，有关精神和躯体、肉身和灵魂、思想和物质的关系问题还是被提了出来。如果我们去研究一下，躯体的和精神的过程、思想的和物质的过程在疯狂的产生中都发挥了什么样的作用，那么，这个问题的提出无疑就更加重要了。

这个"精神–躯体–问题"拥有长久的哲学传统。自古以来，哲学家们（更早的时候也曾经是自然科学家们）就在研究这个难题：世界的存在与对世界的认识究竟处于一种什么样的关系之中？在此必须要提及笛卡尔的名字，他作为最重要的思想家之一，对于我们现今的、在很大的范围内被自然科学所影响的世界观的形成发挥了举足轻重的作用。他清晰地划分了精神范围和物质范围之间的界限，这不仅直到今天都与其他因素一起决定了自然科学与人文科学的互相分离，而且还决定了我们关于肉体和灵魂之间的、外部世界的物体与我们内在观点之间的关系的日常看法。

　　笛卡尔把世界分为"思考实体"和"广延实体"，其意为思考的事物和广延的事物，或思考的物体和广延的物体[7]：即精神和躯体。笛卡尔认为，这两者是互相独立存在的实体，它们通过各自的属性——即它们的性质、它们的本质、它们的本性——表达出来，从自身出发就能够加以理解，而并不需要把其他的性质当作前提。笛卡尔把思考及其通过感觉、愿望、追求、设想、判断（肯定和否定）所表达出来的形式看作是精神的属性；把广延及其不同的表现形式如位置、形态、运动、大小看作是躯体的属性。

　　笛卡尔理论体系的基础，是采用天赋的概念（idea innatae）。借助于这些概念，现实就能够得以描述和解释。因为这些概念是天赋的，所以就不需要去探究它们——也不能去探究它们。上帝就是这些概念中的一个。其他的概念则是关于逻辑的基本原则，原因、广延、数量，不过首先是实体（物体）的概念。把这个关于天赋观念的观念保存在记忆里，这非常重要，因为对于与疯狂相关联的过程和现象来说，这些天赋观念具有决定性的意义（这也同样是本书把如此多的篇幅献给笛卡尔的原因）。

　　从这些前提——也就是这个**实际状况**——出发，笛卡尔设计出了有关人类认识的理论模型。笛卡尔的方法是怀疑。只有作为物体本质的东西是清楚明了、易于理解的，他才承认它是真实的。他的怀疑首先针对的是感官。感官假装出来的东西，不允许被认可为是真实的。只不过，我作为怀疑的主体，是不能够怀疑我自己的，因为为了能够进行怀疑，我必须得是存在着的。我的思考的自身关联性让我能够确信自己的存在：

21

"Cogito ergo sum"，我思故我在。

这句话有个完全是附带的、隐含着的含义：我作为一个终究还是确信自己存在的怀疑者，把自己认定为是思考实体。我的躯体作为广延实体的一部分，与我是分开的，变成了一个位于我自己之外的客体。

笛卡尔把思考实体放到了广延实体的对立面。在思考实体中，通过思考者的自我确定找到了一个固定点。为了把这两种实体互相联系在一起，并重新塑造世界的完整性，笛卡尔使用了上帝。因为上帝是把世界作为一个整体创造出来的（在笛卡尔看来，这是"上帝"这个观念所表达出来的一个真理），所以就不能够对作为事实的物理现实进行怀疑。因为上帝是完美的（在笛卡尔看来，这又是一个与"上帝"这个观念相连的理所当然之处），所以上帝既不会有恶意也不会进行欺骗。因为是上帝赋予了人类理智，所以人就可以相信自己理性思考的结果。于是，在物体现实与理性思考的结果之间，就产生了一种合乎逻辑的关系。[8]

在笛卡尔时期，这些论点显得非常具有说服力，但是如今，它们已经不再是那么的毋庸置疑了。特别是关于下面这个观点的解释——即人类能够相信自己理性思考的结果，却不能相信自己的感官感受，而这两者都是上帝赋予的——这其中还存在很多悬而未决的问题。

在对世界的认识上，如果我们赋予理性一个特殊的等级，那么这会带来深远的后果。理性对真理和权力的要求原本是合法的，就像是君权神授的世俗统治者的权力要求也是合法的一样。即使现在不再使用这个关于理性认识的真理的解释了，但是对掌握真理的要求还是存在着的。因此在这个理论观点里特别重要的是，要把观察的外部视角也当作前提，把它作为理智思考的基础，就如同承认上帝作为万物的创造者的外部视角那样。认识的主体并不是这个世界的一部分：他位于组成世界的**物体**之外，他与这些物体是分开的，他是从外部来看这些物体的表面的。

笛卡尔的认识理论模型中的这个"主体–客体–分裂"的观点，关系到作为"躯体–精神–整体"的人。因此，人能够而且必须位于一个与他自己可以互相区分的客体——被称作躯体——的对立面，并与它进行互动。在这个分裂中，势必就产生了一个含义：要与源自躯体的躁动和愿望进行斗争，对躯体进行管教，制服它并且控制它。在每天的梳妆打扮时，人不需要清洗他自己，而只需要清洗他的躯体。肉身和灵魂的这种分离不是由笛卡尔发明的，这种灵魂转换的观念——灵魂由一个躯体转到另一个躯体，人死后灵魂会继续活下去，以及类似的想法——毕竟存在了几千年。它们构成了很多大的世界性宗教的基础。在基督教里，即使上帝对笛卡尔的思考实体和广延实体之间的联系发挥了如此重要的作用，躯体和精神的分离也是它的一个重要的组成部分。

如果我们总结一下笛卡尔的认识理论模型和世界观，那么我们就首先必须得确认，笛卡尔是以世界为出发点的，这就是那个**以其原本样子存在的世界**。上帝创造了这个世界，就像是一个工程师设计并组装了一台机器那样。它的组成部分是单个的物体，彼此之间的性质毫无关联，这台机器虽然能够运转，但是它的机制是静止的、一成不变的。互相独立存在于它的本质中的客体的相互关系，是由机械原理来决定的。原因和作用之间的相互关系，就体现在原因决定作用上面。追求认识的那个精神，与这台机器是相对立的。精神的观察在原则上不会对被观察的物质过程造成影响。内在理智的规则符合外部世界的机械规则。只有遵循这些规则，才能找到真理。认识——如果它是成功的——是对现实的写照。人们所要追求的，就是对这个如钟表机构一般的世界的揣度和预言。

通过把思考实体和广延实体进行分离，通过把观察者和被观察的客体进行分离，笛卡尔下了一步绝妙的好棋。他避免了思考实体有朝一日自己也可以变成认识的对象。如果这些概念是天赋的，如果这些概念与它们的含义之间的恰当关系是由上帝来操心的事，那么我们就不再需要去琢磨躯体和精神的关系问题。那个有关认识的自身关联性的难题，即寻找对认识的认识，已经让一些哲学家们操劳得头发都花白了（这也符合他们的地位形象），现在却不会再出现了。

24   然而，当一个人观察他自己的时候，这个把认识的主体和客体进行分离的观点就不可避免地分崩离析了。如果人们按照笛卡尔的理论模型去对待自己的躯体，以及自己的体验、思考、感觉、行为，那么不可分割的东西（个体）就被分割开了。如果我们提出了躯体和灵魂之间、精神和物质之间、思想和肉身之间的关系问题，那么，那个将个体分割成两个界限分明的、彼此毫不相干的现实范围的观点，就不能被看作是像上帝赐予的那样必然的和毋庸置疑的了。我们需要一个理论模型，它可以克服这种分裂的做法，不仅仅能够把握那些以某种方式彼此孤立存在着的实体的性质，而且还能够把握它们共同处于关系中的性质的性质。

部分、整体和环境

第二次世界大战结束以来，在几乎所有的传统科学领域——无论是自然科学还是人文科学——控制论和系统论[9]的理论模型都得到了极大的传播和应用。它们不仅可以被看作是在现有的专业领域之外出现的新学科，而且还可以被看作是一个新的视角，跨越了单个学科所固有的界限（但却并没有忽略它们）。这种理论模型一开始完全是在笛卡尔的世界观的传统上发展起来的，其出发点是：观察者从一个外部的视角对被研究的客体（称作系统）进行感受（这就是那个著名的、同时被反复验证过了的关于认识的"主体–客体–分裂"观点）。因为这种模型一开始是由设计和操控机器的工程师们发展出来的，所以这个外部视角是很容易理解的，并且也是很有意义的。人们设计或研究的是系统，即某种由几个部分共同组成的物体，它的行为可以溯源到它所有组成部分的共同作用上。这一理论模型的关注点，并不在于这个整体及其组成部分的物质性质，而在于整体的行为以及对整体行为的调节和控制。

当工程师们建造诸如恒温器这类的自动机器时，如果机器运转得完美无缺，那么就会出现这样的情况：当人们解释机器的工作方式时，就会陷入与某些想法——那些人们喜闻乐见的、关于原因和作用之间的关系的想法——的冲突之中。如果某个 25 事件被看作是另一事件的原因，那么从时间上看，该事件应该发生在它所发挥的作用之前。这就是我们的自然科学与技术的世界观的基础之一。但是，此类自动机器却能够控制某些行为方式——例如，当房间变冷的时候开启暖气——这是因为，机器零件的共同运转就是被如此组织的，以至于在作用和原因之间不可能进行明确的区分。某种行为方式对自己下一步的运转产生了作用；它通过对故障及与标准值的偏差进行平衡的方式，就可以在某种程度上对自身进行修正。

在有机体中，某些躯体的结构和平衡形式是如何得以保持的？那些试图找到这个问题答案的生物学家们，总是能够发现这一类的反馈环路，只要涉及的是生命过程的稳定性。躯体的温度保持在37℃，这可以被看作是此类调节原理的一个例子。

如果某个观察者打算分析此类过程的动力，那么他就不可能问心无愧地去描述一个直线型的"原因—作用—关系"。如果暖气没有开启的话，他既不能归罪于过高的室内温度（归根结底，暖气的不运转，这是由暖气自己造成的）；也不能责备暖气把房间搞得太热了（归根结底，是冷下来的室内温度把暖气给开启了）。

只要某个状况或事件E与其他的状况或事件（E_1、……、E_m）之间的连接构成了一个圆圈，那么这些其他事件（E_1、……、E_m）就不仅是E的充分的（也有可能是必要的）条件，而且E也是E_1、……、E_m的一个条件。这些正在发生的事件或状况可以用一个法则加以描述，按照这个法则，作为原因的事件和发挥作用的事件彼此之间以递归的方式——即在一个环路中循环——连接在一起。它们互动的组织形式，其目的就在于双方彼此之间要互相稳定。每个作用都可以被看作是另一个作用的原因，而另一个作用又重新是这个作用的原因。当然了，这类环路经常会延伸得很远，大量的原因和作用都参与其中，以至于人们最终往往失去了对它的概貌的认识。然而，在很多更加复杂的动力系统中，其组织形式都可以被描述成此类的循环状。在这种组织形式中，构成动力系统的事件和状况发挥着自身关联的作用。

即使控制论和系统论不允许在传统的意义上确定"原因–作用–关系"，但它们却可以对逻辑的连接和规律性（如果……那么……）进行描述。与因果式的解释不同，在控制论和系统论中，并没有把某个事件或状况、或被研究的系统中的某个因素的行为看作是其他事件和状况、或某个系统的其他因素的行为方式的原因，从而把责任或过错归咎到前者身上；而是把这一切看作是个整体，其中的因素在相互关系的网络中彼此联系在一起，**每个**因素都决定了*所有其他*因素的条件。所以，被研究的对象是结构和功能、整体构造内部的各因素之间的关系、互动的规则、系统状况和系统结构的转换及改变。

　　然而，部分与整体之间的关系问题只是控制论和系统论的一个方面而已。它们的第二个重点是对"系统–环境–区分"[10]进行研究，在最近的几年里，此类研究受到越来越多的重视。某个系统所处的环境的变化会对系统内部的过程产生什么样的影响？某个系统——作为一个界限分明的、可以区分的单元——是如何产生的？这就是说，系统和环境之间的差异是如何产生的？在系统与它的环境的互动中，这种差异是如何保持的？系统如何形成并保有自己的结构和形态？

　　系统论的理论观点是如此抽象，它与特定的物质内容无关，这一事实使得在几乎所有的科学领域都可以使用它。它与数学有些类似：数学也并没有确定，我们在计算三加四的时候，一定指的是苹果或鸭梨。计数和基本运算方式的原理可以在所有其他的具体物体上使用，而我们并不需要掌握有关这些具体物体的专门知识。用同样的方式，我们也可以在第一眼看上去彼此毫不相干的专业领域里使用"系统"的概念和控制论的理论 27 观点。正如同三个苹果加上四个鸭梨得出了一个新的东西（七：另一个有关水果的数字）那样，在探讨精神和躯体之间的关系问题时，我们可以去研究躯体和精神过程之间的相互关系、其中的一个向另一个的转换、彼此之间界限的划分以及针对共同环境的界限划分、特殊结构的产生和保持、单元的形成和解除以及诸如此类的问题。在这一过程中，我们探讨的不再是两个不同实体之间的关系，而是调节机制的关系、秩序的发展和保持、秩序的改变和摧毁。在这样的视角下，精神和躯体就同属于一个统一的物体范围。

活着的系统

　　那个在笛卡尔看来无需解释的事实——即物体保持其原本

的样子，或者至少在我们观察者看来，物体保持其原本的样子——从控制论的角度来看就极其令人困惑不解。

笛卡尔所描述的那个（天赋的）世界，就是它原本的样子。人被投入到这个物体和事物的世界之中，必须形成自己的关于这个世界的存在（实际状况）的想法。这些想法以及人与物体的交往，属于思考实体的特征，即精神的特征。笛卡尔试着搞清楚，这个世界是上帝这位伟大的设计师兼雕塑家按照什么样的建造图纸给创造出来的？机械原理构成了这张建造图纸的典范内容。如果人们认识到了这些原理，就能更好地与物体打交道，并让它们听命于自己。世界秩序的静止是理所当然的。需要加以解释的永远都是变化、运动、动力。人们对于这个世界的约定俗成的设想是：**所有的东西都以其原本的样子而存在，除非有人来设法让它发生变化。**

然而，按照控制论和系统论的观点来看却与此相反：所有存在的东西都在运动，它们也在不断地变化，这才是理所当然的。如果把动力和变化作为前提，那么稳定和静止就变成了谜团：作为观察者的我们，获得了一个生活在物体和客体的世界中的印象，这该如何解释呢？构成我们所处的环境的许多物体，看起来终究都能相当可靠地保有自己的形状和性质。

毫无疑问，那个传统的、毋庸置疑是以静止为前提的理论模型在我们日常生活中以及自然科学中的许多领域都被证实是相当正确的。但是，如果涉及生命过程，那么它的用处就捉襟见肘了；其中蕴涵着的危险是：恰恰是标志着生命过程特点的那些东西，即动力和过程属性，被忽略掉了。

静止系统——我们可以运用机械原理来卓有成效地应对它——与活着的系统及其应对方式之间的区别，可以通过一个例子略微加以说明。

让我们把一辆汽车看作是此类静止系统的一个例子。某位设计师设计出了一辆汽车，完成了它的建造图纸，然后工人和机器一起生产出了汽车的零件（发动机、驱动装置、车身、座椅、垫片、车轮和烟灰缸）。汽车是由很多这样的单个零部件组装而成的。当这件人类创造的奇迹作品终于完成了的时候，它就以其原本的样子存在着，除非有某些来自**外界**的力量对这个系统施加影响。这辆汽车的挡泥板拥有美妙的弧状外形，足以让那位自豪的车主静静地凝神端详半天。直到有一天，它引起了某个亲爱的邻居的不满，他用自己那辆只能遭到嘲弄和同情的旧箱式轿车在它上面撞出了一块瘪下去的凹痕。汽车的外漆保持着它的光泽，直到刮风和天气让它变得黯淡。如果这辆汽车以过快的速度与一棵大树发生了过于强烈的互动，那么作为一个整体的汽车就被分解成了它的组成部分（它们在大多数情况下也改变了各自的形状）。即使这辆汽车在遭到此次彻底损害之前都一直具有运动的能力，观察者还是可以有充分的理由把它看作是个静止的系统。它的零件之间的相互关系是完全不动的，正如同零件的制造者所预先确定的那样。每个改变都需要某种对这个系统施加影响的外部力量。于是，汽车挡泥板上瘪下去的那块凹痕，也只能通过一把橡胶锤所带来的来自外界的、能够产生影响的活动而重新得以修复。如果缺少了橡胶锤所带来的大有裨益的作用，那么这块凹痕就会一直存在着，就待在它与邻居所进行的那场具有损伤性的、也因此令人印象深刻的会面的那个地方。在对凹痕进行修理的时候，汽车这个系统也同样是被动的，就好像它得忍受对自己的这场创造式的修理敲打似的，而不能进行积极的反抗。

　　而活着的系统的情况则完全是另外的样子。如果比如说某个人撞到了柜子的门，在前额上撞出了一块肿包，那么这块肿包会在几天之后自动消失。与汽车这个被损坏的系统只能保持被动相反，人这个活着的系统不需要来自外界的橡皮锤，不需要能够主动修复某些损伤的机械师。人能够自我修复。如果现在有个人在很长一段时间里脑袋上顶着个肿包跑来跑去的，那么与汽车的情况完全不同，大家就会产生这样的疑问：他是怎么做到的？答案很可能就是：他每天跑着用头撞向柜子一次。在这种情况下，需要解释的是某种结构（肿包）的保持，因为在通常情况下它的消失是理所当然的。对于活着的生物所遭受到的损伤来说，适用的就是这个道理。

汽车的凹痕与人的肿包以及它们各自的故事之间的区别应该一清二楚了。在实践中，这种区别永远都是非常重要的，只要涉及治疗技巧，涉及与人以及人的系统的交往，涉及教育、心理治疗或组织咨询，涉及机械师与医生的差异，也同样涉及对慢性化的错乱——即在很长一段时间里，与生物学的或行为的标准持续地出现偏差——的解释。

正常的结构究竟是如何产生并得以保持的？这是个不可避免会出现的问题。用利希滕贝格的话说："这是多么的令人惊奇：在猫的皮毛上面，正好在长着眼睛的地方剪出了两个窟窿。" [11]

静止的系统与活着的系统之间的最显著的区别就在于，活着的结构必须要主动地加以保持。稳定性和保持不变需要的是活动：**一切就都在变化，除非有某个人或某样东西负责让它们保持原本的样子。**

一个胡子剃得清爽的男人只能在如此长的时间里保持自己是个胡子剃得清爽的男人，当有人去操心他是个胡子剃得清爽的男人这件事的时候（现如今这基本上是他自己以及他的剃须刀的事）。在这种情况下，每天早上的剃须就成了必要的活动，目的是能够保持这种现状——即"胡子剃得清爽"这一性质。这是个永无止境的必须要做的事情，它的出现带有规律性的间隔，与西西弗斯①的辛劳有得一拼。

　　一个活着的有机体需要特定的活动，为了能够保持自己是个活着的有机体。这些活动一方面是有机体内部运转的过程（如循环、新陈代谢），另一方面是与此息息相关的、必须由有机体来完成的行为方式（如吃、喝、拉、撒）。是躯体结构的运转维持了这些躯体结构。生物学家亨伯特·马图拉纳②和弗朗西斯科·瓦雷拉③把这个有机体自我创造和自我保持的过程命名为"自创生"[12]。利用这个概念，他们把生命描述成一个过程，在这个过程中，活着的系统作为**单元**进行自我制造。"自创生"指的绝不是上文所描述的由设计师、机械师连同他们的机器来完成的汽车的生产，尽管这个概念会给人造成这样的印象。在"自创生"所描述的过程中，做设计的人与被设计的东西之间的区别、工具与工件之间的区别、工厂和工厂主之间的区别被消除了。

　　如同在恒温器的例子中一样，针对活着的有机体，从位于局外的观察者的角度出发，也可以描述出一个反馈环路，即过程作用的自身关联。只不过对于活着的有机体来说，要保持恒定的不是室温之类的乏味的数值，而是一个身体的结构。这是一项创造，在这一过程中，创造的主体与客体之间、被创造的创造物与它的创造者之间不再能够进行区分了。

------

　　① 西西弗斯（Sisyphus），希腊传说中的暴君，被宙斯处罚，在地狱里推一块岩石上山，当岩石推到山顶时又滚下，于是重新再推，如此循环不息。

　　② 亨伯特·马图拉纳（Humberto Maturana, 1928—），智利著名生物学家、哲学家，与弗朗西斯科·瓦雷拉一起被称为激进建构主义的创始人及"自创生"理论的发明者。

　　③ 弗朗西斯科·瓦雷拉（Francisco Varela, 1946—2001），智利著名生物学家、哲学家，与亨伯特·马图拉纳一起被称为激进建构主义的创始人及"自创生"理论的发明者。

物体的发展及自主性

按照笛卡尔的世界观，物体、事物、物品、客体与它们的性质、行为方式和作用之间的关系与观察者是毫不相干的。客体被看作是孤立的单元，并根据它的特征和特性来对其进行研究。图1描画的，就是这种理论观点所假设的客体的结构与功能之间的关联。

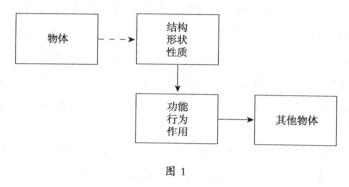

图 1

按照这种理论观点，观察者虽然无法对"自在之物"说三道四，但是他却可以对物体的从外部可以感受到的形状、它的性质和它的结构（这些概念在使用上往往并没有互相划定明确的界限）发表言论。同时，观察者也可以就物体的行为表达看法，以及就它对某些其他物体所发挥的作用、它的运转和它的功能表达看法。观察者可以把某个被观察对象的结构和功能分开来，即把其建造方式和作用方式分开来。在大多数情况下，建造方式与作用方式之所以能被分开，是因为建造方式的特点为特殊的功能方式提供了解释。洗衣机就是这样被制造出来的，所以它才能洗衣服。此类物体的作用方式把该物体与它所处的环境中的其他物体联系在了一起，是该物体让环境中的其他物体获得了作用方式（洗衣机与衣服）。

31

活着的系统的功能方式具有自身关联性。图2描画的，就是通过这种自身关联性而产生的差异。

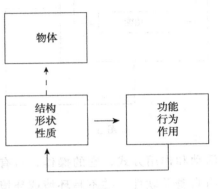

图 2

活着的系统的运转就像是台（人类迄今为止尚无法用手工制造的）洗衣机，它具有自我清洗的能力。结构和功能处于一种相互关系之中，因此观察者可以选择，要么通过结构来解释功能，要么通过功能来解释结构。两者之间的区分看起来是相当地随意，因此也很成问题。这两者其实只是同一个**过程**的不同方面而已，正是这同一个过程，最终导致了位于局外的观察者能够感受到的，是一个静止的、与环境界限分明的单元：总是在长着猫眼睛的那个地方有着同样的窟窿。

因此，比方说，细胞膜的产生可以被看作是细胞新陈代谢的结果。只有当细胞膜作为与环境的界限发挥着作用、也因此为新陈代谢创造了内部空间的时候，细胞的新陈代谢才是可能的。[13]"系统－环境－区分"，即细胞单位，通过这个循环过程被创造出来并被保持下来。

这个过程让活着的结构保有了自己的形态，在图3中，该过程以更恰当的方式被展现了出来：

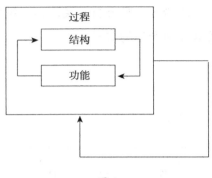

图 3

33　　　　有机体的活动和作用方式，它的操作，对有机体起到了反作用，它们具有自身关联性。并不是环境或环境中的某些原因促使生物体保有自己的形状，而是系统自己促使的。这一过程被称为"操作性封闭"，可以被看作是活着的系统所具备的自主性的十分重要的特征。[14]

　　　　格雷戈里·贝特森①在他的一系列关于精神生物学的论文中，把秩序产生的这种方式——即通过自身关联的、自我保持的过程而产生——解释为"精神"。[15]在他看来，不仅生命过程是按照这种模式来组织的，而且所有的稳定的结构都是如此。就连我们在上文中作为静止的结构的例子而使用的汽车，也可以被看作是此类自身关联的、操作性封闭的过程的结果。只不过，这种让无生命的客体保有自己的形状和结构的过程，发生在一个另外的感受范围和现象领域中，在一个另外的大小等级上：在分子的层面上。为了能够察觉到这些过程，必须使用另外的观察方法和研究方法。贝特森把精神理解成是种自身关联，借助于这个全面的认识，他能够把精神和自然看作是一个不可分

――――――――――

　　① 格雷戈里·贝特森（Gregory Bateson, 1904—1980），美国著名人类学家、生物学家、社会学家、控制论学者和哲学家。其研究领域包括人类学、交际理论和学习理论，也包括有关认识论、自然哲学、生物学和语言学的问题。

的单元。于是，整个宇宙不仅可以被理解为是自我组织的唯一的、延续下去的过程，而且是一个精神的过程。[16]因为物质的东西是精神过程的结果，因此"精神－物质－区分"就变得多余了。

我们当然可以争论，一个对精神如此广泛的理解，其意义何在？用处何在？但是无论如何，精神活动——思考、感觉和行动——的特征，精神结构的发展和稳定，看起来都完全不一样了，如果我们把它们——所有其他的生命过程也一样——看作是此类自身关联的、自己编排并稳定的过程的结果的话。由此看来，某个患者的发疯行为，不能够孤立地溯源到在从前某个时候曾经发生过错乱的结构、心灵上的创伤、早期童年的挫折或者目前正在受到扰动的生物学功能。与此相反，必须把疯狂自我组织的过程作为所有（狭义的、传统的意义上的）精神 34 过程的自我组织的一部分而进行研究。

控制论的控制论

当控制论专家们开始把活着的系统的自身关联组织理论联系到他们自己身上的时候，他们就慢慢地不再相信人类认识是客观的、与观察者的条件状况毫不相干的了。在专家们的关于系统的所有论述中，他们自然而然都是以此为出发点的：他们身处系统之外，他们从外部来看那些不依赖于他们以及他们的观察而运转的东西。但是现在，他们却必须要质疑他们的这种自我确定了。只要看一看那个更大的、高一级的系统，即"观察者加上被他所观察的系统"，那么大家就不再能够以观察的外部视角为出发点了。那位（宣称自己）置身事外的观察者，突然之间就把自己看作是个参与其中的观察者了。他必须得去怀疑自己：他是否只是描述了那个他所"认识"的系统的行为模式？还是把这些行为模式给稳定下来了？或者，更糟糕的是，他把它们给引发出来了？原来的那个中立的、友善的、客观的编年史作者，如今变成了故意挑起事端的捣乱分子。

凭借对观察的观察，控制论向控制论的控制论迈出了坚实的一步。[17]所谓控制论的控制论，就是把控制论的理论观点用于控制论本身。控制论的控制论，又称为二阶控制论，研究的是认识的主体与他所认识的对象之间的相互作用。当观察者通过观察介入到自身关联的过程中的时候——这些过程在结构和功能上创造并保持了被观察的系统——那么观察者完全有可能改变、保持或创造了他所观察的东西。因此，有关客体的陈述永远都是有关观察者及其结构和行为方式的陈述（图4）。

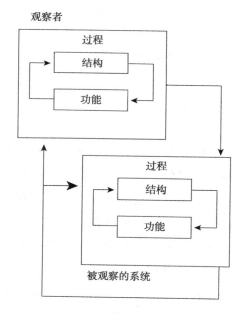

图 4

人的认识会对被认识的对象产生反作用，第一眼看上去，这好像与我们日常对认识和知识的理解背道而驰。如果某个人知道，他若想去火车站，就必须先直行几百米然后右转，那么

这个认识并不会改变火车站的位置。但是，如果他知道，必须
得走哪条路才能到达一个偏僻的海滩，那么情况就不一样了。　35
当有足够多的人都知道了那个偏僻的海滩的时候，虽然海滩的
位置并不会受此影响，但是一段时间过后，那里就不会再存在
着一个**偏僻**的海滩了。

　　如果我们以为，知识就如同是一幅画、一张照片那样，只
要搁到抽屉里，就不会造成损失（或者带来益处），那么这种观
点就是一个糟糕的错误。确实存在着很多的领域，在这些领域
里，认识的获得并不会对所认识的东西产生值得注意的、或值
得一提的作用。认识到星星的运行并且能够预报日食，很显然　36
这并不会对太阳产生什么大的影响。从这一点上来看，采用外
部视角好像是有道理的。然而，自从海森堡①提出测不准原理[18]
以来，很显然，采用外部视角，这在微观物理学领域是不适用
的，因为在微观物理学里，测量改变了被测量的对象。而在我
们社会的和文化的共同生活中，观察对被观察的对象所产生的
此类影响，就更要明显得多。

　　从医疗的和精神病学的视角来看，控制论的控制论具有重
要的意义，因为所有的人都可以被看作是观察者，他们作为观
察者可以不断地去观察其他的观察者如何在进行观察。从中会
产生极其错综复杂的、自身关联的过程，而在这些过程的运转
中，个人的和集体的认识、知识及信仰结构，就——合理地或
不合理地——产生了。

　　作为临床认识论[19]（=认识学），控制论可以用来研究下面
的这个问题：躯体的过程如何与社会的和精神的过程相关联？
它们如何互相塑造、改变、稳定以及彼此共同发展？这类临床

――――――――

　　① 维尔纳·海森堡（Werner Heisenberg, 1901—1976），德国物理学家，量子力学
的创始人之一，"哥本哈根学派"代表性人物。1932 年，海森堡因为"创立量子力学以及
由此导致的氢的同素异形体的发现"而荣获诺贝尔物理学奖。

认识论的特殊的关注点在于下面的这个问题：独特的信仰模式、知识模式和行为模式如何提高或降低了形成某些躯体症状或精神症状的危险？[20]

行列毛毛虫（自我组织的试验）

为了实施这个试验，您得有大量的人才行，他们要么是自愿参加，要么是必须得参与其中，不管他们愿意还是不愿意。除此之外，还得有一块平坦的场地供您使用，在那里，当人们以一种文雅的方式玩捉迷藏游戏的时候，他们不会被绊倒，而且也不会撞到摆放在旁边的物品上去。能够很好地满足这两个条件的，是配有很大的舞池的舞厅，以及所有自觉自愿跟随乐队指挥或节目主持人的指令的人；或者也可以是兵营里的练兵场，以及即便看起来毫无意义的命令也会去服从的士兵们。当然了，为了能够实施这个试验，这不是仅有的几种可能性，体育馆或学校的操场也是非常合适的……如果您（这不大可能）不具备这种可能性，无法招募来这么多的试验人员，那么您就只能在脑海中进行这个试验了，您也必须要对此感到满足。

37　　好，您现在有80到200个人（或者也可以更多），他们愿意按照您给他们规定的方式来行动。首先，您把每个人的眼睛都给蒙上，然后，您给出下面的指令："请把胳膊伸平，在房间里小心翼翼地走，不需要使很大的力气，直到你的手触碰到了在房间某处摆放的柜台。当你到达那里的时候，你就可以得到——按照你的愿望和口味——一杯啤酒、葡萄酒、白酒或香槟。这个试验对你来说就结束了，你可以心安理得地享用你的奖励[21]。如果在寻找柜台的过程中，你的手碰到了另一个人，你不能放开他，而要把你的手放到他的肩膀上。你要义无反顾地跟着这个人，因为一旦他找到了柜台，那你也可以得到你的奖励。如果有人把他的手放到了你的肩膀上，那你要不受其影响，继续你的寻找。禁止后退。"

在试验的一开始，您会看到，很多人作为孤立的单元在宇宙中（舞池里）游荡。但是然后：令人吃了一惊的相遇，第一个联系！一个年长的先生碰到了一个年轻女士的肩膀，于是按照您命令的那样，他把自己的双手放到了她的双肩上，乖乖地跟随着她，共同去寻找所承诺的幸福——一个由两个元素组成的新的单元就形成了。在其他地方，类似的情况也发生在其他人之间。此类相撞和联系发生的频繁程度，取决于参加者的数量和舞池的大小。

过了一会儿您就会看到，人们不仅仅只是一对对地凑在一起，而且还形成了由多个单个元素组成的长链。之前那几个独立的单人、双人、三人、四人和五人（等等），很显然下了决心，为了有利于上一级的集体，为了有利于他们更高的目标，要把他们自己的自决权给贡献出来。他们看起来好像是加入了某种形式的骑士团，其内部结构等级森严——完全是独裁式的。他们就像旅鼠一样，全都跟随着一个首领。几分钟之后，他们就会体会到，这种将自己置于从属地位的做法是有回报的。所有的人都共同实现了他们的目标，他们的信任也被证明是值得的（正如一句古老的德国民谚所说："好的位置永远都在柜台边上。"）。

然而，您也可能观察到其他结构的产生。如果两个人把手都放到同一个位于前面的人的肩上，那么在链条的生长过程中，就会形成树枝、分叉、树状的结构。

在专业文献中，被称为"僵持扭抱在一起的一对"的那种状况，造成了一个特别奇怪的现象：如果两个人很不幸地、虽然极不可能但还是面对面地遇上了，那么这种现象就产生了。他们互相抓住对方的肩膀，从这一刻起，他们立即就无法移动了。每个人都禁止后退，但是他们又不能前行，所以，没有人能够实现自己的愿望目标。

　　然后，您也许会观察到另一个产物，虽然它的形成也是极其的不可能，但是也并非完全的不可能：一个很长的链条的领头人——在对自己与舞池里的其他人员所处的关系全然无所知的情况下——连接上了链条的尾部。圆圈封闭了起来，等级制度解体了，不再有领导者，每个人都完全平等地参与到了这个永远旋转着的圆圈的形成和保持之中。对于试验的参加者来说，只有当他们的目的在于得到他们日常的香槟酒时，这样的一个试验结局才算是失败的。如果我们按照美学的标准来评判，那么这个共同创造出来的圆圈也还是能够令人赏心悦目。如果我们既不从目的性的角度来看，又不从美观的角度来看，那么我们就只能确定：这个圆圈是个自我组织过程的结果，是个没有创造者的创造物，是个没有设计者的设计。产生这样一个圆圈的责任，不能归咎于位于前面的那个人的错误行为，他完全正确地遵守了他的规定。之所以说遵守这些规则是有意义的，这可以从其他在大厅里移动的链条上得到证实，链条里的那些人在此期间变得轻飘飘的，正和着"波兰舞曲布兰肯内泽"①的乐声在大厅里移动。针对功劳和过错、针对正确做法和错误做法的评判标准，无法为所发生的事情提供解释。这些标准既不能告诉那些参加者——如果他们想促成这样的一个圆圈产生——应该怎么做，也不能为那些参加者——如果他们不愿意再在这个圆圈里跑来跑去——提供其他的选择。

————————————

① 波兰舞曲布兰肯内泽（Polonaise Blankenese），这是一首有波罗乃兹舞曲之风的歌曲，由德国歌手及音乐家维尔纳·伯姆（Werner Böhm）演唱。波罗乃兹（Polonaise），是对16世纪末开始流行于宫廷仪式中的一种波兰舞曲的称呼，原先是波兰贵族们在节日庆典、婚礼之类的场合上用的，所以该舞曲常具有庄重、华丽的贵族气息。现发展成一种喜庆的集体舞形式，跳舞的人手搭前面舞者的双肩，大家组成队列共同起舞。布兰肯内泽（Blankenese），汉堡市西区的一处地名。

　　与此相反，从位于局外的观察者的视角来看，这就很容易解释了：每个人都各自按照给出的规定来行动，那么在他们的互动中，从逻辑上看，当然不可避免地只能产生一定数量的特殊社会结构。

　　但是，在我们的试验中还有个问题悬而未决：每一个单独的成员——无论他们是在链条里、大树里、圆圈里，还是在僵持扭抱在一起的二人之中——如何来描述他们自己和世界？如果我们允许您这么做的话，那么您会如何更改您的行为规定？39
如果您的眼睛给蒙上了，那么您很有可能会给出与位于局外的观察者完全不同的描述，因为您缺少对正在形成的新的单元的整体把握。那些正在柜台边上陶醉着的链条成员们，很有可能根本就不会想到去质疑他们的行为方式。但是，所有那些其他人呢？他们可以说正是由于无法打破循环才变得口干舌燥，他们的认识结构又是怎么样的呢？很有可能他们将开始寻找罪魁祸首……只有从外部视角去看，才能提供一个打破这种自我保持的循环的机会。如果想要保持住这个圆圈，那么机会就变成了危险……

　　这个试验所给出的规则，并不是随意地选择的。确实存在着某种生物，它们看起来以非常相像的方式遵循着规定的规则：这就是行列蛾。行列蛾是一种蛾类，它们的毛虫按照类似的模式构成了社会系统。它们整个物种都是以这个模式来命名的（至少是"行列"这部分，尽管按照人的标准"蛾"这部分也是有道理的①）。毛毛虫前面如果有个同类，那它就会跟随着这个同类；只有前面没有任何同类的时候，它才会自己去寻找食物。

---

　　① 德语里"蛾"这个词 Spinner 也比喻胡思乱想的人和胡说八道的人。

3. 观察者的角色

观众（针对观察者外部视角的一个思维试验）

"您知道吗？如果我们想象一下这些山脉都不存在，那么阿尔卑斯山则呈现出一派完全令人黯然神伤的景象？！"[22]

这个既意义深远又荒唐愚蠢的问题，其实总结出了认识论和知识论的所有核心难题（必须得承认：有些简化了），哲学家们从远古时代就致力于去研究它们。只要我们对作为一个整体的世界发表看法，对我们感受的对象、对我们自己、对自然的或者也对非自然的理解发表看法，那么总是会提出下面的这个问题：我们能够把什么撇开不予考虑（我们允许对什么置之不理），而不会改变我们所谈论的东西的本质？什么是本质的……？谁可以对此做出判定？这个问题不仅具有哲学上的意义，而且也很现实：如果我们比如说自己就是那个被深入探讨其本质的人，或者必须要为这类决定承担其他后果的人。

因此，让我们转到下面这个问题上来：我们在对待疯狂时可以撇开哪些东西不予考虑，而不会受到惩罚？（这倒不是说，如果我们撇开了那些最好不要被撇开的东西，没去考虑它们，受到惩罚的就一定是我们本人。）为了能够对此获得一些指导方针，我们可以从一个小的思维试验着手。

这类思维试验有个很大的好处，那就是非常经济划算，省钱、省时间，而且还能提供无尘的实验室。除了在思维中，这样的试验条件在哪里都搞不到。如果我们认真地审视试验这件事，那么真正的试验性研究——即符合所有对其提出的要求——只能够在思维中进行。此类试验的本质在于：观察被研究的现象的条件，可以有所控制地加以改变。除此之外，这些试验应该不被观察所影响，整个过程必须是可重复的。只有在头脑中，所有的这些要求才能得到满足。也只有在头脑中，才能把那些令人恼火的边界条件可靠地给去除掉，这些边界条件让如此多的试验都遭到了污染，也让一个对科学之必需完全不敏感的本性总是反复地去破坏那些最美好的研究计划。[23]

好，请您想象一下，您从来都没听说过足球（不是指球，而是指体育比赛）：您不知道，有这样的一种比赛，您也不了解它的规则，您根本就没有概念，不知道这所有的一切都有什么意义，或者有可能有什么意义。现在，有一天，一个幸运的或不幸的偶然事件驱使您来到了某个体育场的看台上。在场地上有22名运动员、一位裁判、两位边裁和一只球。在看台上，除了您以外，还坐着其他49999位或多或少感到兴致勃勃的观众。现在，第一个试验改变是：

请您想象一下，除了裁判以外，所有刚刚提到的人（包括足球，它无疑是所有参加者中吹得最鼓的一个）都戴起了隐身帽，这些隐身帽让您——只有您——看不见他们了。运动员和裁判员都看得到对方；他们在踢一场比赛，与其他所有的比赛一样精彩或一样糟糕。运动员和观众都没能分辨出与比赛当天的早些时候有什么区别。只有您遭受到了隐身帽所发挥的作用。除此之外，请您还要想象一下，伴随一场足球比赛的那些典型的声响（极度兴奋或愤怒的尖叫、口哨声、喇叭声、让裁判滚下去的叫喊声等等），很奇妙地，您一点儿都感受不到了。您现在看见什么了？您如何去想那个成年人？他穿着黑色短裤，在草地上来来去去疲于奔命，偶尔还把一张黄颜色的卡片挥来挥去的，吹一把能发出颤音的哨子，（自己对自己？）讲话，谩骂，告诫，做鬼脸，而且还疯狂地打手势。

　　您如何去评价这个奇怪的黑衣人的行为？这有赖于您在诊断上的想象力和已具有的知识。如果您不相信有魔法的力量在远处遥控着他，那么，您很有可能在由他的皮肤来划定的界限之内寻找原因。为什么他会表现出如此过分、令人匪夷所思的行为？根据思路的不同——看哪种思路更符合您的品味——您也许会猜测，他头脑有点儿不正常，或者他的新陈代谢紊乱，或者他有些精神错乱。在所有这三种解释的尝试中，您将自己42观察的范围局限在了我们的试验对象身上。您试着在裁判的行为与在他身上运行的某种（机械的、生理的或心理的）过程之间，构建出一种"原因—作用—关系"。

　　现在，让我们在我们的试验安排中改变另一个变量：请您把22名运动员、边裁们和足球上的隐身帽全都拿掉。现在，对您来说，裁判的行为看起来就是另外的样子了。发出颤音的吹哨和彩色卡片的挥舞——您可能如此推测——看起来往往在下面这个时刻一起出现：即当穿着黄上衣的某位先生踢到了穿着红上衣的某位先生的胫骨的时候。在观察了一段时间之后，您将会（试验性地）归纳出一些规则，按照这些规则，您就可以描述运动场上所发生的事情了。不过，您必须要清楚：这些规则是**描述的规则**，您可以用它们来描述您所观察到的运动员的行为。至于说我们的裁判和运动员们是否确实在按照这些规则行事（如果这样的话，它们就成了**规定的规则**），或者他们只是做出样子而已，好像……似的，那您就无从得知了。因此，关于比赛参加者的内心世界的动态，关于他们的想法和感觉，或者关于他们所遵循的行为规则，您其实根本就无法发表任何看法。

　　现在，当您把您的观察范围扩展到了黑衣人的界限之外的时候，他的行为无论如何都应该更容易揣度和预测了，也看起来不那么莫名其妙了。您会推测，这个人的行为并不是偶然造成的，而是被安排好了的，而且还是有意义的，这个意义就隐藏在比赛规则里的某个地方。

　　随着时间的推移，通过耐心坚持和联想推论，您可以编写出一本关于这类规则的手册。这些规则不仅描述了裁判自己做什么或不做什么，而且还描述了整个比赛（至少是您所认为的比赛的核心部分）。这些规则在逻辑上是不矛盾的。在您看来，每一位运动员的行为都是合乎逻辑的，只要他们遵循着您所找到的或发明的这些规则。虽然这些规则无法提前决定，每位运动员在什么时候都做些什么（否则足球就会变得极其无聊乏味，肯定在很久之前就已经销声匿迹了），但是它们却为有可能的（被允许的）和不可能的（被禁止的）传球设定了一个框架范围。

　　然而，现在，您虽然满怀着发现者的自豪感，但是却不得不震惊地断定：这位裁判，这个让您绞尽脑汁的、操碎了心的宝贝，在一种不恰当的情况下——根据您认为自己所掌握的一切有关足球的知识来判断，这是种不恰当的情况——突然把点球判罚给了穿着黄颜色运动衣的运动队。这时，您会怎么想？特别是当这并不仅仅只出现一次（如果是一次，这还有可能是偶然、过失），而是先后发生过三次的时候？

　　此时，您必须得检查一下，看您是否忽略了某些重要的东西，以便对您所搜集的规则进行必要的扩充。如果您在仔细检查过后得出结论，认为在这三种可疑的情况之中并没有令人信服的共同之处，而且它们与来自比赛另一方的、却没有被判罚点球的类似情况也没有什么明显的不同，那么，您将会放弃去归纳一个新的规则。

　　现在请您来看看众多的观众吧。您发现，运动员的行动不仅仅与他们的身体训练和比赛争抢有关，而且还与金钱有关。于是，您会重新思考，是否要对您的观察范围的界限进行扩展，以便能够对所发生的事情加以解释。如果您甚至还听说，裁判那幢漂亮的小房子的地产抵押利息下个星期就到期该支付了，而就在比赛的前一天，有家公司，就是名字非常醒目地印在黄颜色上衣上的那家公司，往他的账户里捐赠了一笔数目可观的款项，这样一来，对您来说，裁判的行为看起来就又是另外的样子了：这不是发疯，而是可以理解的，不过却是卑鄙的、道德败坏的或下流无耻的。

　　每个单词都只能通过句子来获得自身的含义，而每个句子都只能通过它所处的文章（上下文）来获得自身的含义。同样的道理，行为方式也只能在它所发生的互动的框架内获得自身的含义：是疯狂的还是正常的？如果我们想要解释或理解疯狂（不仅仅是指大家眼中的裁判的行为），那么就必须要考虑：我们（或其他人）可以在什么样的背景下去观察疯狂，并给它贴上诊断的标签？对哪些背景因素我们可以干脆置之不理？

　　如果我们把疯狂看作是孤立的事物，那么我们就会陷于危险之中，我们对待疯狂就会像是克里斯提安·摩根施特恩①对待（他的？）膝盖那样："一个膝盖孤独地周游世界。就是一个膝盖而已，除此之外什么都没有。"[24]

运动员、帆船驾驶者、遭遇了船只失事的人（针对观察者内部视角的几个思维试验）

　　让我们重新回到我们的那场离奇的足球比赛上，与刚才看

---

　　①　克里斯提安·摩根施特恩（Christian Morgenstern，1871—1917），德国荒诞诗的经典作家。

台上观众的外部视角相反，现在让我们来看一看运动员的内部视角。

　　好，请您重新想象一下：您从来没看过足球比赛，更不用说作为运动员参加比赛了。您对这个比赛的目的、用途和规则没有任何概念（就像在我们的第一个试验中那样）。现在，您不是坐在看台上，也没有人戴着隐身帽，您被该死的倒霉命运安排着，要一起去踢足球。出于某个无法详细说明的原因，您必须要尽快地搞明白如何踢这场比赛，这对您非常重要（您的幸福和您的生命都有赖于此）。因此，您不能气定神闲地坐在看台上，搜集信息并做着记录，看看在什么样的条件下裁判会抽出红牌，或者用他那把能发出颤音的哨子吹出刺耳的声音。与此相反，您从第一分钟起就必须得采取行动，您必须立刻就开始踢球，而且至少还不能引起您的队友、裁判以及观众的愤怒，甚至最好还能收获他们的认可和喝彩。

　　您的每一次笨拙的传球都会激起队友的反响，这些反响要么鼓励您就按照这个样子继续踢下去，要么让您以后最好还是能够避免那些您迄今为止所展现出来的踢球方式。您的一个经验有可能是：每当您把球拿在手里的时候，您的队友都会非常激动地做出反应，示意您做出了不合适的举动。如果您不小心把球用脚踢进了对方的球门，那么您会惊奇地看到：场地上的运动员不仅仅依靠他们所穿的衣服的颜色来彼此区分，而且还通过他们对这一事件所做出的反应来彼此区分。那些和您分享同样的运动衣颜色的人，朝您冲过去，用狂野的拥抱让您透不过气来。与此相反，其他的那些人却用悲哀的眼睛表现出他们的沮丧，也许还会用卑鄙下流的评语来表达他们的愤怒。

　　渐渐地，您通过踢足球来学习踢足球。您没有从场地上被撵出去，其他人允许您继续一起踢，这一事实就证明了，您已经很好地学会了比赛规则（即使您自己大概还没有意识到这一点，当别人询问的时候也许还会回答说，这些规则太令人费解了）。

45   让我们来变换一下场景，您仍然是思维试验里的试验对象。请您想象一下，您从来没乘坐过帆船，对"航海的能力与知识"一无所知（您甚至都不知道这个词是什么意思），您不会区分船的背风面和迎风面，也不会区分迎风转向和顺风转向，还把"手柄"这个词与"兽兵"互相混淆……如果您对所有的这些概念都一窍不通，那么您就是个理想的试验对象。现在，请您想象一下下面的这个恐怖场景：在一场彻夜狂饮过后，您位于一艘公海上的帆船里。很多事情您都记不起来了，脑子也因此感到模糊迟钝，您看不到拯救的岸边。怎么办呢？

首先，您必须得决定，您是否愿意试着把自己从这个糟糕的形势下解救出来。您可以被动地听任命运的摆布，了断自己的生命，认为自己已经没有指望了。不过，您也可以——同样是被动地——相信您的保护天使会很靠得住，因而泰然自若地等待事情的发生。如果您下定决心，自己要有所作为（无论您是否相信有保护天使），那么您就必须得变得积极主动，试着依靠自己的力量，使用一切供您使用的辅助工具，让自己保持在水面上。当您终于去给船帆鼓起风帆的时候，您费了很大的力气才逃过了翻船一劫，差一点就撞上了礁石，躲过其他的灾难时也是命悬一线。最后，您全身湿透、流着鼻涕，终于从这场冒险中生存下来——在这里，完美的试验结局是早就定好了的（这是思维试验所提供的自由之一）。当您的双脚重新踩到了坚实的土地上的时候，您肯定对风和浪、船和帆、灵巧驾驶、也有可能对漂流时的航向有了多一些的了解。

那么，您就是在驾驶帆船中——要有足够多的学习时间作为前提——学会了驾驶帆船。与我们的第一个试验一样（甚至更一清二楚、更直接、更令人信服），您的生存有赖于掌握这些游戏规则。然而，与船、风和天气打交道确实可以与踢足球相提并论吗？是什么把自然的游戏规则与社会的游戏规则联系在一起？是什么把它们互相区分开来？

只要我们去想想公路上的驾驶员和他的副驾驶的故事，这二者之间的差异立即就会一目了然：他们驾驶着一辆4.20米高的载重卡车来到了一个下跨道，路牌上写着："只能通过低于3.80米高的车辆。"驾驶员踩了刹车说："我们必须去找另外一条路，这儿我们过不去！"他的副驾驶却说："老天，快加油！没人看见！" 46

让我们再来增加第三个思维试验：您是个遭遇了船只失事的人，漂到了南太平洋的一个不知名的岛屿上。为了把几乎无限的认识的可能性——由想象中的灾难所开启的认识的可能性——充分彻底地发挥出来，我们要改变几个条件，真正遭遇了船只失事的人所处的情况，实在是过于简单和过于直观了。在我们的试验中，作为一个遭遇了船只失事的人，您在登上小岛的时候，也第一次走进了您的躯体。您很高兴（很有可能带着矛盾的心情），第一次在您的当前的躯体形态中体会到了自己。在我们的试验中，把精神和躯体分开来，这是当真的：二者在这里第一次相遇了。

作为观察者，人们可以从外部视角出发，说：您正在与几个彼此间界限分明的现实范围打交道，它们虽然按照不同的游戏规则运转，但也不完全是自主的、彼此毫不相干的。这首先是外面的自然界，小岛的景观特色，气候，动植物世界。此外，您还必须得与小岛的土著民——可怕的食人族——和睦相处。您是能生存下来呢？还是被吃掉？这取决于您怎样与土著民相互理解，他们是与您（而且您是否与他们）进行合作呢？还是陷于冲突？接下来还有您的躯体，这个陌生的生物。

作为一个遭遇了船只失事的人，您最大的问题大概在于：在这种情况下，您无法采取位于局外的观察者那样的立场，无法制定一个有条理的、系统性的计划，去研究岛上的风景、动物区系和植物区系。您也不能像一个科学家那样去研究您躯体的解剖学和生理学。您所处的情况应该与某位人种学者的情况最具有可比性，他作为一个参与其中的观察者，正尝试着去研究海岛居民的文化。

与那位人种学者不同的是，您经过了大海里的长期漂浮之后，饥肠辘辘、口干舌燥、筋疲力尽。因为您在生命中第一次遭遇到这种感觉，所以您不知道，它们意味着什么。您究竟应该如何对这些奇怪的新感受进行归类？它们是属于您还是属于您的环境？您搞不清楚，谁或什么应该对所有的这些不舒服的感觉承担责任？对此您又能够做些什么呢？您到底是谁？您的疲惫不堪的躯体究竟是属于您还是属于您的环境？是它感到恼火还是您感到恼火？您在哪里开始？又在哪里结束？您把您躯体上的那根左手食指——自从您踏上小岛以来它就一直陪着您——称为您的所有，或者把它看作是您的自我的一部分，您是怎么会想到这一点的呢？您如何能够做到，把您自己与您躯体的镜像——您在静谧的深水中看到的镜像，无论看的时候是沾沾自喜般的喜形于色还是惊慌失措——认同为一体？（很有可能您根本就没这么做。）

为了能够查明哪些东西是属于您的，那么先确认哪些东西**不**属于您，这是很有帮助的。比方说，那个和蔼可亲的土著，自从您到达小岛之后，就如此令人感动地无微不至地照顾您，给您带来野芋、可口可乐和关爱，他（或她）是您的一部分吗？就如同您的拇指是您的一部分一样？这两者有什么区别？您如何进行"内部—外部—区分"？您的感觉和想法属于您还是属于外界？您慢慢形成的那些肮脏的——关系到您周围的人的——愿望和想象，它们的情况又是怎么样的呢？谁应该为它们承担责任？您又怎么会知道，它们是肮脏的呢？这个评价是来自内部还是外部？如果您听到某个人的声音，那么这个声音是在您的躯体界限之外发出来的？还是在您的头脑里？

　　如果您终于成功地在您所认为的属于自己的和不属于自己的范围之间划出了界限，而且通过这种方式恰当地或糟糕地拼凑出了一个单元（让我们在此按照心理学的传统将其称之为："您的自我"），那么您必须得搞清楚，您如何确保这个单元的生存？这首先与躯体有关：哪种草本植物和果实是有益健康并且美味可口的？您可以并且应该喝什么？哪种动物是待人友善的？哪种是危险的？您怎么能够做到让您呕心沥血画出来的自画像远离那些污点——那些不断地由感觉和想法、愿望和想象所引发的、在您看来与这幅自画像不般配的污点？您如何把您不想内在拥有的东西给排除在外呢？

　　然而，这个顺序对吗？如果您真的想等着，直到您搞清楚了自己的界限在哪里，然后才去吃吃喝喝，那么您难道不会饿死吗？吃和喝的必要性会对界限的划分产生什么影响，如果那位已经用溢美之词提到过的土著定期地、贴心地来照料您的所需？

　　您如何与他/她相互理解？您如何学习与他或她以及所有您周围的其他人进行沟通？您如何与其他人就此达成统一：你们到底是互相较量还是共同合作？是互相憎恨还是彼此爱慕？

　　在所有的这些范围——精神、躯体、思维、感觉、社会环境和自然环境——之间，存在着哪些关系、哪些相互作用？您会从实验室老鼠（这就是说，它正在为自己的生存抗争着）的内部视角出发，在不同的现实范围之间也进行如此这般的区分吗？正如同我们从实验员的外部视角出发所做的那样？您在您自己的发展中已经进行过类似的或不同的区分了吗？

硬的和软的现实

在我们的三个试验对象的生活（生存）游戏中，并不是所有的游戏规则都以同样的程度被确定下来。针对某些规则，我们的试验对象可以施加影响，而面对另外的一些规则，他却必须得屈服，要么心情愉悦地，要么心情沮丧地。足球比赛中的规则是社会规则，这些社会规则——至少从外部视角来看是如此——如果是另外的样子也完全可以同样有效。毕竟，我们的运动员也可以勉强去踢英式橄榄球比赛或美式足球比赛。并不存在着某种强制性，让大家一定得去踢球；如果人们这么做了，那也不一定非得像踢足球那样去踢。在我们的试验中，对于那个运动员来说，适应的必要性仅仅来自附属条件，即搞清楚比赛规则对他来说是至关重要的。适应的必要性并不是来自于足球比赛本身。这与社会的习俗和准则比较类似，这些习俗和准则相对来说比较随意，同样也可以是另外的样子，而事实上它们确实在不同的文化中规定了不同的行为方式："用刀叉吃饭"或者"用筷子吃饭"。虽然吃饭对于生命来说是必不可少的，但是美国快餐连锁店在世界范围内的成功却证明了，在吃饭这件事上，既不需要正儿八经的刀叉也不需要筷子。然而，如果有某个人，只有当他用筷子吃饭时，他才能得到食物，那么对他来说，遵守这一准则就完全是性命攸关的事情了。

在吃饭的必要性与用筷子吃饭的必要性之间，还有另外的
49 一个区别。从社会的习俗、准则和法律中产生的强制性，与产生于自然法则的强制性相比，在更大的范围内是可以改变的，

也更灵活。我们的第二个试验对象，就是那个勉为其难的帆船驾驶者，遭遇的就是这种情况。他有目的地对风和天气施加影响的可能性非常少。一位具有执行力的足球运动员，（至少在理论上）具有在足球比赛中改变足球比赛规则的可能性。他必须要适应的现实是软的，这就是说，比赛规则对于在这个现实里的生活（生存）来说，是更灵活的、不那么僵化的和不那么稳定的；他必须要与之打交道的那些"对象"（即共同踢球的运动员），他们在行为上并不像帆船驾驶者的世界（船、风、天气）那般自主，而且也没有像后者那样被貌似不可更改的法则确定下来。

上文中所描述的这两种游戏场景（现实）之间的区别，其特征是**硬的**和**软的**现实之间的对立。这种对立不得在硬的和软的现实的绝对意义上去理解，它是相对的，是相比较而言的。

自身关联的过程保持了现实的某个范围具有其原本的样子，通过观察者对这些过程施加影响的强度的不同，可以从外部视角出发来解释或多或少的软度和硬度。与此相应，观察者可以在不同的程度上表现出一副样子来，好像他是个位于局外的、客观的观察者似的。如果观察者对被观察的过程无法通过观察来施加影响，或施加的影响可以忽略不计，那么他就可以为研究对象绘制出一幅理想的、"客观的"图画。在牛顿的经典物理学所描述的领域里，这是可能的。在这个领域里，被观察的现象和客体可以被看作是自主的，观察者可以从操作性封闭的反馈环路中被排除出去，不予考虑。[25]

观察者可以表现出一副样子来，好像在观察此类硬的现实中的对象的时候以及与它们进行互动的时候，只有他自己才能改变似的——他获得了认识和知识——而不是被观察的客体可以改变（图5中的示意图描画的就是这种情况）。

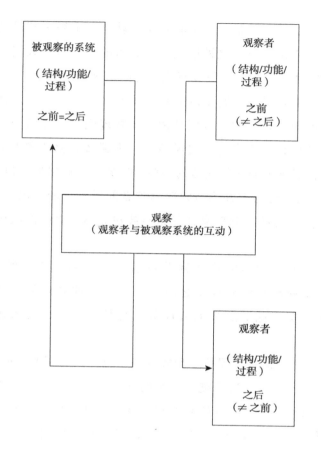

图 5

50   这个示意图此外还说明了，在观察者与被观察系统之间的这种形式的相互关系中，不可避免的是，系统恰恰是通过观察才保持了其原本的样子。只有当不同的观察者通过不同的研究
51 方法对他们认识的对象得出相同的看法时，这样的一个将观察者排除在外不予考虑的理想化做法才能表明是正确的。所有有关自然科学认识方法的规则和规定都在试图确保这一点。

如果观察者的现实比被观察系统的现实硬得多，那么这种
52 情况就构成了一个对极。例如在我们的思维试验中，如果那位对足球懵懂无知的运动员从踏进比赛场地的那一刻起，就立即

把这场比赛认定为是英式橄榄球，而且在一段时间过后，他还成功地让所有的运动员都遵循英式橄榄球的规则，那么这就是个关于对极的很好的例子。在这种情况下，那个运动员只能保持不变，因为所有的其他人都改变了（图6）。

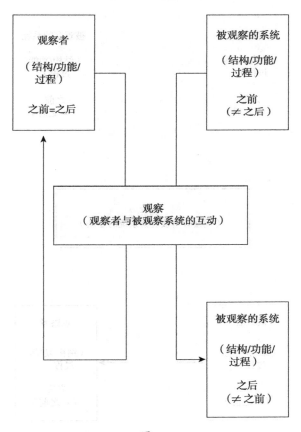

图 6

在这种情况下，观察者不能把自己美化成局外人，并把自己的认识看作是"客观的"，因为他在描述现实的时候，不能把自己以及自己的影响排除出去不予考虑。他永远都仅仅是找到了由他自己埋藏的复活节彩蛋而已。[26]而在我们的试验中，那个遭遇了船只失事的人所要面对的，就不仅仅只是他自己的观察及行为方式所产生的作用的这两种极端的形式，除此之外他还要面对所有的可能的中间阶段。在这些中间阶段里，观察者和被观察的系统互相影响，他不仅要对其他人、其他事物产生作用，而且还要遭受来自其他人、其他事物的影响（图7）。

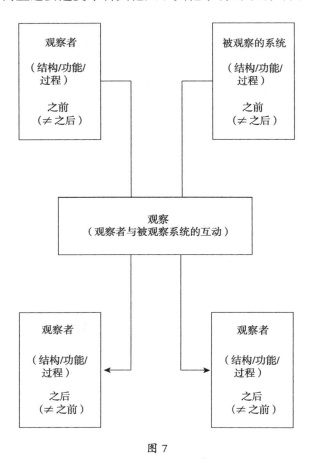

图 7

在互动的过程中，互动的参与者都在改变，这就是说，不仅仅是那个遭遇了船只失事的人，而且还有小岛连同所有的土著民都在改变。在这一过程中，谁改变得更多一些，谁对其他人适应得更多一些，这就决定了谁的现实更硬一些。

互动对象（观察也是某种形式的互动）的结构会互相影响，

这一事实被亨伯特·马图拉纳描述为"结构性连接"，是"会谈"的过程[27]，即言语上互相翻来覆去、你来我往，直到双方彼此相配。他们都经历了一个发展过程，在这一过程中，每个人都决定了另一个人的生存条件、行为的选择标准、结构。如果这一变化的过程进行完毕，两个人彼此相配，那么他们就互相稳定了对方，并且促使他们在结构上互相保持（图8）。

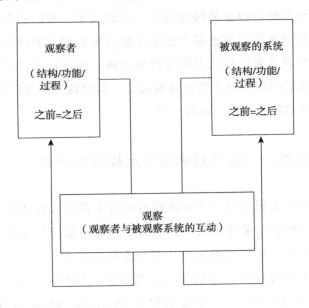

图 8

　　如果我们重新再来看一看我们那位遭遇了船只失事的人的世界观的构成，从现实的或多或少的硬度的视角来看，那么就会发现，他面临着这样的任务：他要把他自己所有的感觉和感受、想法和见解归纳为硬的或软的现实。他是否把不同的物体或互动对象、他本人、他的躯体或社会结构当作硬的或软的现实，这决定了他对它们施加什么样的影响——或者反过来。例如，要想实现愿望，愿望本身就够了吗？还是愿望必须得有行动相伴？某个想法的现实有多硬？当人们观察并研究躯体的时候，躯体属于变化着的现实范围吗？还是观察和研究对躯体没有产生什么影响？

54　　如果两个或更多的观察者互相进行观察，那么情况就变得复杂了。这是最软的现实范围，只有通过观察者们互相稳定其世界观和行为模式，它才能得以硬化（图8）。这个描画出一致性发展的示意图不应该给人以心理暗示，让人以为：两个互动的参与者是同等重要的，他们也是在同等的程度上来决定，这样的一致性的内容是如何构成的。由此说来，我们的那个岛上的土著民的现实应该比那个遭遇了船只失事的人的现实更硬一些，因为后者要依仗前者的支持和理解。因此，这其实是一个权力差异的问题，权力的差异取决于，谁对谁需要得更多一些，谁拥有更多的行动的可能性。[28]

55　　一致性——描述规则与规定规则的分离

　　如果有人想对另一个从来没有吃过木瓜的人描述木瓜的味道，那么他就会陷于困境：没有哪个概念可以清楚明确地表达出他的意思。他可以把木瓜与其他食物的味道进行比较（"甜的，有水果香味的，味道有点儿像蜂蜜、像甜瓜，软泥状的，金黄色……呃……"——原文引用），借此把这件事给应付过去。但是，这样一个应急的解决办法却没有非常令人信服的成功效果。要想恰当地描述木瓜的味道，最简单的、大概很有可能也是唯一的办法，就是让别人也尝一尝木瓜，帮助他获取与自己吃木瓜时类似的体验。在这种情况下，品尝要胜于研究。当别人啃过了木瓜之后，他自然就会明白，"味道像木瓜一样"这句话意味着什么。英国逻辑学家乔治·斯宾塞-布朗[29]①指出，每

————————

　　①　乔治·斯宾塞－布朗（George Spencer-Brown，1923—），英国数学家、逻辑学家、心理学家、诗人，因为著有《形式的法则》而广为人知。

一个试验性科学都是以遵循此类指示为基础的：去看一看显微镜，你就会认识这个和那个！而且，逻辑和数学也是建立在菜谱原理的基础之上的：去做这个，你就会得到那个结果！如果你把三和三计算在一起，那你就会得到六。如果你把一个鸡蛋打到平底锅的热油里，那么（等上一会儿）你就会得到一只荷包蛋！

　　我们思维试验中的那些试验对象的情况，以及新生儿的情况，与试验性科学家的情况比较相似。为了能够获得对世界的某种描述，他们都必须得做某些事情。因为人们无法不有所作为（俗语中那个惹人喜爱的"无为"其实也是一种作为），所以人们无论如何都会在其中找到自己的喜好。如果某件事情没去做——没去啃木瓜——那么也就无法获得与此相关的认识——人们就不会知道木瓜是什么味道的。因此，某些人不认识某些事物，这一事实经常只能被解释为是一种通过努力（即回避）而费力得到的结果。教会的反对派伽利略们拒绝去看望远镜，因为他们不愿意因此陷入困境：他们会认出一些不可能存在的东西，因为这些东西是不允许存在的（木星的卫星）。

　　由此看来，在这种情况下，使用"认识"这个概念是有些危险的，因为它太容易就被理解为是客观的、独立于观察者的认识了。为了能够预防这种误解，在此要再一次强调：在每一个有关客体的陈述中，都包含了一个关于做出这种陈述的人的陈述。卡尔·克劳斯①也表达过类似的意思：如果大家去问一个人，某幅画是否伤风败俗，要是他回答说"是"，那么大家就会对这个人获得较多的了解，而对这幅画却一无所知。[30]

　　每个认识都是互动的结果，而互动又是某种关系的结果，

①　卡尔·克劳斯（Karl Kraus，1874—1940），20世纪早期最著名的奥地利作家之一。

它从来都不会是仅仅由关系中的一个组成部分来决定的。如果人们说，一个球比另一个球大，那么给出"大"这个性质只有在与"小"进行比较的时候才是有效的，它是与某个特殊的背景、某个特定的关系状况捆绑在一起的。如果我们现在来谈论某个人对某件事的认识，那么这就与把"大"的性质归纳到两个球当中的一个球上的做法有些类似。如果我们始终都能意识到，认识永远都是某种独特关系的结果，都是某种观察者与被观察事物之间的互动的独一无二的形式的结果，那么我们就可以放心大胆地继续使用这个概念。除了"认识"之外，我们能使用的所有的其他概念，都带有同样的这个问题。物化以及抛开背景进行抽象概括的危险，非常普遍地通过我们的（每一个）语言结构而显现出来。

只有当几个人表现出类似的行为方式，这些行为方式又促使他们获得类似的体验并对现实进行类似的描述的时候，他们才能对现实形成统一的看法——或者相反。还有更坚决、更彻底的一步：在行为和认识之间不存在差异。表现出同样行为的生命体，会对他们生活的世界给出同样的描述。这就是生物学家亨伯特·马图拉纳所代表的观点，他把行为看作是"第一阶描述"，把语言的描述看作是"第二阶描述"，即对描述的描述，并把第一阶描述与第二阶描述对立起来。[31]尽管"描述"这个概念的这种使用方法与我们日常用语的习惯不相符，但是事实上它却是很有道理的。让我们停留在我们的那个饮食方面的例子上：如果我们看到，某个人啃了一块木瓜，那么看来我们完全可以非常恰当地说，他通过吃木瓜的行为把木瓜描述成是可以食用的；他的面部表情和手势把木瓜描述成是甜的和美味的——而他通过柠檬所表现出来的出格的面部表情，给出的描述则要酸得多。如果他木瓜吃得太多了，那么他的那种较为持续的行为——经常去寻找某个僻静的小角落，诸如此类——也同样会给出关于木瓜的一些描述。

尽管有这些好的理由，可以把行为看作是描述，进而看作是认识，但是在本书中还是应该按照日常用语的习惯，继续认为"描述"指的是与语言相关的表述（除非它明确表示是第一阶描述）。

如果一个人的行为是关于现实的一致性的基础，那么这个一致性最容易达成的情况，就是当所有人都表现出类似的或具有可比性的行为方式的时候。这必然是指那些被自主的躯体功能和过程所决定的体验，它们被感受为基本的需求及其满足：饥饿/吃饭，口渴/喝水，疲倦/睡眠……不过，躯体的这些必需只能确定相对来说较少的、公式化的行为方式。这些公式化的行为方式指的是，对于所有文化内的所有人来说，它都是同样可行的。人们虽然必须得吃饭，但是（谢天谢地）不是所有人都得吃同样的东西，不必有同样的调味、同样的餐桌举止、同样的丰盛程度、同样的频率……

因此，所有人出于他们的躯体结构所共同拥有的相同体验，更应该在边界划分的意义上加以理解，将其理解为是对人的行为的最低要求。**它所确定的是，人们必须做什么，如果人们想要生活（生存）或者想要避免不舒服的感觉的话。**

人们必须要吃、喝、睡，诸如此类……至于说人们如何在**内容上**来填充这个框架，这并不重要。在此，躯体是硬的现实的一个方面，它**规定了**，什么是必须要做的。有时候，躯体也会独立地把这种行为付诸实施，而不需要向人询问：有人入睡了——这是第一阶（自我）描述，如果他没有想到要把自己描述为疲倦的——这是第二阶（自我）描述——因而要躺下来睡觉的话。当人们通过各自的躯体获得了类似的体验的时候，他们也会对躯体进行类似的**描述**。

与外界的物质环境的硬的现实的碰撞冲击，决定了人的行为与体验的可能性的第二个共同界限。**它所确定的是，人们可以做什么，如果人们想要生活（生存）或者想要避免不舒服的感觉的话**。

我们不能用头来撞墙，不能去触摸烫的电炉面板，如果我们不想受伤的话……这个认识，也是某种特定的行为方式所带来的躯体改变和体验的结果：头上的肿包，烫伤的手指……

通过这类体验而推导出的规则（我们必须吃喝！我们不能用头撞墙！）具有双重意义。它们既可以被解读为**描述的**规则，也可以被解读为**规定的**规则。

由上文所提到的、躯体和物质世界的相对比较硬的现实中产生的一致性，涉及的只是否定描述（一阶和二阶）。这些否定描述一方面（1）关系到对人的行动自由空间的限制，这些限制通过无论如何都不能**放弃**的事情和无论如何都不能**做**的事情而被确定下来（我们不能放弃吃饭——我们不能吃毒蛇蕈）；另一方面（2）关系到**不现实**的那些事情（人不吃饭就不能生存——毒蛇蕈是不可食用的）。

因此，人与人之间就现实达成统一的基础是相当少的。人们可以相当容易地就什么**不是**以及什么**不行**取得共识。对于行为方式的互相配合来说，以及对于形成某个被所有人都认同的关于现实的观点来说，这仅仅意味着对可能性进行一定程度的限制，而不是从内容上来确定，人们必须表现出什么样的行为以及必须如何来描述现实。

一个人（既作为个体又作为族群）所发展的行为模式和描述模式，决定了他是否能长期生存，因此，关于有机体结构进化的那些言论也同样适用于这些模式的发展：生存下来的就是能适应的。[32]这就如同在生物进化中那样，有机体及其周围环境的结构确定了，在什么样的情况下必然会死亡；但是却没有确定，必须要怎样才能生存。达尔文的"适者生存"并不意味着，只有一种生存的可能性。有机体与它周围环境的关系所具有的特征是，它们双方互相**限制**各自发展的可能性。因此，它们可以被看作是共同进化的单元。[33]有机体的发展改变了它的环境的发展条件，而环境又以自身关联的方式反作用于有机体以及有机体自我发展的可能性。

外部现实让我们在选择我们的行为方式和世界观的时候，拥有了很大的活动空间。这个现实也会随着我们看问题方式及行为方式的改变而改变。为了能够生存，我们就世界所拼凑出来的描述，必须得**符合**这个世界，也就是说，这些描述必须要规定、并允许某种与生活协调一致的行为。[34]反过来，行为也必须要为创造一个如此这般的、有生存能力的现实图画而提供空间。

描述规则与规定规则之间的关系，也可以在共同进化的单元的意义上加以理解。每个行为方式都提供了一个空间，让人可以从中推导出不同的描述，同时也一定排除了某些特定的描述；每个描述都提供了一个空间，让人可以从中推导出不同的行为方式，但是却绝对排除了某些特定的行为方式（图9）。如果有谁试图和鸟做一样的事情，想不借助任何辅助手段去飞，那么他会有很多的可能性来描述他鼻子朝地掉下来的经历；不过他极有可能不会得出这样的结论，不会认为自己确实可以像鸟一样飞——虽然他在被问及他脸上的擦痕时，大概会回答说，他去飞了。

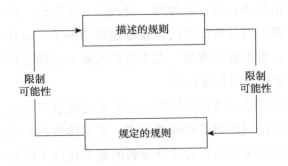

图 9

　　如果我们遵循着这样的发展线路，也就是说，遵循着一种可以促使人与人之间就现实取得一致性（现实是什么样的以及应该是什么样的）的发展线路，那么就会发现，我们可以对描述的规则和规定的规则进行不同的权衡。这关系到观察者对被观察对象所施加的不同的影响，也关系到现实范围的相对的硬度和软度。

60　　如果几个不同的观察者或者即使是同一个观察者，在面对不同的行为方式时，总是能不断获得同样的体验，并且得出同样的或类似的结论（*描述的规则*），那么他们就可以对认识中的菜谱的那部分（*规定的规则*）置之不理，而结果——即描述的规则——并不会在本质上发生变化。对现实的硬的方面的认识就属于这种情况。自然法则可以被看作是这类描述规则的典型范例，就自然法则取得一致性是很简单的事情。在不同的人和不同的文化之间，有关自然法则的体验只存在很少的不同，因此，就无生命的自然的性质取得统一，这是比较容易的。

　　如果几个不同的观察者或者即使是同一个观察者，在面对相同的行为方式时，总是能获得不同的体验，并且得出不同的结论（*描述的规则*），那么他们就可以对认识中的描述的那部分置之不理，而结果——即规定的规则——并不会在本质上发生变化。对现实的软的方面的认识就属于这种情况。所有的社会法则，无论是语言的、道德的、伦理的、经济的、国家的还是政治的，都可以被看作是此类规定规则的例子，就社会法则取得一致性是很困难的事情。在不同的人和不同的文化之间，社会法则的变化范围是很大的。

61　　这两种情况，即要么是行为、要么是描述可以完全抛开不予考虑，只是理想化了的极端形式。在具体的单个情况下，人们可以分别对现实的硬的部分和软的部分进行不同的权衡。通过人们描述方式和处理方式的不同，可以让软的变硬、硬的变软。这个改变发生的空间的大小是不同的。我们不能把现实归纳到两个彼此之间分隔得干干净净、毫不牵连的范围里，即一个硬的、客观的现实和一个软的、主观的现实。即便是那个硬的范围，即"硬科学"义不容辞负起责任的那个范围，自从量子论诞生以来就失去了它的硬度。然而，"软科学"毕竟面临着就现实取得一致性的困难，这其中所体现出来的差异，也不能够否认。[35]

因此，在现实的软的范围里，不存在包罗万象的、全人类的一致性，而只是存在着一些意见统一的小岛，它们位于意见分歧以及无休止的——关于那些真正重要的价值——的争执的汪洋大海之中。在这些一致性的小岛上面，人们有意识或无意识地在有关可能与不可能的行为方式和世界观的选择标准上统一了起来。社会单元——例如文化、社会、家庭、科学流派以及其他的宗教团体、政党、集邮爱好者协会和小动物饲养者协会——就产生了，其基础是就特定的游戏规则达成统一：这是一种把相对软的现实变硬的方法，具体的做法是，在众多的、理论上可行的行为及描述现实的可能性中，做出一项独特的选择。

这种一致性小岛居然能够形成，这第一眼看上去十分令人诧异。在这个问题上，进化论仍然可以提供一个令人信服的解释。人们就看待世界的共同方式达成了统一，随之而来的是，在评价每个人允许做什么或不允许做什么的时候，大家也认可了共同的价值，这样一来，合作的机会就被开启了。博弈论学者罗伯特·阿克塞尔罗德①曾经在大量的计算机模拟中查看：什么样的互动策略能够长远地与最大的生存可能性联系在一起？其结论是：只要至少有两个游戏者决定互相合作，那么针对那

① 罗伯特·阿克塞尔罗德(Robert Axelrod, 1943—　)，美国著名博弈论学者、政治家。

62 些孤军与别人奋战、只为自己游戏的人而言，他们就能享受到绝对的优势[36]。这是一个抚慰人心的、能带给人乐观的结果，因为它表明，人与人之间的伦理学，并不需要一根竖起来的食指，也不需要指出有一个高一级的、（存在于外界的）神的法则的权威。这个冷静客观的、有关概率的计算表明，对于个体的生存来说，在经济上非常有意义的做法就是，去寻找一致性。

即使没有数学上的解释说明，从人类——再一次无论是作为个体还是作为族群——的生物学结构所具有的非常硬的现实中，也可以产生合作及取得一致性的必要性。每一个婴儿的生存都取决于，照顾婴儿的那个人要**懂得**，婴儿需要的是什么。

逻辑思考：一场社会游戏

什么应该被看作是真的或假的？只要几个人对此产生怀疑或存在意见分歧，他们就会动用逻辑的规则。逻辑的规则是个形式上的框架，人们在其内部进行论证。在那些在自己的大旗上标明要研究真理的科学领域，只有处于逻辑所界定的框架内的见解或推断，才能被认可为是真实的。而只有它们才具有在科学上取得一致性的能力，也就是说，人们只能就它们达成统一。

逻辑的法则之所以在本书中具有重要的意义，这是因为，对逻辑的轻视被看作是疯狂的主要症状之一。这并不是说，每个不进行逻辑思考的人或逻辑思考得不够的人，就会遭受到被诊断为疯狂的危险。归根结底，很可能没有哪个人在思考时始终、永远而且到处都合乎逻辑、合乎道理。但是，当出现争端、并且要就"什么应该被看作是真的"寻找一个"明智的"决定的时候，逻辑的规则就构成了共同的决定基础。这是被普遍接受的、针对推断和推论的游戏规则。关于这些游戏规则的有效性，很显然在开始讨论内容问题很久以前，大家就已经达成一致了。因为疯狂的思考和论证以一种非常特殊的形式与这些逻辑的规则相偏离，所以首先去看一看逻辑规则的特征，这显得非常有意义。

　　逻辑思考并不是一项自然法则。人们也可以进行别样的思 63 考：孩子的思考大多数是不合乎逻辑的，而成年人的也并不是总是这样。逻辑的规则一方面是描述的规则，另一方面也是规定的规则。它所描述的是，**正确的**、也就是**合乎道理的**思考应该如何进行。它同时也给出了规定，规定人们应该如何思考，如果他们想进行合乎道理的思考的话。芬兰哲学家乔治-亨得里克·冯·赖特[37]① 在描述规则与规定规则的这种混合中，看到了游戏规则的下面这个特征："游戏是一项活动，就像思考和计算一样。例如，象棋的规则就规定了，哪步棋是被允许的，哪步棋是不被允许的。有时候，这些规则也会要求去下某一步特定的棋。在类似的意义上——不妨这样来提议——逻辑的规则也规定了，哪些思考中的结论和看法是'可能的'（正确的、合法的、被允许的）。如果某个人违背象棋的规则来下棋，那我们就会说，他要么下棋下得不正确，要么他根本就不在下棋。前一种说法产生的情况是，这个人尽管想遵守规则，但是他不知道或者不明白，这些规则都要求他怎么做；或者他只是试图去欺骗他的对手。而后一种说法出现的情况是，这个人根本就不重视遵守规则，或者他有意并坚持按照其他的规则来下棋。依照类似意义上的提议，我们可以说，如果某个人没有按照逻辑的规则来做推断，那么他要么没有正确地'做推断'，要么就是根本没有在'做推断'。与下象棋的情况一样，我们差不多是出于同样的原因说出这样或那样的话。"[38]

---

　　① 乔治-亨得里克·冯·赖特（Goerg Hendrik von Wright，1916— ），当代著名的芬兰逻辑学家和哲学家。

逻辑和数学的法则确定了某些游戏规则，对于那些愿意接受这些规则的游戏者来说，它们是具有约束力的。如果不是这样——就像在疯狂的思考中——那么就会产生下面的疑问：偏离了这些游戏规则，这是否意味着在玩另一种游戏（遵守了其他的对弈的秩序）？还是意味着根本就没在玩游戏？

用荒谬来替代一致性——理解的界限

两个疯子在一起玩"伙计别生气"的游戏[①]。其中一个说："将军！"对此，他从他的游戏伙伴那里得到了这样一个恼怒的回答："你这个白痴，跳棋里面根本就没有点球！"

64   对于有关疯子的笑话的表现力，我们既不应该高估也不应该低估。这些笑话为疯狂及疯子描绘了一幅图画，其中不仅反映了人们的评价（偏见）和忧虑，而且还反映了在公众的看法中与疯狂这一话题相关联的体验。有时候，这些笑话也蕴涵了细心的观察，大多数情况下充满了对所描述的现象的（日常的）解释。这个"跳棋—点球—笑话"，一个经典的笑话，就以一种非常恰当的方式让人领悟到，"疯子"没有遵守我们社会游戏的规则。同时，这个笑话也为下面这种情况提供了一个解释：不同游戏的规则被乱七八糟地搅和在了一起。另外，它还恰当地表现出：疯子之间的交际，与不疯的人与疯子之间的交际一样，都会中断。一个疯子把另外一个疯子说成是白痴，因为后者的行为对于前者来说同样也是疯狂的，是不可揣度的。两人中的每一个人都各自遵循着私人化了的游戏规则，这个游戏规则让

---

①   "伙计别生气"是德国经典桌面游戏的一种，可供2—4人共同玩，其原理类似于飞行棋。在游戏当中，玩家们要掷出骰子，根据骰子挪动自己的棋子，收集自己需要的版图，同时还可以陷害他的对手，让其回到起始区域，谁最快地带回四种对应颜色的版图，谁就获得胜利。

游戏者按照跳棋的规则来玩"伙计别生气"的游戏，并体验到守门员对象棋的恐惧。而对于他们周围的人来说，这样的一种游戏规则是无法去体会的。

同样，那些最终被诊断为患有精神病的人，在他们周围人的眼中之所以变成疯狂或疯癫，正是因为如此。他们的行为是无法体会的，其中既不能解读出、也不能强加进去某种令人信服的意义。被诊断为患有精神分裂症和躁狂抑郁症的病人可以被看作具有示范性，因为他们把不可体会的行为、思考和感觉模式中那些五花八门的内容的极端形式都给展现出来了。人们无法理解一个精神分裂症患者，因为他的思维与一个普通的成年人的思维是不一样的；人们无法理解一个躁狂抑郁症患者，因为他的感觉与一个普通的成年人的感觉是不一样的（毕竟，每个人都曾经思考过或感觉过）。谁的动机和愿望、渴望和恐惧、设想和观点、想法、见解和推论，在形式上和内容上对于他周围的人来说都不再是**可以理解的**了，谁就是疯了。至少在原则上有可能取得一致性的那个范围，其界限被他逾越了。

在日常用语中，尽管"解释"和"理解"这两个概念经常被等同起来，但是从此处表达的含义上来看，"理解"所拥有的含义范围与"解释"是有些不一样的。"理解"中含有一个心理学上的维度，它是从下面这个约定俗成的看法中产生的：在理解者与被理解者之间存在着相似性。作为一个人，我从人的内部视角出发知道人是怎么运转的；我虽然不了解所有的人，但我至少了解一个人：我自己。我假定，其他人的思考和感觉与我类似。谁如果想去理解别人，那他就必须得去想象别人所处的情境，并且把自己与别人等同为一体，以便可以领会别人的想法和感觉。这就是说，他可以把自己当作模型来使用：他看自己的内心，目的是为了能够对某个位于外部的他人的内心获得些许了解。

　　这种依靠模型进行研究的方法若要取得成功，与所有依靠其他模型进行的其他研究一样，其前提条件是：在模型的特征与被研究对象的特征之间，要存在着足够多的相似性。如果我们想要在风洞中研究一个新设计出来的汽车车身的空气阻力，那么只有当模型与需测试的车身拥有足够多的相似性的时候才能够做得到。人与人之间无论在躯体上还是在精神上都存在着相似性，这一事实使得我们能够去理解体会他人，并获取他人的内部视角，如果不是这样的话，那么我们只能从外部来观察他人。

　　同样，缺少相似性也是下面这个问题的原因：为什么很少有人能够理解他的洗衣机（至少很值得怀疑的是，洗衣机是否感到自己真的被理解了）？如果有人和他的计算机下象棋，并且指望通过某些手段来获得好处，例如让计算机随着时间的推移变得疲倦，或者像鲍比·菲舍尔①曾经对他的对手做过的那样，让计算机变得烦躁，从而诱导它犯一些轻率的错误，那么他就会发现，他自己与计算机之间的相似性是很有限的。计算机是不会疲倦的，而一个作为人的棋手也不需要为了下棋始终处于紧张之中。

　　人与人之间的理解不能仅局限于对数据和事实的提取，它其实与阐释、与破译含义有关。人和其他的生物体拥有一种能力，即可以把一个**含义**、一个**意义**分派到某些发生在他们躯体之内或之外的事件或事情上去。只有那些有能力把类似的或同样的意义、类似的或同样的含义分派给类似的事件或事情的人，才能够去理解别人。**一致性**（针对把什么样的意义归纳到哪件事情上达成统一的看法）是理解的前提。

66

---

　　①　鲍比·菲舍尔（Bobby Fischer，1943—2008），美国著名国际象棋大师，前世界国际象棋冠军，菲舍尔任意制象棋的发明人。1972年在冰岛首都雷克雅维克举行的世界冠军挑战赛上，菲舍尔代表美国击败了前国际象棋世界冠军、苏联的鲍里斯·斯帕斯基（Boris Spassky），登上世界棋王的宝座，此胜利对冷战时的美国具有重大意义。

　　谁如果逾越了这种一致性的界限，并且脱离了可以被理解的范围，那么他的行为在所有的其他人看来就变成了荒谬的。

　　哲学家们很早以前就曾指出，疯狂的特征主要表现为它的不可体会和脱离了社会的一致性。康德对此写到：它"不仅是无序和对理智应用规则的偏离，而且还是积极的非理智，亦即另外一种规则，一种完全不同的立场，精神可以说是被置于这个立场中。从它出发精神看到的一切对象都是另一种样子，并发觉自己从（动物的）生命单元所要求的共同感觉中被转移到一个远离它的位置上（因此就有了疯狂这个词）"[39]①。

　　同样，卡尔·雅斯贝尔斯②在他的精神病理学中，也把"不可体会"这一标准确定为诊断的尺度，以便能够把精神病现象与非精神病现象区别开来。雅斯贝尔斯把"理解"和"解释"对立起来。理解是"对精神内部关联的主观的、明确的把握，只要这些关联能够以该方式被把握的话……"，而解释对于雅斯贝尔斯来说则是"对内部关联、结果、规律性的客观阐释，它们是无法理解的，只能从原因上进行解释"[40]。对于雅斯贝尔斯来说，精神病现象就是无法理解的，因此它们需要的是解释。雅斯贝尔斯以及在他之后的几代精神科医生，都在躯体的病态过程里寻找着对精神病现象的解释。

　　一个更加吸引人的、对精神病的解释而言更加具有启发性的问题大概就是：到底应该如何解释，**为什么人们可以互相理解、并且就如何看待现实会取得一致性？**这个问题又是对理所当然之处的一个质疑，它指向最大的那些谜团（也许也有助于揭开那些谜团）。

---

　　①　此段译文参考《康德著作全集第7卷：学科之争、实用人类学》，李秋零译，中国人民大学出版社，2008年，第209页。本书译者略作修改。

　　②　卡尔·雅斯贝尔斯（Karl Jaspers，1883—1969），德国存在主义哲学家、神学家、精神病学家。

双重描述：自由意志和自我组织

"Mad or bad ？"—"疯狂还是恶劣？"如果某个人脱离了
惯常的游戏规则的框架，并且蔑视这些规则所规定的及所禁止的
内容，那么上面这个问题就会被提出来。如果有谁在玩扑克牌的
时候，从袖子里抽出第五张A，以便能够凑成他的同花大顺，那
67 么很显然，他知道自己在做什么。他的行动是错误的，因为他了
解规定的规则，却为了满足自己个人的利益而故意逾越了被允许
的界限。但是与此相反，谁如果声称，在跳棋里没有点球，那么
他就会引起别人的怀疑：他是否神智清楚？他知道自己在说些什
么吗？他到底了解不了解**描述的**规则？他究竟知不知道，玩的是
哪种游戏？他眼中的现实与他周围人眼中的一样吗？他有承担过
错的能力吗？大家能把他的所作所为算到他头上吗？

对恶劣与疯狂进行区分，这会带来深远的结果。在社会的
层面上，当涉及对某个违反规则的人进行处理这件事时，就要
由它来确定，哪个机构被看作是主管部门：要么执行判决，要
么照顾病患。此外，这种区分还带来了作为基础的阐释框架的
变更，这种变更是激进式的，并且是间断的，这就是观察的内
部视角向外部视角的突变。

我们的法律体系是以下面这个约定俗成的共识为基础的：
成年公民拥有自由意志，他是自己的决定的主人。他的行为方
式被看作是他的**行动**，其后果要算到他头上。这是参与了软的
社会现实的观察者的内部视角。参与游戏的人，连同他的游戏
伙伴，都把对自己个人的行为方式的责任，以及对参与整个游
戏形态的塑造的责任归到他们自己身上。

但是与此相反，科学的视角——就像医学或心理学对自身
所要求的那样——却建立在下面这个观点的基础之上：硬的

（此处：器质性的或心理的）现实是从外部被观察的。行为偏异被看作是偏离了生物学或心理学标准的结构、功能和过程的结果。它不是作为行动来被评价的；如果是行动，那么责任和过错就可以归咎到那个蔑视规则的游戏破坏者身上。因此，从这样一个角度来看，游戏的破坏者就不是行为者，而是某个自主的、躯体上或精神上所发生的事情的受害者，他对于这件事情无法或只能施加很少的影响。在这一点上，心理学的人物形象与刑法的人物形象完全互相排斥，因此"疯狂还是恶劣"这个问题就变成了使之理想化的"非此即彼"式的二选一，即在个体的有权与无权之间的二选一。

游戏参与者的看问题方式，从发展史（既针对个人又针对 68 人类）的角度来看，大概是那个比较古老一些的。从我们的那两个试验对象的身上，我们可以看到确实是这样的：无论是那个踢足球的人，还是那个遭遇了船只失事的人，当时都没有机会从观众的视角去看一看所发生的事情。如果他们想有目的地对现实——他们的命运——施加影响，那么他们必须把自己描述为行动的主体，并且把他们行为方式的作用中的过错归咎到自己身上。只有这样，他们才能通过尝试和犯错[41]找到选择他们行为的标尺。不过，"选择"这个概念的前提是：他们拥有决定的自由，可以说"是"或"不"。他们所能够描绘的世界图画，是以自我为中心的，他们自己站在中心位置，而所有其他的一切都不可避免地在围着他们转。这一切也适用于那个帆船驾驶者，只不过踢足球的人和遭遇了船只失事的人——正如同每一个新生儿那样——首先是在和其他的人打交道。当踢足球的人和遭遇了船只失事的人体会到自己的权力受到限制的时候，这正是他们要面对与他们相似的游戏伙伴的权力的时候：裁判、足球运动员和食人族所拥有的权力。

他们——与其他的试验性科学家们一样——在他们的行

动方式与其他人的行动方式之间建立了一种"如果–那么–连接"，通过这种方式，他们便获得了他们的描述规则。如果这种假设和期望——关于自己的与他人的行为方式之间的关联——随着事情的进一步发展得到了证实，那么就可以从一次性的"如果–那么–描述"中推导出普遍适用的"永远–如果–那么–规则"，在将来可以把它用作决定的基础。当这类规则积累到了一定程度的时候，就可以借此来解释当前发生的事件（"因为禁止在禁区内伸腿把进攻的运动员绊倒，所以裁判判罚了点球"），并且对未来提出预言（"如果我踢进了球，那么我的队友——很有可能——会热情地拥抱我"）。

　　这是一种解释模式，它在亨佩尔①的科学研究中被描述为"解释的法则模式"。[42]"E 是个事件，人们知道，它发生在某个特定的情境下，并且需要一个解释。为什么 E 会发生？为了回答这个问题，我们要去关注某些其他的事件或状况 E_1、……、E_m，以及某个或几个普遍的命题或法则 L_1、……、L_n，这样一来，就会从这些法则中以及其他事件（状况）也发生了（存在着）的事实中，合乎逻辑地推导出 E 的出现。"[43]

　　科学的解释与我们试验对象的解释之间的差别是，科学家们必须遵循被清楚明确规定了的菜谱，这样他们才能得到他们的解释，而与此相反，我们的试验对象却拥有自由，可以按照他们的口味来调制他们的认识。科学家们崇高的客观性理想规定他们——只要有可能——要把认识的对象置于核心位置。与此不同的是，我们的试验对象却把他们自己——观察者——置于中心。在面对"为什么 E 会发生"这个问题时，他们会去关

---

　　①　卡尔·古斯塔夫·亨佩尔（Carl Gustav Hempel, 1905—1997），德裔美籍逻辑学家、哲学家、逻辑实证主义后期的主要代表人物、"柏林学派"成员。

注自己的行动E、……、E$_m$（"当我做这个的时候，那个就发生了……"）。

毫无疑问，这样的一种解释的出发点当然就是：在某个行动的结果与行动本身之间存在着直线型的"原因-作用-关系"。这是一个非常理想化的描述，其中所有的次要条件以及边界条件都忽略不计了，或者换个也许更恰当的说法，边界条件没有进入到关注的焦点。这个"原因-作用-理论观点"往往被看作是科学思维的特征，但是却很有可能仅仅只是游戏参与者内部视角的去个性化而已：对我们的帆船驾驶者来说，原来充满诗意的由上天派来的小使者变成了平淡乏味的风。有过错的人（行为者及其所作所为）被替换成了事物（原因及其作用）。两者之间的关系的直线型是一成不变的。因为所有事件的关联及相互关系是错综复杂的，而我们世界的现象正是由这些事件所引发的，因此这是一种不恰当的简化。

这个"原因"理论观点其实只是社会游戏规则对世界的小小一角的投射，与其相连的概念便可为此提供一个证明。拉丁语"原因"（causa）一词原本拥有的是纯粹的法律含义，而希腊语"原因"（aitia）一词则用于有关某种现象的缘由问题（对现象的产生进行解释），因此最好能够被翻译成"过错"。由此看来，有关自然界的因果关系的看法，极有可能是由古希腊人在一种类似于他们的刑法的情况下发展起来的。[44] 70

因此下面这个问题就随之产生了：在科学内部进行的因果关系思考真的能够找到什么吗？在四分之三个世纪以前，伯特兰·罗素①就已经用明确的"不"回答过这个问题了："所有流派

---

①　伯特兰·罗素（Bertrand Russell，1872—1970），20世纪最有影响力的英国哲学家、数学家和逻辑学家之一，同时也是活跃的政治活动家，并致力于哲学的大众化、普及化。1950年获得诺贝尔文学奖，以表彰其"多样且重要的作品，持续不断地追求人道主义理想和思想自由"。

的哲学家们都以为，因果关系属于科学的基本公理和假设；但是——很奇怪——在进步的科学里，例如万有引力天文学，'原因'这个词却根本就从来没有出现过……与很多其他的内容一样，虽然它们得到了哲学家们的赞同，但是在我看来，因果律也是旧时代的一个残余，这就如同是君主政体。它们之所以还在苟延残喘，就是因为人们错误地以为它们是无害的。"罗素还说："为什么那个早已被人们所熟知的'因果律'很长时间以来在哲学家们的书中阴魂不散？其原因毫无疑问就是，大多数哲学家们还不熟悉函数的概念，因此他们才会去寻找一个不得体的、简化的阐述。"[45]

　　奥地利哲学家路德维希·维特根斯坦①也提出了此类结论："没有任何一种方法能够从某种实际情况的存在中推导出另一种完全不同的实际情况的存在。能够表明这类结论正确的因果关系是不存在的。我们不能从现有的事件中推导出未来的事件。相信因果关系就是迷信。意志自由就在于，未来的行动现在是无法意识到的。只有当因果关系具有内在的必然性时，就像逻辑的推论具有内在的必然性一样，我们才能知道未来的行动——知晓与被知晓对象之间的关联，就是逻辑的必然性的关联。"[46]

　　科学所能提供的是描述。罗素用来替代"因果关系"的"函数"，其实与对所观察现象进行描述的"如果–那么–连接"并没有什么两样：如果这个发生了，那么就会发生那个……比如说：爱情是以距离的平方来增长的（$Y=X^2$），这就是说，如果我们用X值（与所爱的人的距离）乘以其自身，那么就会得到Y（思念的程度）。[47]这其实是对其他观察者的一种指示，告诉他

①　路德维希·维特根斯坦（Ludwig Wittgenstein，1889—1951），出生于奥地利，后入英国籍。20世纪最有影响的哲学家之一、数理逻辑学家、语言哲学的奠基人。

们应该做些什么，才能与表述这些规则的人一样，获得同样的
描述规则。

　　客观性的理想要求科学家，必须要让他的描述能够经得起
其他人的检验。在他的论证中，他必须要遵守逻辑的和数学的
游戏规则，因为只有通过这种方式，他才能让自己的观点在科
学团体中具有取得一致性的能力（其他的团体用其他的游戏规
则来取得一致性）。他必须要说明，他是如何得出他的结论的，
而他的那些疑心重重的、嫉妒心重的同行们必须能够用这种方
法和其他方法（这样更好）把握相同的现象，并且通过逻辑论
证得出相同的推论（尽管他们其实并不愿意这样）。至少他们无
法证明，他的描述和推论按照逻辑的或概率的规则是错误的。
与普通人的日常认识一样，我们即使用科学的方法，也永远都
无法去查明，现实**确实**是什么样的，而只是能够明确，现实**不
是**什么样的。[48]

　　如果使用系统论的理论观点，那么这个解释的法则模式就
会发生如下的改变：在E_1……E_m和E之间的直线不存在了，取
而代之的是形成了一个封闭的圆圈，这样一来，E既可以被看
作是原因，也可以被看作是作用。因果律因此被证明是荒谬的，
但是解释的法则模式却并非如此。现在，人们对自我组织的过
程也进行了研究，这些过程让一个物体或系统按照其展现出来
的样子来展现。科学的客观性理想要求观察者必须要说明，他
的观察措施是如何嵌入到这样的一个自身关联的环路里的。如
果不同的观察者按照不同的方法能够描述出同样的现象，那么
他们在对现象进行解释的时候，就可以表现出好像他们自己是
位于局外的观察者似的：他们是在观察一个硬的、不依赖于他
们而存在的现实，这个现实的产生和保持**不会**被归因到他们自
己身上。

　　如果有人说，在医学和心理学领域对疯狂所进行的研究

中，这些条件都得到了满足，那么，这种说法看起来是非常值得怀疑的。人的认识结构，他的思考和感觉的模式，是在与其他人的互动中发展起来的。因此，它们可以被看作是人与人的交际的功能之一，被看作是在交际的框架下所产生的、并且反过来又嵌入到了社会系统的结构化过程中的结构和过程。因此，社会系统才应该是寻找对疯狂的解释的背景。如果脱离了这个背景去解释疯狂，那么不仅使疯狂失去了它的可解释性，而且此外还会引发慢性化的危险。如果疯狂和正常一样，都是互动的结果，那么每个与其他人的疯狂打交道的人，都会遭遇到恰恰陷入那种引发了疯狂的游戏之中的危险。能够保护他免于遭受这个危险的，并非只要怀有一片好心就可以，他必须要对游戏规则有所认识。正如同在本章中所提到过的，当人们面对那个"疯狂还是恶劣"问题时，心里感到没有把握，不知是否能够正确地回答它，这种不确定性也许必须得被评价为是一场特殊的、制造疯狂的游戏的组成部分。在这场游戏中，所有的参与者永远都会有着某种程度的不确定，他们不确定是否应该从内部或外部去看，也不确定应该相应地使用哪些游戏规则。

如果我们尝试着去研究疯狂的自我组织，那么就应该从外部视角来描述：正常和疯狂——作为个人与他周围的人的互动和交际的结果（功能）——该如何加以解释。[49]

维特根斯坦提出的意志自由，让我们注意到：从系统论的角度来看，意志自由并没有立足之地。系统论所研究的系统是抽象的，人在其中并不出现。那些作为系统被彼此归纳在一起的事件，由描述和行为方式（第一阶描述和第二阶描述）以及互动组成。人们研究的是它们之间连接的逻辑，是互动系统、认识系统和交际系统的秩序（图10）。

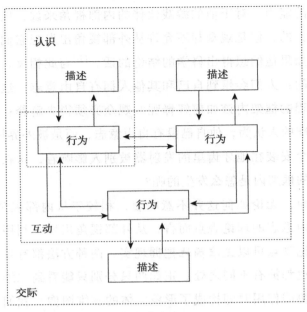

图 10

　　所有的那些现象，即在心理学和日常用语中被称为参与者的性格和人格的那些现象：他的动机、情感、感受和行动等，在系统论这个理论模型中都可以用"认识"这个概念（由第一阶描述和第二阶描述组成）来进行总结，并且可以从一个新的视角来加以解释。因为规则被描述了出来——这是逻辑之必然——所以就不能够随心所欲地去做决定。如果有谁从高楼上面掉下来，那么他就不能在往下掉到一半的途中重新来做个决定，他的行为必须要遵守万有引力定律，这个定律是不会去操心他的自由意志的。[50]从系统论的观点来看，一个人所具有的独一无二的身体的和心理的性质，可以被看作是由认识系统、互动系统和交际系统所构成的环境的独特特征。这些特征限制了身体的和心理的性质的发展，它们决定了，认识、互动和交际的哪种形式是不可能的，而不是决定了，哪种形式会成为现实。

　　一个人对意志自由的设想，他的行动方案、自我责任和承担过错的能力，对于他的游戏伙伴的内部视角来说，应该是非常有意义的；但是观众却不允许从外部视角出发把它们当作出发点，如果他们想得出科学的结论的话。[51]与此相反，观众必须得去问：人们会想到自己和其他人拥有自由意志，这在自我组织过程的框架内该如何解释呢？观众必须得去解释：某个偏离了标准的人认为，他自己没有自由意志，而是被外界操纵着，通过一个安装在他牙齿里的发射器被别人影响着，这在自我组织过程的框架内是怎么发生的呢？

然而，无论如何这并不意味着，相较于从内部视角出发、利用自由意志的理论观点而言，从外部视角出发、利用自我组织的理论观点可以**更准确地**把握现实。两种方法都有各自的合理性，也都拥有不同之处。正如两只分别只能看到二维图像的眼睛，协同作用时即构成了形象立体的三维图像，我们在对内部视角和外部视角进行双重描述的时候，也得到了创造一个新的观察维度的良机。与原来的两个视角各自为营相比，这个新的维度更加符合人类生存的条件。[52]

4. 人与人的交际

信息传递的不可能性

从前人们把钟表的嘀嗒敲打或不正确的嘀嗒敲打当作精神过程的模型来使用，而如今，很多门外汉以及专业人士都把大脑看作是个生物计算机。很显然，这类比喻可以帮助我们对错综复杂的关联进行把握和解释，同时它们也是很好的（自身关联的）例子，可以用来说明，人的认识是以自我为中心的。

人们总是把在他们所处的时代里被设计出来的机器当作人的认识的模型来使用，而且敏锐地推断出：自己的运转方式和钟表的齿轮或计算机的信息处理是一样的。这样的类比画面是如此有用，可以将抽象的关联形象化；但是它也如此具有欺骗性，就像骗人的包装那样，卖给轻信的消费者他根本就不会去使用的产品。这个画面中所传递出来的先入为主的设想导致了不是那么有益的推论。它首先给人以强烈的心理暗示，好像必须得有一位工程师或创作者，把这些"劳什子"给创造出来似的（这个警告当然也适用于"骗人的包装"的比喻）。人们究竟是把理智或非理智（或"骗人的包装"）看成自我发展的东西，还是把它们看成被外界装配、注入或制造的东西？这其中是有区别的。

认为人的认识的结构化与计算机的编程——正像迄今为止实际运用的那样[53]——具有可比性，认为人的交际是按照现代电信技术的原理来运行的，这种观点通往的是一条死胡同。毫无疑问，这种观点的出发点是：**信息**可以从一个**发送者传递**给

76 一个**接收者**。外部现实就是那个发送者，而人就是那个接收者。如果几个人在一起互相交流，那么他们就像电话机那样，交替着成为发送者和接收者。于是，疯狂就成了信息处理障碍的表述。那些有着疯狂的行为举止的人的大脑就成了焊接错了金属丝的计算机，或者出现了编程错误的计算机；它成了一台电视机，播放着根本就没有被发送的电影。那些比喻——即一个认为自己牙齿里有一台发射器的患者，和一个认为他的患者脑子里有一台接收器的精神科医生，为了对疯狂的现象进行解释而共同使用的比喻——都具有惊人的相似之处，很显然也都是出自同一个电工车间。

这种（自我）误解的原因可以——经常会这样——通过一个不幸的词语选择来加以解释。假如我们说，在打电话的时候，在广播里、电视里和计算机里，信号被发送、被接收或被处理，那么这里面的误解就会少一些。[54]信号与信息的不同之处可以通过下面的方式描画出来：如果在您的左邻右舍那里突然响起了汽笛，那么您遭遇到的是一个物理学的现象。声波到达了您的鼓膜。您和您周围所有的人——他们也都装备有类似的鼓膜——听到了这个刺耳的、令人毛骨悚然的汽笛声（"人民，听信号吧！"①）。至于说这个声音应该具有什么样的含义，您并不知道。说得更准确一些：它**对于您来说**意味着什么，这必须由您连同您周围的每一个人**自己**来决定（是核战争还是午间休息）。鼓膜的轻微振动是个信号，是您躯体状况的一种变

———————

① 这是《国际歌》德文歌词里的一句。

化（是针对静止状态而言的差异）。您的躯体状况一直都是没什么含义的，直到您赋予了它一个含义（这就是为您制造出差异的东西）。在这种情况下，信息就产生了。"信息"，用格雷戈里·贝特森的话说，就是每一个"造成差异的差异"[55]。

谁如果在母亲节的时候打电话回家，那么，他之所以能够听到妈妈提醒他穿得暖和一些的那些话，只是因为，在妈妈的电话机（发送者）里，声波的振动被转化成了电子脉冲，电子脉冲又经过进一步的形式上的转换，并且通过金属丝、电缆、卫星和电磁波以及其他传导媒介的加强，最终到达了第二部电话机（接收者），并重新被转化成了声波。从电话机的内部视角出发，这些脉冲可以被看作是信息。假如人们去询问电话机，那么它很有可能会回答说："我得到了信息；我的兄弟在他的行为中表现出了差异，这种差异对我也同样造成了差异。通过他的行为，他给我发出了明确的指令，告诉我应该有什么样的行为。"所幸的是，只有很少的电话机，为了能够给出一个回答，会做出这种必要程度上的自我反思。不过，这个回答却很好地刻画出了技术上的"信息"概念的内涵特征：与邮递员投递信件和包裹一样，电子脉冲（差异）从某个地方的某个电话装置里被传输到了另一个地方。发送者行为上的差异导致了接收者行为上的差异。在两者之间产生了**指令性的互动**[56]。指令性互动是互动的一种形式，在这种互动中，参与互动的一方操控了——也就是确定了——另一方的行为。这就是因果必然发展的模式。

我们极少能够遇到会对自己以及自己的行为进行思考的电话机，这没有什么好奇怪的。要是它们真的能这么做，它们就不再能够作为电话机而被使用了，而且它们还会开始对自身内部改变的意义进行思考。它们会想：如此刻板、顺从、听话地做出反应，这是不是很有意义？它们会倔强叛逆地用新的行为方式去尝试一下。这种解放的努力及反抗所带来的结果，就是无政府主义的和不可揣度的行为。对于那个给妈妈打电话的位于局外的观察者来说，在来自发送者的原因与产生在接收者身上的作用之间，并没有固定的规则可以描述。他会在母亲节那天打电话回家，他的妈妈大概会鼓励他去过一种寻欢作乐的、无忧无虑的生活，但他听到的却是："要当心你的膀胱，要穿暖和的内衣和长的毛线裤……！"在两个电话机之间，不再存在着指令性的互动了。妈妈说的（以及想的）那些话，与宝贝儿子或女儿听到的（以及理解的）内容是不一样的。此处所表现的，就是技术仪器之间的交际与活着的生命体之间的交际的质的区别，后者即使听到了，也不会永远都那么听话。

78   神经系统的自主性

电话的好处就在于，它在传递信号的过程中不允许对信号擅自进行歪曲。它的工作方式允许观察者，对输入值和输出值进行固定的、可靠的归类："只要……就……"。信号传输的可靠性，可以由位于局外的观察者按照标准（高度忠贞）来确定、检验和测量，这些信号可以被归入到一个硬的现实中。但是，在人与人的交际的框架下，这类信号却并不能传输信息，它们只是创造了信息产生的可能性。

人的大脑的运转方式从原则上看有别于电话和计算机，其差异就在于，位于局外的观察者无法描述出固定的"输入-输出-规则"。对于表示感受物质现象的硬数据来说，人们尚无法描述其规则，更不要提孩子对父母关怀备至的建议的反应了。这是神经生物学家亨伯特·马图拉纳及其同事所做的试验研究的一个结果。[57]他们对感受颜色时大脑的活动进行了研究，在试验对象的外部及内部世界中的可测量的、硬的数据之间，没能看出存在着有规律的关联。在光的波长与表明大脑活动的测量值之间，并没有发生有规律的连接。与此相反，在**大脑活动**与表示某种颜色的**名称**之间，却可以描述出显著的关联作用。大脑的行为可以合乎逻辑地被归到那些名称上去——试验对象赋予自己感受的那些名称——而不是被归到那些客观的物理现象上，虽然它们到那时为止一直都被看作是大脑活动的发号施令者。在大脑的**内部**，不同的活动有规律地彼此连接在一起，而且被编排成不同的模式。但是，外部世界的现象并**没有**通过独特的大脑活动而反映出来。

"大脑的活动被编排成各种模式"，这种表述可惜又是很容易被误解的，因为并不存在着某个行动着的人，可以按照某种编织模式（左边两针，右边两针）对大脑活动的过程进行编排。是各个部分（单个的神经细胞）的共同作用导致了整体的秩序的产生。[58]

通过这个以及类似的神经生理学试验，亨伯特·马图拉纳和弗朗西斯科·瓦雷拉得出了结论，他们认为神经系统是**操作性封闭的**和**自主的**：神经系统每一个活动（操作）的作用，反过来又成了神经系统的活动。没有什么能从外界进入到神经系统内部，没有信息被接收、被处理，而只是内部的活动模式在变动。如果我们作为局外的观察者，把某个有机体的运动机能的活动——有机体的行为——称为输出，而把感觉中枢的刺激——感受——称为输入，那么这种区分只是我们作为观察者所进行的描述的一个特征，而不是神经系统的运转方式的一个特征。从神经系统的内部视角来看，并不存在内外之别。神经系统不断地对感觉中枢的活动和运动机能的活动进行协调，因此看起来就好像刺激肌肉的神经直接与感觉器官的神经联系在了一起似的。[59]只有从外部的视角出发，我们才能够在有机体和有机体的环境之间进行区分，才能够说，是有机体与环境的互动把运动机能的输出与感觉中枢的输入联系在了一起，并闭合成了一个自身关联的环路。

作为整体的神经系统，与我们行列毛毛虫试验中的那些在圆圈里不断行进的跳舞者有些类似。神经系统是由数量巨大的单个神经细胞（大约10^{10}）组成的，这些神经细胞从来都不会自顾自地孤立活动。它们中的某个细胞的任何一个改变，都会对所有的其他细胞造成影响，所有细胞的行为都处于它们的共同作用之中。它们无论是正在活跃着还是处于静止状态，都会改变神经系统的活动模式，它们永远都是这种活动模式的组成部分。在我们的试验中，每个试验对象的行为，都是按照规定所必须做出的行为或可以做出的行为，而互动的产物就是链条、圆圈或某种另外的新的结构。所有的参加者都看不到那些更大的关联，他们只能通过手或肩膀感觉到前面的人或后面的人——他们只有内部视角。因此，整体对于他们来说是不存在的。而链条或圆圈内部与外部之间的区分就更不可能了：看不到圆圈的地方，当然也不可能看到圆圈的组成部分。只有通过外部视角才能进行这种内外的区分。

神经系统也是一个这样的封闭社会，对于它的环境而言，它的行为是自主的。这个社会中每一个成员在行为上所必须遵守的那些法则，是在自我组织的框架下认真地、从基层开始民主地发展起来的。它们可以从外界被描述为神经细胞的空间连接，以及按照时间与空间顺序进行排列的活动模式的相互作用。

因为在环境与自身关联的系统之间不可能存在指令性的互动，所以马图拉纳和瓦雷拉提出了关于认识过程的另一种解释模式：活着的系统的环境中的变化，对这个系统发挥着"摄动"的作用。"摄动"这个概念最好被翻译成"扰乱"，或者也可以是"扰动"和"刺激"[60]，因为这样我们才能更好地把握对系统提出的适应要求所具有的矛盾性质。系统陷入了危机，脱离了静止状态。此类危机中的每一个危机都是矛盾的，它既可以被评价为负面的，也可以被评价为正面的。旧的结构、行为模式以及解决问题的策略都失去了各自的效用，第一眼看上去，这只能是负面的，这是对静止和秩序的扰动。但是，从这些扰动中也产生了继续发展的必然性，新的结构和行为模式变成了必要的和可能的。一个陷入危机中的系统要想生存，那它就必须得改变。如果没有危机和摄动，如果没有对静止和秩序的扰动，那就不可能有发展。因为这种发展的结果有可能是正面的，也有可能是负面的，所以永远都是扰动和刺激、机会和危险[61]并存。

如果我们去寻找一个例子，用来形象说明系统和环境之间互动的这种非指令性的形式，那么我们可以去拿个万花筒来。我们在各个镜片之间所看到的那些花样图案，是通过彩色玻璃碎片以及它们的形形色色的反射和反射的反射之间的相互联系而产生的。针对环境而言，这些花样图案是与外界隔绝的，没有新的玻璃碎片可以从外界进入其中。但是这些产生出来的图形却并非是不依赖于外部环境的。如果我们用足够的力气去摇晃万花筒（让万花筒遭受摄动），那么这些可以被观察得到的图形就会发生变化，变化是按照一方面由玻璃碎片的形状及其互动所带来的，另一方面由摇晃所造成的可能性与必然性来进行的。在这一过程中，同样也没有信息可以从外部挤入内部。但是，作为观察者，我们可以把万花筒的摇晃与图像的产生联系起来，可以说，在万花筒里形成了信息：这是对人的摇晃的一个最光怪陆离的①认识。它与神经系统的构造②的差异就在于：

---

① 德语里"光怪陆离的"一词 kaleidoskopisch 原本的含义为"万花筒似的"。

② 此处"构造"一词的德语为 In-Formation，是"信息"一词 Information 的拆分。

在摇晃万花筒时，玻璃碎片在机械上互相作用；机械原理的可能性和必然性为玻璃碎片的组合，并为不同彩色花样图案的产生划定了另外的界限，这些界限与自我组织法则在神经系统中所划定的界限是不一样的。如果神经细胞互相作用，并被猛烈震荡，那么只能产生这样的花样图案：它们与每一个单个细胞的当前状态以及作为一个整体的神经系统的自身关联结构是协调一致的。因此，在形成花样图案的过程中，为偶然划定的界限与为玻璃碎片划定的界限是不一样的。

系统的连接

还有一个有待解答的问题：既然在操作性封闭的系统之间不可能传输信息，那么该如何解释人与人之间的交际是可以成功进行的呢？确实很难否认，看起来我们**好像是**可以互相提供信息**似的**。这肯定不符合那些有时随着"交际"这一概念而产生的雄心勃勃的想法，但是却也足以让人感到吃惊了。我们比如说可以和某位同事约好16点15分在火车站一同乘火车，这位同事不仅听明白了火车站，而且还确实在16点15分出现了。除此之外，那辆要开往所期待的方向的火车也准时停在了站台上。

82　　技术的交际系统被设计成了下面的这个样子：针对每一个在发送者那里制造出来的可以加以区分的状况，在接收者那里也要制造出一个可以加以区分的状况。为了能够让交际的现象变为可能，必须在交际伙伴之间创造出有关内部结构和过程的这种形式的协调一致。相对来说，在电话机上比较容易实现这一点，因为人们是用同样的或类似的零件，并且按照同样的装配图纸把电话机给组装起来的。因此，电话机展现了类似的或一模一样的结构，而且也能够表现出统一的行为方式。但是在人的大脑的自主的活动模式中，这就要困难多了，其原因可以通过人们在共同经历中所完成的结构改变和发展来加以解释。

任何生物体只要生活在一起，他们就构成了彼此的环境；每个人总是不断地让其他人脱离平衡，令其陷入危机，并且对其提出了适应的要求，这些要求，是他本人万万不会去梦寐以求的。两个人互相扰乱对方，这就是说，他们互相扰动、互相刺激（并且互相让对方激动）。这样一来，他们就互相为对方确定了一个框架，在这个框架内部，每个人都可以而且必须去发展自己的行为方式和结构。亨伯特·马图拉纳将其称之为"结构性连接"。这是一个相互适应的过程，如果两个人不再互相扰动，不再互相刺激（或者让对方激动！），那么这个过程就会在此时此地达到（至少是短暂的）平静。于是，他们互相理解，并且找到了一致性。他们发展自我的结果，就是要让他们的结构能够足够多地彼此相互协调，这样他们才能表现出同样的行为。每个人都可以从内部视角出发，了解对方所表现出来的行为，因此也知道这种行为对对方的含义。通过他们的行为，两个人互相证实了自己的假设。"如果这个过程通向的是一致性的范围，"马图拉纳说道，"那么在严格的意义上说，这涉及的是'共同交谈'，是互相在言语上的翻来覆去、你来我往。其中所采取的方式是：所有的参与者都经历着不同寻常的结构改变，直到表现出同样的行为方式、交际得以产生。"[62]

根据这种观点，交际只有作为一种发展过程的结果才会是 83 可能的，在这个发展过程中，几个人互相为对方确定了生命条件——即必然的和可能的行为方式。放弃去做所有可能的一切，并甘愿表现出被其他人确定为必然的行为，这会导致个体行为活动空间的缩窄以及行为相似性的增加。在生产电话机时，生产厂家确保了电话机的结构是相同的，但是在生物体那里，这却是一个筛选的过程的结果：这是对行为方式达成的统一。因此，每个人都可以从内部视角的认识出发，赋予他人的行为一个类似的含义。

因此，在没有信息传输的情况下，理解也是可能的，有的时候甚至在没有话语的情况下理解都是可能的。这从那些年老的夫妻身上就可以看到：他们的观点、习惯、品味和外表都变得越来越相像，甚至在主人和狗之间、骏马和骑士之间……但是，误解也同样是可能的，如果这种假设——认为另一个人在一种类似的情况下经历了类似的事情——是不正确的话（因为这种类似的情况对于他人来说是完全不同的）。

对于如此商议出来的关系现实来说，必然性和可能性之间的界限被设定很宽泛：这种关系现实可以是——根据本书中所建议的有关现实的硬度或软度的衡量标准——软的里面最软的以及硬的里面最硬的，这取决于人们在无拘无束与意义恒定之间的复杂多样性中，就什么取得了统一。那些像别的观察者观察他们那样在观察的观察者，同时也在观察他们自己，他们观察自己的方式与他们观察别的观察者的方式一样，那些别的观察者反过来也在观察他们。他们以自身关联的方式影响着他们观察的结果——不可能再有其他的认识的"对象"比这种情况更极端的了。每个人都是在与自己的伙伴的互动中为自己创造了伙伴——也借此创造了他自己。两个人（如果是几个人参与其中，那么就是：全体）必须在事实上就这个现实有多硬达成统一。达成统一在此并不意味着，大家一起在餐桌旁坐下来，签署一份合同，合同中写明了，这个人或那个人的哪些奇思怪想属于"固定不变的性格特点"（硬的），或者只是"糟糕的不良习惯"（软的）；统一与所有的互动规则有关，与所有的描述有关，统一体现在日常的行为中。

躯体作为环境

谁如果一直跟随着本书到目前为止的论证路线，那么他在阅读了本段的标题之后，就能预先想到，在系统论里，躯体同样不仅仅可以被看作是系统，它也可以被看作是环境。躯体（生理规则的系统）、行为（规定规则的系统）、某个人当前的世界观（描述规则的系统）以及社会系统（互动规则的系统）都可以被看作是自我组织的、操作性封闭的、自主的系统，它们按照从各自组成元素的共同作用中所产生出来的法则进行运转。

因此，在系统论这个理论模型中，我们永远都不可能按照下面的这个模式来对某个人的行为从**正面**进行解释说明：**某个**（生物学的、心理上的、社会的等等）原因导致了**某种**特定的行为方式，而只能是从**负面**进行解释说明。因为存在着不同的环境（躯体、世界观、互动系统、物质环境等等），所以个体行为的可能性被极大地限制了，以至于只有很少的或某一种可能性得以幸存。

在这些自主的系统之间，并不存在着上下的等级：比如说躯体过程会决定父母必须得暴打他们的孩子一顿，或精神过程可能是癌症产生的原因。与此相反，在这些系统之间，可以看到某种相互关系；在共同的经历中，这些系统中的每一个系统都限制了所有其他系统的生存及发展空间。在这些限制的**内部**所发生的事情，不可以将其归因于其他系统——即不同的环境——的作用上面。按照瑞士精神病学家卢克·乔姆皮①的建议，精神和躯体也可以被看作是一种结构性连接。[63]

在这些系统之间，存在着一桩妥协的婚姻（在这种情况下

---

　　① 卢克·乔姆皮（Luc Ciompi, 1929— ），瑞士伯尔尼大学精神病学教授，伯尔尼大学医学院社会精神科主任。

可以十分肯定的是：直到死亡才能将他们分开）。婚姻中的伴侣基本上不会提前被问及，他们是否情投意合；但是他们却必须得和睦相处，不可以离婚。而且，他们还不能只对简单地生活

85 在一起就感到心满意足，他们还要彼此依赖——无论他们是否相爱。没有人可以在脱离了其他人的情况下生存。结构性连接的理论观点说明了，在这种形式的婚姻中，随着时间的推移，各种结构是如何相互适应的。在这些系统中的任何一个系统里，都在进行着筛选，筛选出对其他系统（他的环境）而言合适的结构、功能和过程。

通过类似的方法，我们也可以把握社会过程和躯体过程之间的"系统-环境-关系"，并且去分析比如说某个人的健康或疾病与家庭里的（或其他的）互动模式之间的关联。在这种情况下，家庭永远都不可能是某种疾病产生的**罪魁祸首**（＝原因），它只能对保持了健康的空间进行缩窄。反过来也一样：躯体条件也不是家庭结构的原因，它只能对必然性与可能性之间的宽度范围进行限制。在这两种表述之间进行区分，这第一眼看上去当然肯定像是一种纯粹的咬文嚼字；但是，当我们进一步仔细看时，就会发现，这两种表述会导向不同的、对变化是如何发生的理解。

这个避免把精神与躯体进行分离的方法，却首先导致了两者更加彻底的区分，这多少让人感到有些荒谬。这一步的好处在于，有助于我们描述两个系统相互作用的逻辑，而后再用一幅大一统的图景，超越这些人为划分的界限。

如果我们出于分析的目的，把我们的注意力投向躯体过程与个体的行为以及与个体的描述之间的关系上，那么我们就会接近精神分析致力于查明的那个领域：即精神事件和过程的生物学。

精神分析的几个核心理论观点可以借助于此处所展现的系

统论的思考的亮光来准确地加以阐明。首先是弗洛伊德的本能理论观点，经典精神分析的整个理论大厦都是建立在这个基础之上的。弗洛伊德也同样把生物学层面与精神层面分开来，并且尝试着去分析它们的关系的前提条件："我们已经阐明了这些前提条件中最重要的那一个；……这就是生物学的本性，与趋向这一概念（也有可能是目的性这一概念）共同发挥着作用：神经系统是一部机器，它被赋予的功能是，把来临的刺激重新给克服掉，降到尽可能低的水平；如果可能的话，它要保持自己根本不受其刺激。"利用"本能"，弗洛伊德描述了"根据精神与躯体之间的关联而向精神提出来的工作要求"[64]。 86

　　使用"本能"这个概念（又是一个名词），势必会带来一种错觉，仿佛它是某种物体。其实，弗洛伊德所描述的，正好可以理解为是躯体过程与精神过程之间的结构性连接的结果——这样就少了一些物体感。本能作为神经系统的平静被扰动了的后果，发挥着精神上的摄动作用，发挥着扰动和刺激的作用，其目的是要采取行动，把平静重新给建立起来。对于弗洛伊德来说，精神本身也是一个调节系统，对此他认为："就连这部高度发达的精神机器的活动，也要受制于'快乐原则'，这就是说，通过感受一系列的快乐和不快乐而自动地得到调节。"弗洛伊德的出发点是："不快乐的感受与刺激的提升有关，而快乐的感受与刺激的下降有关。"[65]

　　在满足此类生物性的、本能的需求的过程中，快乐原则的作用也不过是又一个限制，而并非是内容上的确定。我们可以用鱼子酱来抵御饥饿，也同样可以用土豆汤；用水和葡萄酒来解决干渴；与一个相爱的伴侣、同样也可以通过投币色情窥视镜来满足我们的性愿望。很遗憾的是，弗洛伊德并没有坚持在他的那个最初的、要恰当得多的说法"不快乐原则"[66]上。之所以说遗憾，这是因为，"快乐原则"这个概念会让人误入歧途，误以为关键的并不是减少或避免扰动（摄动），而是追求具体的目标。每天晚上，全世界都有数百万的人，手里捧着一袋薯片坐在电视机前，这一事实充分证明了，人的行为的最重要的驱动力并不是快乐的最大化，而是不快乐的最小化。快乐只不过是否定不快乐的一个可能性而已；如果我们对并不感到不快乐就能心满意足，那么一个宽广得多的行为的可能性的范围就被开启了。[67]

87　　　躯体过程对精神过程所产生的作用，并非指向一个具体的、肯定的目标，它是否定形态的，指向的是远离某个具体的目标。躯体的需求就像是那个著名的乘客，他坐上了出租车，说："我还不知道去哪里呢，不过请快点儿开！"而行为就像是那个出租车司机，他把车子开了出去，同时不确定地往后视镜里看，看那个乘客是否一直都如此激动不安，还是已经安静地打起盹来了。不过，在这场没有方向的逃窜中，驾驶员还是必须得注意一下，不要开得过快或者践踏了其他的交通限制，因为否则的话，那个以警察的形象出现的当权者就会进行干预，就根本不会让那个可怜的躯体需求实现它的目标（"从这里离开！"）。

呼叫中心和不熟悉道路的出租车司机（通过话语进行相互理解的尝试）

您很可能从自己的经验中就已经知道了，向另一个人解释您是怎么想的，这有多么的困难。尤其困难的是，当您只能依赖您所使用的语言工具的时候，当您没有任何其他的可能性，能把木瓜喂给您的谈话对象吃、或者让他用某种方式来体会一下您的想法的时候。其中的原因大概可以从下面的这个游戏中看得稍微清楚一些。这个游戏其实——就如同第一眼看上去就能确定的那样——是个有些愚蠢无聊的幼稚行为，它并没有向作为读者的您提出更高的、才智上的要求。如果您尽管如此还是愿意参与其中，那么您还需要一个游戏伙伴，他愿意和您一起用几分钟的时间来体验一下语言交流的困难。

开始的场景：

一个作为帮工的临时出租车司机，很遗憾对地点缺乏足够的了解，他通过无线电台请求调度中心的那位先生或女士，给他讲解一下去皇宫大道的走法。目前他正位于火车北站。

游戏说明：

在下一页上您会看到这座城市的城市地图（图11a）。在地图上，火车站用一个粗粗的、无法忽略不见的X给标注了出来。除此之外，还有几条街道和广场——其中就有皇宫大道——也用数字给标注了出来。这些数字都代表了哪些名称，这在图例中有所说明。这份地图就摆在呼叫中心那儿，其作用是，要借助它来解释说明去皇宫大道的路径。

第二份地图（图11b）位于本书的结尾部分，但是上面没有标明街道的名称。它的作用是帮助出租车司机，能够听懂调度中心的指示。只有火车站，即此次行程的起点，再次用一个X给标注了出来。

本书结尾部分的地图可以剪下来，以便两个共同游戏的人能够从空间上彼此分隔。为了能够将两个人之间的交流极其严格地限制在语言的层面上，空间上的分隔是非常重要的。因为在真实的生活中，呼叫中心的那个人不可能指点着地图让出租车司机看这些路，因此，为了让这个模拟游戏能够忠实于现实，两个游戏者都不允许去看对方的地图，这也是很重要的。与此相反，您可以聊所有您觉得重要的内容。

如果您没有游戏伙伴，或者当您想到要剪开一本书时您的心会滴血，那么您也可以单独来进行这场游戏。请您为自己搞来一盘录音带，然后请您录下来，您是怎样用至少三种不同的方式来说明前往皇宫大道的路径的。请您在说明的时候采用三种或更多的不同的辨别方向的系统。然后，请您转换到出租车司机的角色中。请您跟随着您在录音带上录下来的指示。请您进行一场自我谈话！

89

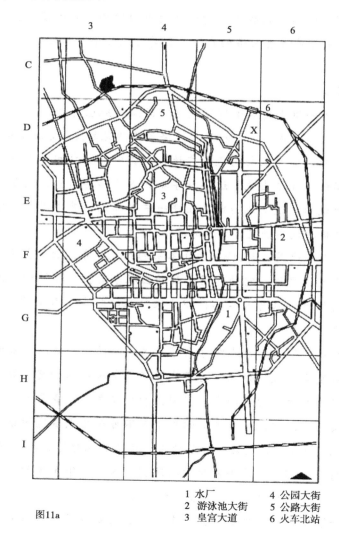

图11a

1 水厂   4 公园大街
2 游泳池大街   5 公路大街
3 皇宫大道   6 火车北站

5. 疯狂的思考

另一种形式的跳房子（差不多是个儿童游戏）

你们所有的人都知道这个游戏，就是全世界的孩子们在人行道上和街道上都玩的那种游戏。在马路上画上几个格子，然后把石头扔到其中的一个格子里。"轮到"了的那个人，必须用一条腿——有时候也用两条腿——以一种对于不知底细的人来说根本无法看透的顺序跳进那些格子里。在某些格子里他只允许用一条腿跳，而在另外那些格子里他必须用两条腿蹦，有时候他还要把双腿交叉，而且那块石头也得时不时地继续移动一下，它不能一直都保持在一条直线上。当大家终于认为一切都该结束了的时候，这个被称为"瘸腿蹦"或"跛脚跳"的跳房子游戏就会以一个更改了的顺序从头再开始。现在，建议您做个类似的游戏，并把它作为一个练习，去体会一下疯狂的思考和感觉。不过在这个游戏里，您不是用脚来跳跃，而是用思想。在这个游戏里也有一些格子，您必须跳进去或从里面跳出来。

在准备游戏的时候，建议初玩者拿来一张纸，并且手里要有一支圆珠笔。而对于那些已经有了一定水准的人来说，稍加练习之后，他们就不需要借助外界的辅助工具，便能够把所有必要的内容都在脑子里实施。

请您把您目前刚好所处的场合或空间作为开始。请您现在随便选取一样东西，就是您在这个空间内部或这个场合里刚好注意到的东西。它可以是一个物体、一种状况、一个事件或一个过程，或者其他的什么您看到的、听到的或感觉到的。请您造一个陈述句，用来描述您所注意到的内容（例如：咖啡是冷的！）。请您把这句话给写下来，并在它的周围画一个框，然后给它加个序列编号1（图12）。因为这句话代表的是位于被观察的场合或空间**内部**——与您一样——的某样物体、状况、事件或过程，所以在这里，它作为一种句子类型应该被称为"内部句"，这样就能够很好地加以识别了。出于这个原因，它应该用**一个奇数的阿拉伯数字**来标注。而那些涉及位于这个空间或这个场合外部的物体、状况、事件或过程的句子（"外部句"），则应该用一个偶数的罗马数字来加以识别。

91

```
┌─────────────────────────┐
│ 句子1：                   │
│ 咖啡是冷的                 │
└─────────────────────────┘
```

图 12

第一个跳房子格子就已经完成了。如果您再造个句子，用它来描述您在第一个句子里描述的东西所处的整个场合或整个空间，那么您就得到了第二个句子（例如：当我坐在我的办公室里的时候，这个冷咖啡是整个场合的一个组成部分。这间办公室是所有的一切发生的空间。因此我的选择就是：我的办公室位于楼房的二层）。于是，第一个句子里的事件所发生的场合或空间就从外部被描述了出来，办公室不是办公室的一部分。请您给这个句子加个序列编号Ⅱ（罗马数字），把它写在句子1的边框的外面。请您在句子Ⅱ的周围画一个框，这个框把句子1也包含在了里面（图13）。现在，您就已经有了第二个跳房子格子了。

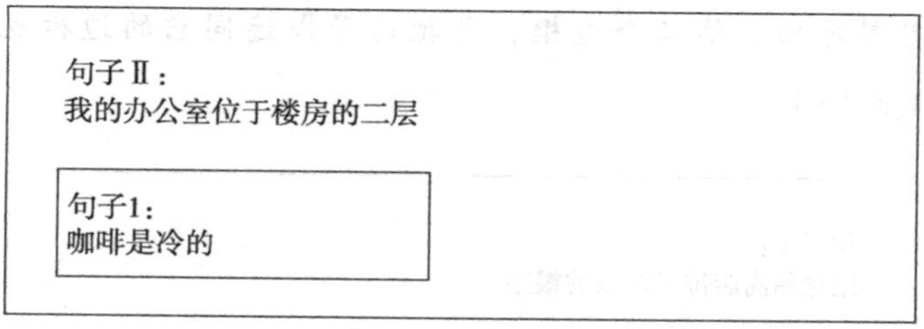

句子Ⅱ：
我的办公室位于楼房的二层
句子1：
咖啡是冷的

图 13

现在请您再一次从外部转换到内部，请您在句子Ⅱ所描述 92
的场合或空间内部重新找样什么东西（例如：墙上挂着一幅富士山的画）。请您给这个句子加上序列编号3（阿拉伯数字），因为这又是一个内部句。请您把它写在句子Ⅱ的边框里面，但是要在句子1的边框外面（图14）。内外的区分在这里也同样是很重要的。墙上的富士山虽然也可以算入房间的内容，但是却不能算入冷咖啡的内容（按照某个艺术评论家的美学标准，这也有可能是个完全有意义的归类）。

句子Ⅱ：
我的办公室位于楼房的二层
句子1：
咖啡是冷的
句子3：
墙上挂着一幅富士山的画

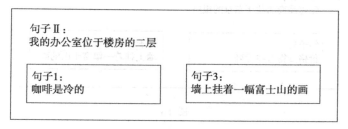

图 14

现在请您去找第二个空间，或另一个场合，您通过句子3所描述的东西也要在这个空间或场合里出现，然后请您造个陈述句，用来描述这第二个场合或空间（例如：纪念品商店位于东京的银座）。请您给这个外部句加上序列编号Ⅳ（罗马数字）。在此必须再一次强调，用此类外部句从外部对场合或空间进行描述，这是非常重要的。银座的这家商店并不位于商店的内部，但是却在银座的内部。请把句子3连同它的边框再写一遍，然后

在它周围再画上第二个边框，并把句子Ⅳ连同它的边框也包括进去（图15）。

> 句子Ⅳ：
> 纪念品商店位于东京的银座
>
> > 句子3：
> > 墙上挂着一幅富士山的画

图 15

下一个句子应该重新用来描述位于句子Ⅳ中所描述的空间或场合里面的一部分内容（例如：价格贵得有些无耻）。请您按照现在已经熟悉了的模式，把这个句子写在句子Ⅳ的边框里面，但是要在句子3的边框外面（图16）。请您给这个句子加上序列编号5。

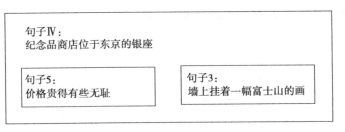

> 句子Ⅳ：
> 纪念品商店位于东京的银座
>
> > 句子5：   句子3：
> > 价格贵得有些无耻   墙上挂着一幅富士山的画

图 16

现在，我们跳房子场地的设计模式应该一目了然了：总是从内部向外部转换，再从外部向内部转换，在这一过程中，不可以两次选择同一个场景或同样的内容。现在，请您再一次去寻找另外的一个符合句子5所描述的事实情况的场合或空间（例如：大溪地是世界上最贵的地块之一）。请您给这个句子加上序列编号Ⅵ。现在，请您重新再选个内部句（沙滩是黑色的），然后把它连同编号7给写下来。请您继续把这类格子的生产制造给进行下去，直到您的兴趣或耐心消耗殆尽为止。现在，您的跳房子的场地就完成了。如果您愿意的话，您现在就可以描述您的游戏场地了（如果离开了格子3，那么不是进入格子Ⅱ就是进入格子Ⅳ）。

　　现在来说说那些规定的规则吧，这些规则告诉您应该如何来跳房子：请您拿出一枚硬币，硬币的一面是个头像，而另一面是数字。这枚硬币让您能够做出决定，到底该走哪条路，而不需要您去考虑，自己的选择是有意义的呢，还是在瞎折腾？请您从句子1开始，您把它写在另外的一张新的纸条上。现在就请您抛硬币吧。头像意味着，您必须向前挪到下一个带有偶数的罗马数字的那个句子上去；数字意味着，您必须向前挪到下一个奇数的阿拉伯数字上去。

　　例如：

句子1：　　　　　咖啡是冷的！

硬币：　　　　　头像

句子Ⅱ：　　　　我的办公室位于楼房的二层。

硬币：　　　　　头像

句子Ⅳ：　　　　纪念品商店位于东京的银座。

硬币：　　　　　数字

句子5：　　　　　价格贵得有些无耻。

硬币：　　　　　数字

句子7：　　　　　沙滩是黑色的。

诸如此类。

　　您现在积攒了不少句子了，这些句子的连接（组合）是通过句子的随机互换——它们通过一个共同的（外部或内部）句子联系在一起——或通过外部句与内部句的调换而产生的。这就是组合的结果。除了您以外，没有任何人能够看穿这些组合的规律（图17再一次用示意图的形式总结了其中的规律）。

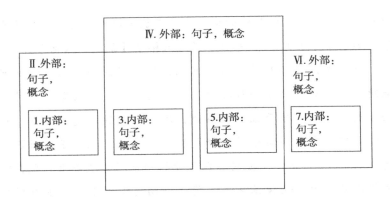

图 17

在内部句的位置上，我们也可以使用单个的概念；这样的话，也必须要用外部概念来替代外部句，这些外部概念描述了内部概念获得其含义的背景。所有其余的部分都保持原来所展现的样子。在这种情况下，我们就获得了更小一些的方格，因而拥有了区分更为细致的游戏场地。

95　　　　如此详细地介绍这个交换方案，其作用就在于，要清楚地说明游戏规则的内部逻辑。它的复杂性还可以通过下面的这个方法来提高：把带有罗马数字的格子作为内容重新给归入到下一个外部格子里去（银座是东京的主要购物街）。这种"内部－外部－区分"永远都是相对的，它总是与一对具体的句子或概念有关。如果我们弄明白了这个交换原理，那么我们就每时每刻（即便是没有小格子、大格子，没有纸和硬币）都能遵循着这类逻辑来说话，而不会遭受到被别人听懂的危险。

但是，只有当我们无论如何都想把和周围人的交际给打断的时候，以及/或者我们务必要确保自己的针对周围人的界限的时候，我们才可以这么做。作为警告应该补充一句：这种说话方式一般来说是会导致交际中断的，即使我们不打算这样。谁如果在较长的一段时间里公开地如此孤注一掷，那么他就非常有可能被送入精神病院，并被诊断为疯子。

　　不过，为了能够从内部视角来体验这种疯狂的说话方式对交际所产生的影响，有的时候还是建议您照着这个方法办。去体验一下，当周围所有的人徒劳地尝试着去理解一个人的时候，他们会变得有多么的束手无策、多么的无能为力，有时候这种体验也会是个消遣。当别人把舌头吊在外面的时候——因为他们正气喘吁吁地努力跟上自己联想的步伐，饱含着要捕获其中藏匿着的意义的热情——那么被揣度的人就会感觉到那种不被人理解所带来的安全感和无懈可击。总是有某个时候，就连周围那些最善解人意和最竭尽全力的人都停止了释义的努力，并且宣告：在这样的一个组合链的背后，既没有意义又没有规则也没有体系。它的产生仅仅被归咎于偶然，被归咎于人的交际的躯体前提中的紊乱。而这种形式的组合中的游戏规则——即使无法被人理解和体会也还是存在着的——却总是被忽略了。

　　顺便还要说明一下：那个笑话，即两个疯子在一起玩"伙计别生气！"的游戏，其中的一个说"将军"，而得到的回答是跳棋里面没有点球，这个笑话也可以按照这个示意图来进行建构，或至少进行重构（图18；从背景/游戏B开始，"伙计别生气"）。

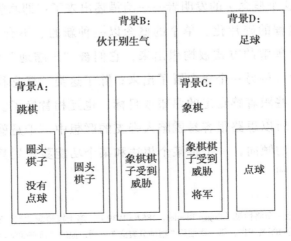

图 18

"伙计别生气"和象棋的共同点就在于，在这两种游戏中，对手的棋子都可能受到威胁并被吃掉。如果从背景/游戏B"伙计别生气"转换到背景/游戏C"象棋"，那么就有可能在"伙计别生气"的游戏中走出一步"将军"的棋。如果象棋里的国王被将了军，那么他的处境就和在罚点球时守门员的处境非常相似了。在这样的一个"画等号"的过程中，无论如何都会产生一种把背景重新转换到足球（游戏D）的可能性。这个环路是通过一场遵循着同一个逻辑的争锋给闭合起来的。然而，第二个游戏者却开辟了另一个方向：从"伙计别生气"转到了跳棋；这两者通过同样的棋子（"圆头棋子"）彼此联系在了一起。如果进入到了跳棋的游戏里，那么每个人都必须得承认，那里面根本就没有点球……

混乱的联想

精神分裂症式思维与西方成年人的正常思维之间的区别，其特征已经由瑞士精神病学家尤金·布洛伊勒[①]——精神分裂症（至少是这个概念）的发明者——给描述出来了：即联想的松散和思考过程的碎片化。单个的概念以一种新的、不合常理的、让人难以理解的方式被构想出来，它们被"压缩地"使用着，一个概念代替另一个概念冒了出来；除了这类"概念移置"的方式，那些跟着感觉走的愿望或目标，也互相替换了。因为目标混乱，所以思路很容易就陷入旁支的联想中，于是就存在着一个泛化的倾向，一个将某个想法和某个功能蔓延到其他领域的倾向。[68]

---

①　尤金·布洛伊勒（Eugen Bleuler, 1857—1939），瑞士精神病学家，通过对精神分裂症的描述而闻名于世，第一次使用"精神分裂症"一词，他的《精神病学教材》(1924)是精神病学的范本之一。

布洛伊勒为精神分裂症式思维的这种结构化所给出的解释，一半是心理学的，一半是生物学的。作为一位心理学家，他深受西格蒙德·弗洛伊德及其精神分析观念的影响；而作为一位操心自己的声誉名望的精神科医生，他努力去正确对待当时正统医学的生物学信条："精神性疾病是大脑的疾病"。他的出发点是，人的体验以某种形式被写进人的大脑里。这些记忆就像一种语言的词语那样，表示某些情况，并通过联想彼此连接在一起。布洛伊勒把这些记忆的联系看作是由生物学来决定的，因此它们也可以通过生物学的过程而分崩离析。然而，这类混乱所产生的效果却是心理学上的：是联想的混乱。某些东西被彼此连接在了一起，而这些东西，按照一个成年的普通中欧人的日常思考的正常逻辑规则，是不允许被彼此连接在一起的。

98

在解释这些现象的时候，我们肯定不是**必须得**动用生物学的机制，针对这些有关记忆、有关大脑的这种黏土板模式的物化观点，我们也可以提出很多反对意见。在心理学看来，精神分裂症式的思考、感觉和行为所具有的（无）秩序，可以很好地通过联想的混乱来加以解释。谁如果用与一般人不一样的方式把各种含义联系在一起，那么他必然是生活在一种不寻常的现实之中。

概念、词语、标志和图像——它们在此应该被总结为**符号**（与某些特殊的专业定义有所偏差，如精神分析里的定义）——通常都不仅仅只是某个客体或情况的名称。它们与玩地产大富翁游戏①的人所必须抽出来的那些卡片有些类似，如果骰子把某

---

①　"大富翁"是风靡世界的桌面游戏的一种，可供2—8人共同玩，以经营权为主要的游戏方式，通过购买经营权与加购经营的星级服务来获得最大利益。当其他的玩家都破产后，最后一个玩家就成为所有行业的拥有者而成为生存的强者。如果根据骰子掷出数字而移动到了棋盘上的"命运"或"机会"区域（即本书中所说的事件区域），则需要从游戏附带的"命运"或"机会"卡片中抽取一张，并根据卡片上的指示来进行下一步。

个人引到了棋盘上的事件区域的话。这些卡片告诉游戏者——通过把事件（区域）及其含义（抽取卡片，并根据卡片上的指示）彼此组合在一起——接下来该往哪里走，必须要实施的下一步是什么（进监狱去……！向前走到皇宫大道……！）。如果我们把这些组合给改变了，那么我们就是改变了游戏的游戏规则。与此非常类似是符号，即那些把我们的现实搞得纷乱混杂的符号。它们（不仅仅只）是静态的摆设，带有某种被明确界定的含义，而且也是游戏的指示说明。它们告诉我们，必须在思路中走向哪里，以及**不允许**走向哪里。而在精神分裂症式思维中，当事人做出的则是另外的选择。这就导致了，游戏者不仅给事件指派了别的含义（如果他应该向前走到皇宫大道，那么他会认为，有人想把他投进监狱里去），而且他在行为上也不遵守游戏规则（他愤怒地坚持认为，游泳池大街是属于水厂的）。

99　　　　如果有人使用了别的符号，或者用别的方法使用了符号，并遵循别的游戏规则，那么也并不一定就会因此而产生麻烦。毕竟，英语里的"up"与德语里的"ab"①的含义是完全不同的（虽然它们听起来是如此相似）。但是，精神分裂症式思维根本就不仅仅是像说另一门语言似的那么回事儿。另一门语言是我们用一点儿勤奋、毅力和美好的意愿就可以去学习的。它们之间的区别就是，一个访客在某个陌生的国度里，他不懂那里说的语言，但是却可以在语音和含义之间建立起独具特色的、富有规律的连接。谁如果乘了二十遍电梯到达了某家商店的顶楼，而他的目的地其实是地下停车库，那么他就会发现，在这部电梯里的ab（=up）所表达的意思与家里电梯的意思不仅不是同一个，而且还永远都是同样的另外那个。我们之所以能够学会一

---

① 德语里 ab 的意思为下去、下来。

门外语和另外的社会游戏，就是因为那些说这种语言或进行这种游戏的人的行为，是以一种几乎不可能的方式在重复着。因此，它们看起来并不单单是由偶然来决定的。我们可以拟定出描述的规则，并在说一门语言的时候把它们当作规定的规则来使用。这与疯狂的思维、说话和行动的本质区别就在于：在后者那里，符号、含义和行为方式之间的连接看起来是凑巧的和随心所欲的，它们并没有遵循我们日常逻辑的规则。

过多或过少的含义

精神分裂症患者的话语和思维（在这个问题上，我们姑且先把话语当作思维的表达）的古怪之处，表现在两个相反的方向上：在这五花八门的范围的一端，词语和概念在使用时其含**义过于狭隘和过于具体（化）**了；与此相反的是，语言符号和其他符号的使用**过于宽广、过于泛泛**了，而且**模糊、抽象**。人们在使用自己的词语（以及他人的词语）时，不会严格遵照字面的意思，这才属于正常的思维和正常的交际。人们总是必须得把那些没有说出来的内容补充考虑进去，或把某些内容撇开不予考虑。精神分裂症式思维的一种极端是，过多的内容被补充考虑进去了；而另一种极端是，过多的内容被撇开不予考虑了。

两个临床的病例应该能够清楚地说明这一点：一个年轻人在他高中毕业考试的最后一天被送进了精神病院，因为他讲些 乱七八糟的、没人能理解得了的胡话。几天以后，患者的父亲在一家商店里把患者的高中毕业证书复印了几份；在这个过程中，他把证书的原件忘记在复印机里了（不管出自什么原因）。当他发现的时候，已经太晚了，那张证书已经无法找回来了。这个年轻人的评论是："现在我的高中毕业完蛋了！"在这里，他把符号和用符号所表示的事实情况给等同起来了，把高中毕业和证明毕业考试通过的纸头、把菜单和菜肴画上了等号。他对待这个符号就像是对待一样具体的东西：高中毕业就是证书。在这个符号（证书）的四周，通常围绕着一个含义场，含义场对这个符号本身有一定的说明。但是这个含义场的一个重要组成部分却被患者撇开了不予考虑，或者至少并没有——像正常那样——被补充考虑进去：这张纸头只是个符号而已，其价值并不在于它在物的方面的纸质，而在于与其结合在一起的社会含义；就算是这个符号丢掉了，但是它的社会含义也还是存在的。极其错综复杂的含义构成了一个完整的含义范围（是集合论意义上的集合），如果人们想保持正常，那就必须得把这些错综复杂的含义与某个这样的符号结合在一起。除此之外，还有一大堆私人的含义，每个人都会把它们与这样的一张纸头结合在一起（您竟然高中毕业了……？）。为了能够把合适的含义构成与不同的符号联系在一起，就需要进行大量的区分。毕竟对丢失驾照的评价与对丢失一张1000马克钞票的评价是不一样的——要求拿到一份它们的复印件的可能性也是不一样的。证书和存在之间的关系可以通过具体的情况来澄清：一张买来的十五分钟持续游泳证书到底有多少价值，那要等它的拥有者掉进水里时才能得到证明。

　　第二个非常好的例子——用来说明某个人过于严格地遵照口语里的词语的字面意思——是由达斯汀·霍夫曼在电影《雨人》里通过一个精神病患者的角色来提供的。当交通信号灯突然从"行进"转换为"禁止行进"时（美国的交通信号灯为色盲用词语、为文盲用颜色来传递信号，告诉他们应该做什么或不应该做什么），他待在十字路口的中间不动。在信号灯重新转变为"行进"之前，无论是好言相劝还是连拉带扯，都不能让他移动，不能让他继续往前走。

101　　交通信号灯上的信号的含义也是一样，只有当人们把特定的含义捆扎成一个包裹的时候，它才能被理解。我们的语言和我们的抽象的及象征性的思考之所以能够运转，就是因为我们所使用的符号不仅仅只有一个含义。词语、概念和标志几乎从来都不是某个界限分明的物体或情况的**名称**（指示意义），它们传递的是**一整套含义**（隐含意义）。红色信号灯并不是简单地说："站着别动，不管发生什么事！"，而是表示"如果你还没踏上马路，就请站着别动！"以及"如果你正好在马路中间，那么请快点儿继续走！"

　　一个人的正常或疯狂首先表现在他是如何来捆扎这种含义包裹的。并不是只有"装进去**太少**"这一种疯狂的可能性，而是还有"装进去**太多**"的方法。在精神分裂症式思维中，词语和概念都没有足够地遵照字面的意思来使用：那些听起来、看起来或感觉上相似的东西，被互相等同起来，把**相似**变成了相同。

　　精神分裂症式思维的这个原则由多马鲁斯①——即第一个描述该原则的人——通过下面这个典范的病例给描画了出来：他的一个患者认为，"耶稣、一包香烟和性是相同的。对这种病态想法的研究表明：导致将这三者混为一谈的属性，是它们被包裹着的状态。根据患者的看法，耶稣的头是被一个光环环绕着的，一包香烟是被一个印花税票缠绕着的，而女人是被包裹在男人那渴望的目光里的。"[69]

　　在疯狂的思维中，从前提到结论的路径并不是遵循着日常逻辑的指路牌。在日常的逻辑中，我们不允许根据属性（被归纳出来的性质或行为方式）的等同就得出物体等同的结论。而疯狂思维中的这种"画等号"的规则，则遵循着下面这样的模式：歌德是一个人，爱斯基摩人是一群人，因此歌德是爱斯基

---

　　①　艾尔哈德·冯·多马鲁斯（Eilhard von Domarus, 1893—1958），德国精神病学家、心理学家和哲学家，提出精神分裂症患者倾向于将两种不同的事物感知为相同，仅仅因为它们具有类似的属性或特征，被称为多马鲁斯原则。

摩人。

如果我们和某个如此这般从一个含义跳跃到另一个含义的人进行谈话，其中的困难是不可避免的。人与人之间根本就是存在着太多的相似之处了，所以一个人才能了解或估计出另一个人选择了哪个含义。这里有一个有关此类（失败的）对话的例子：

102   B先生是位哲学家，几个月以来糊涂得很厉害。自几个星期前开始，他住在一家医院里接受精神科治疗。他主要通过喝咖啡和抽不计其数的香烟来打发时间。当一位新的住院医生告诉他，他香烟抽得太多了的时候，他回答说："我去过汉堡。"现在，这位医生自己有些糊涂了，他试着要去搞搞清楚，因此他问道："我没弄明白，这和汉堡有什么关系？"病人的回答是："吕贝克①有暹罗国王。"然后他又对着那位（绝望地）疑惑着皱着眉头的年轻医生补充道："我有一份建房互助储金合同！"谈话到此为止。这位年轻医生仓促地退回到了他自己的工作室，像病人那样一支接一支地抽烟，并且还喝了好几杯咖啡（带着自欺欺人的愿望，希望能通过尼古丁和咖啡因的生物学作用，让脑子清醒过来）。把他带入冥思苦想之中的，是吸烟与建房互助储金合同之间的关联。[70]

在这个病例中，把年轻医生搞得如此混乱迷惘的，以及把他最后一丝对自己是否真的位于精神病院的怀疑给消除掉的，是病人在自己的思考中并没有去走那些公共的道路——这些道路在规划和设定方面都非常地小心谨慎，其目的就是设法不让交通混乱的情况发生。与此相反，病人坚持要越过田野，根本不关心指路牌、交通标志、院子的篱笆和上面写有"禁止踏入"

---

①   吕贝克（Lübeck），德国北部城市，位于石荷州，距离汉堡60公里，是著名的旅游城市。

的牌子。这类公共的道路和大街是逻辑思考和因果思考的轨道，它们告诉我们，在什么样的条件下我们可以从一个含义来到另一个含义："如果……那么……"这些街道都有一定的宽度，因此并不是每个人都必须得准确地沿着同一个车道行进。但是如果有人经常或者甚至有规律地驶上人行道的街沿或穿过别人家的院子，那么时间长了，这一定会显得很异样惹眼。

　　吸烟与建房互助储金合同之间的联想，或者说得更准确一些：从立有"此处吸烟过多"的牌子的地块到带有"我有一份建房互助储金合同"字样的含义场的路径，最终还是可以——尽管要耗费很大的精力——与病人一起来重构的：

　　吸很多烟把病人引向了一家位于汉堡的被浓浓烟雾缭绕着的夜总会，病人在他上大学期间曾经去过一次（**我去过汉堡**）；这家夜总会位于汉堡的**圣保利区**。病人从圣保利区联想到了那个来自圣保利的年轻人，他是一出同名音乐剧里的主人公。在音乐剧的首演中，这个角色是由一位名为**弗瑞迪·奎恩**[①]的歌唱家来扮演的。在医生和病人交谈的那个时候，弗瑞迪·奎恩正在**吕贝克**的城市剧院里演出剧目《安娜与暹罗国王》，扮演其中的主要角色（**吕贝克有暹罗国王**）。在吕贝克坐落着荷尔斯腾城门，这不仅是个令人印象深刻的、独一无二的建筑物，而且还是吕贝克的城市标志之一；并且——联想在此处接上了——被画在了**50马克的钞票**上。而50马克正好就是病人每月按照他的**建房互助储金合同**支付的款项（说得更准确一些：他的母亲每月支付50马克）。

　　这样的思路所遵循的原则很显然就是，**一会儿把部分当作整体，一会儿又把整体当作部分**。把汉堡与烟雾缭绕的夜总会等同起来，把夜总会与圣保利区、把圣保利区与来自圣保利区

103

---

　　①　弗瑞迪·奎恩（Freddy Quinn，1931—　　），德国流行音乐家和演员。

的年轻人、把来自圣保利区的年轻人与扮演他的演员、把演员
与另一出戏剧里的另一个角色、把戏剧与上演这出戏的城市、
把城市与城市的标志、把标志与它在纸币上的图像、把纸币与
它的票面价值以及把票面价值与为房屋互助储金合同所支付的
款项等同起来。

疯狂的逻辑

在一个总结性的阐述中，美国精神病学家希尔瓦诺·阿瑞
提[①]尝试着把精神分裂症式思维和认识所具有的逻辑的特征刻画
出来。按照他的观点，这种思维和认识是建立在下面的基础之
上的："（1）将概念具体化（或物化），（2）因为相似所以等同
（源自多马鲁斯原则），（3）隐含意义与言语表达之间的改变了
的关系。换句话说：词语的通常的语义学价值改变了，词语本
身获得了一个特殊的价值，该词语与其原始含义间的关联被削
弱了或被忽略了。"在正常的思维中，只有当主体相同的时候，
同一性才会被认可；与此相反，每个遵循着精神分裂症式逻辑
的人，都能够根据属性的相同就接受其同一性。"很显然，属性
104 确实是这种思考类型的最重要的部分。因为同一个主体可以拥
有很多的属性，所以对属性的选择——古逻辑学家正是以此为
出发点的——就决定了，自闭思考具有极大的主观性、怪癖以
及往往的不可预见性。一个健康的人在不健康的状态下操心的
是符号的隐含意义和指示意义，在这一过程中，他能够把注意
力从符号的上述三个方面的基础中的任何一个转移到其他的上
面；与此相反，自闭的人主要操心的指示意义和言语表达，他

---

①   希尔瓦诺·阿瑞提（Silvano Arieti，1914—1981），美国精神病学家，是世界著名
的精神分裂症权威之一。

把领会隐含意义的能力全部或部分给丢掉了。对于按照古逻辑的方式来思考的人来说，言语符号已经不再代表一个团体或一个种类，言语符号只是指那个正在被谈论着的特定的客体。"[71]

莱曼·温尼①和玛格丽特·辛格②将心理发展的一般性原则作为基础，用来刻画精神分裂症式思维的特征。韦尔纳③对这些一般性原则做了如下的描述："只要有发展，那么发展就总是会从一个相对不分化的状态向一个分化、接合和等级性整合不断加强的状态进行。"温尼和辛格把在临床上可以观察得到的精神分裂症式思维障碍进行了分类，他们认为这些障碍主要可以分为下面几个核心方面："（1）区分自我和非我的能力，（2）辨认、区分不同种类的感觉、冲动和愿望的能力，（3）对某些能力和技巧——涉及运动机能、现实定向、表达行为和语言——进行清楚的界定并对其进行加强巩固，（4）在客体世界的不同部分——人的和非人的——之间进行区分的能力，以及一方面在抽象的、隐喻的含义之间进行区分，另一方面在它们的具体的、按字面来理解的补充内容之间进行区分的能力。"[72]

根据这个维度，温尼和辛格在他们所研究的患者身上，区分了四个不同等级的精神分裂症式思维及交际方式：无定形的、混合形的、碎片式的和稳态受限的。这是一个连续图谱，其两端分别为无定形思维和受限制思维。无定形思维带有畸形的、未被清晰定义的概念，患者表现出无定形思维的时候，主要是"当他必须要同时应付几个人和几个想法的时候，并且当他必须要为他自己的想法找到一个主要议题的时候"。此时让患者显

105

---

①　莱曼·温尼（Lyman Wynne, 1923—2007），美国精神病学家和心理学家，主要致力于精神分裂症的研究。

②　玛格丽特·辛格（Margaret Singer, 1921—2003），美国临床精神科医生、心理学家和畅销书作者，主要研究领域包括精神分裂症、家庭治疗等。

③　海因茨·韦尔纳（Heinz Werner, 1890—1964），奥地利裔发展心理学家。

得突出异样的是"他看起来没有能力找到焦点以及正确的话语，没办法给予自己的意见一个全面的意义"。那些被归入到混合形的患者，除了无定形的思维之外，还表现出"带有相对清晰的感觉和现实定向的语言孤岛，他们有能力随时做出令人吃惊的正确并恰当的观察"。带有碎片式思维的患者，"他们的注意力、感觉和交际的集中，全部是以相对清晰和多变的方式进行的"。但是当他们要整合某些想法、冲动和情绪的时候，他们就会在思维中表现出严重的结构紊乱。"他们以一种毫无关联的、经常是杂乱无章的方式把那些扰动他们的想法、冲动和情绪给瓦解掉和分裂掉……这些'碎片式'精神分裂症患者因此极其容易受到情感上的压力的伤害，这些情感上的压力有可能来自内部，也有可能来自外部。他们以独特方式在思维过程中表现出断断续续的、反适应的、'无意的'跳跃，这是'过度包含的'思维障碍的一个'经典的'标志"。第四组患者表现出来的思维方式，可以"被称作稳态的过度集中和欠包含"。"尽管他们把感觉和体会的大的方面都给分裂掉了，但是他们却能够稳定这些分裂"。[73]

　　这把思维方式的刻度尺——正如麦康纳基[①][74]所描述的那样——从**欠包含、过度组织和过度集中**的思维延伸到**过度包含、欠组织和欠集中**的思维（从把内容极其丰富的、结构分明的含义包裹捆扎起来到发送或接收相当空的、没有划分结构的包裹），而正常则可以被纳入到这些极端形式之间的中间部位。在过度包含的思维和交际中，概念、符号和标志在使用时带有
106　过多的**隐含意义**的内容，这就是说，它们含有一个宽泛的、带有情绪及情境联想的伴随含义的范围。在欠包含的思维和交际中，概念、符号和标志在使用时尽可能地展现了**指示意义**，这就

---

① 纳塔内尔·麦康纳基（Nathaniel McConaghy，1927—2005），澳大利亚精神病学家。

是说，那些联想，即超越了对某个客体或情况进行严格命名的联想，例如感情上的内容，被从这些概念、符号和标志上剥离掉了。

格雷戈里·贝特森小组提出了所谓的双重束缚理论假说，并以此闻名天下。他们把精神分裂症式思维和交际（在他们看来，这两者是不可分的）中的这些与正常的思维和交际不同的方面归因于，患者不具备在逻辑的类型之间进行区分的能力。他们引用了由伯兰特·罗素和阿尔弗莱德·怀特海①所提出的"逻辑类型学"，根据这个学说，概念可以表现出不同的抽象度。例如，"人"这个概念可以指单个的、具体的人，也可以指"人"这个逻辑的种类，是个抽象的概念，包括了单个的人的个体。谁如果进行了错误的逻辑分类，那么他就不可避免地混淆了抽象与具体、种类与元素、整体与部分。根据贝特森小组的观点，精神分裂症的所有的五花八门的症状都可以被理解为是一种试图摆脱产生于这种逻辑混乱中的悖论的努力。[75]

作为总结，在此要再一次重申：与正常的思维不同，疯狂的思维在逻辑上是以另外的方式来组织的。在疯狂的思维中，在主体与属性之间进行了逻辑的连接，此外也确定了逻辑的类型，即对抽象和具体进行区分，但是这些区分在包围着它们的语言体系的框架内是无法令人理解的。这样一来，在单个概念和词语的隐含意义和指示意义的使用上，即在其含义范围内，就产生了偏差。它们不是被具体地剥夺了隐含意义的内容（例如，这主要是指与此相连的感情），就是根据相似性以一种与社会的、即口语使用中的一致性不相符的方式被等同起来。这带来的后果就是交际的中断，因为病人的表达方式对于他的互动对象来说是无法理解、体会和预见的。

因为精神分裂症式思维与孩子的思维有些类似，所以迄今

---

① 阿尔弗莱德·怀特海（Alfred N. Whitehead，1861—1947），英国哲学家和数学家。

为止，前者总是从精神分析的角度被解释为是向从前的认识模式的回归（因此才有了"古逻辑学"这个概念）。而布洛伊勒所发现的第二种解释理论学说则把这种思维的结构看作是特殊脑功能错乱的偶然性结果。

为了能够解释精神分裂症式思维和交际形式与作为基础的正常的思维和交际形式的偏差，去质疑正常所具有的理所当然之处，并去观察它产生的机制和正规性，这看起来无论如何都是有意义的。我们把思维的某种秩序、概念的某种中等程度的含义范围看作是正常的，然而恰恰在这种情况下，无序具有更大的可能性，这到底是怎么回事儿呢？

6. 造成差异的差异

思维运动

什么是狗和洋葱之间的区别？没有区别。狗大叫；洋葱是洋葱。

什么是一条鳄鱼之间的区别？它在水里游、在陆地上走。

什么是一头河马之间的区别？那没有区别！

什么是一条鳄鱼和一头河马之间的区别？鳄鱼有区别，河马没区别[76]。

内部或外部

在（西方）思想史的发展过程中，曾经有过各种各样的对逻辑的法则进行系统化的尝试。这些尝试总是涉及概念与其含义之间的关系、它们的结合、概念的含义内容与含义范围之间的关系以及对陈述的真假的评价。根据把这些方面中的哪一个当作基础来看待的不同，产生了不同的逻辑学：**陈述逻辑学**，研究的是陈述的**真实性**或**虚假性**问题；**属性逻辑学**，致力于研究所指的含义内容（即所谓的内涵）；以及**种类逻辑学**，致力于研究概念的含义范围（外延）。

伯兰特·罗素对此写道："在逻辑学的著作中，将两种观点——即外延的观点和内涵的观点——进行区分，这是很常见的。哲学家们通常把后者看作基础，而数学家们则更倾向于对前者进行研究。"[77]

所有这些尝试的共同点是：它们把一个业已存在的概念系统当作出发点，把观察者（再一次）撇开不予考虑。它们研究的是大家所默认的那个**实际状况**，自然而言就把下面的这个看法当作前提：在物体和概念之间存在着一种客观的关系，这个关系是不依赖于观察者而存在的，即使观察者把"物体"看作是与其环境划分了界限的**单元**，并为其归纳了性质、做了有关它的行为的陈述。逻辑学家们只看到了菜单的静止层面，因此他们便围绕着这个静止层面展开学术上的争论。"这是一块维也纳煎肉排"①，这个陈述句什么时候才是真实的呢？是只有当摆在盘子里的那块具体的肉（概念内容）来自小牛犊的时候呢，还是一块裹上面粉炸的猪肉排也属于"维也纳煎肉排"的等级（概念范围）？

在这种寻找真理的形式的背后所隐藏着的观点是：在静止概念的静止关系中，可以塑造出物体和情况的真实关系。[78]如果我们放弃这种"静止-客观-视角"，把观察者和概念的使用一起纳入进来，那么就会开启一个完全不同的系统化的可能性：我们研究的是，菜单上列举出来的所有的那些美味佳肴是按照哪些菜谱烹制出来的？它们是如何得到它们那些或多或少刺激食欲的名称的？

因此，这再一次要求我们，要对规定规则与描述规则之间的关系进行研究，以及对一阶描述与二阶描述之间的关系进行研究。如果观察者要描述物体以及物体之间的关系，那么他要

---

①　维也纳煎肉排属于维也纳菜系里的最著名的特色菜，用小牛肉裹上面粉煎制而成。

怎么办呢？

　　乔治·斯宾塞-布朗在他的随笔《形式的法则》(*Laws of Form*)一书中，以一个类似的提问作为出发点，把逻辑纳入到了一个无所不包的系统之中。这是个进一步的尝试，然而它却相当地不教条。斯宾塞-布朗的莱谱理论学说为这个问题提供了一个答案，这个答案不仅简单而且深远：思考的所有的形式，连同逻辑的所有的形式，都可以被追溯到**内部与外部之间的区分**上去；从这样的一个操作中，即从这样的一个（精神的或非精神的）过程中，可以发展出所有的逻辑结构。[79]

　　每个认识的基础都是界限的划分。通过界限划分，（含义）空间得到了切分，以至于我们无法从界限的一侧——从内部——到达另一侧——到外部，如果我们不跨越界限的话。这与这个空间的内容完全没有关系。在一张平的纸上画的一个圆或在一个平坦的人行道上画的四角形的跳房子格子，都可以被看作是这种区分的很好的例子。区分所发生的那个空间（纸张的页面或人行道的路面）被这个区分切分成了两个完全彼此界限分明的区域，它们构成了区分的两个方面。

　　整个空间，即被区分切分开来的整个世界，应该与它所有的内容一起被称作区分的"形式"。在我们的两个例子中这意味着：人行道（纸张）的整个空间连同它所有的内容——不仅在跳房子格子（圆）的内部，而且在其外部——被称作"形式"。对形式的这种理解，与日常口语中的含义有所偏差。当我们比如说谈到汽车的形式的时候，我们就会把形式作为性质归纳到汽车上去。但是在斯宾塞-布朗的定义中，形式并没有作为一个独特的特征被归纳到那个与环境区分开来的内容（物体、汽车、系统）上，而是被归纳到了二者之间的关系上。如果有人开着他的车撞向一棵树，那么，内部与外部之间的界限划分就会改变，汽车与世界其余部分的界限划分就会改变，这就是说，形式——"系统–环境–关系"——就会改变。而如果我们把形式看作是某个客体的性质，那么我们就会把"系统–环境–关系"这部分撇开不予考虑：如果有人把他的食指长时间地浸泡在盐酸里，那他就不会再怀疑，食指的形式是食指的性质与它的环境之间的相互关系的结果。如果我们消除了内外的区分，那么形式也就消除了（在我们这个残忍的例子里就是：食指没了）。

我们也可以把这个有关形式的"关系式定义"当作工具来使用，用来解决不同逻辑学之间的意见分歧。除了由观察者**造成**的差异之外，语言上的区分也必须要注意到。区分的两个方面中的任何一个都可以被赋予一个名称（图19）。

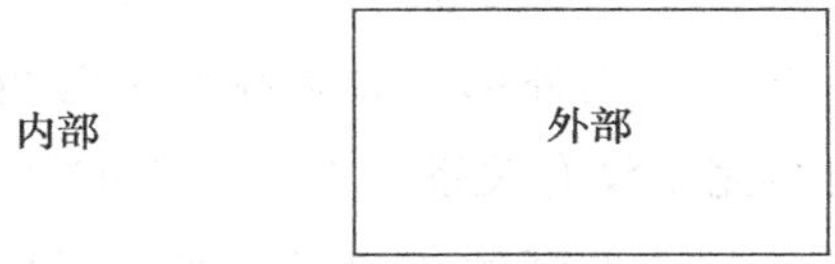

内部　　　外部

图 19

至于说我们为这一方面或另一方面选择什么样的名称，从原则上看这是无关紧要的。我们比如说把外边的那面称为内部，把里边的那面称为外部，虽然这会改变语言的使用以及（随之而来的）概念的含义，但是在这两种情况下，区分还是以与原来一模一样的方式展现了出来。这样一来，我们只是必须得要求自己那个叛逆的、正处于青春期的没规矩的孩子"把自制力丢掉"，而不是说"好好反省"①；而孩子的回答很有可能仍然还是原来的那个"我已经这么做了，那又怎么样！"

为其命名，贴上"内部"或"外部"的标签，这并不是被区分了的内容的一个组成部分。为搭配维也纳煎肉排而端上来的葡萄酒，其名称也并不是该葡萄酒的一个组成部分。名称展

① "把自制力丢掉"和"好好反省"这两句德语的俗语在原文中都带有"外（außer）"和"内（in）"两个词，作者在此将其意思颠倒了一下。

现了第二个区分，它发生在现象的另外一个范围内：即在语言的含义空间里。醉醺醺的喝葡萄酒的人在品尝和品味葡萄酒时所做出的**感官上的**区分，与买葡萄酒的人在**阅读**酒瓶外面贴着的标签时所做出的区分，是有差别的。现实中存在着掺水出售葡萄酒的人、在标签上耍花招进行欺诈的人、对葡萄酒嗤之以鼻的人以及喝啤酒的人，考虑到这样的事实，我们因此永远都不应该以为，葡萄酒的名称能够**客观地**代表它的品味、它带给人的享受以及它所唤起的怡人的陶醉。

正如同形式是由区分的两个方面所组成的那样，赋予区分的两个方面的名称，其含义也总是从整体——即被含义所装满的、并被含义所切分的空间的整体——中产生的。因此，每一个概念的含义永远都不能孤立地去领会；概念的含义同样也要取决于，这个概念把什么给限定了？又把什么给排除了？否定的含义决定了，哪一个含义被肯定了。因此，一个概念的内容（内涵）永远都不可能只是通过归纳给它的性质和行为方式（属性）**从正面**给确定下来，而是同样也要通过它所否定的性质和行为方式从**反面**给确定下来。为了能理解内部意味着什么，就必须得知道外部意味着什么。这同样也适用于种类逻辑学：一个概念的含义范围（外延）取决于，区分把什么给限定了？又把什么给排除了？一个极端的例子是：洞。洞只能是通过环绕在它外边的东西（奶酪，袜子等等）来定义，而不是通过内部的东西（什么都没有）来定义。背景决定了概念的含义、内容及范围。

如果区分的一个方面最终被赋予了真的价值，而另一个方面被赋予了假的价值，那么我们就创造了一个二值逻辑的世界，在这个世界里，所有的陈述要么是真的，要么就是假的。**同一律**、**矛盾律**和**排中律**，它们自从亚里士多德以来就决定了西方思维的传统逻辑的法则，可以作为区分的结果来加以解释。观察者在区分的同一个方面所确定的所有的东西，都可以被观察者在区分的特征的框架下彼此等同起来；他归纳给区分的某一个方面的含义，不允许再同时归纳给另一个方面。如果他这么做了，那么他就消除了两个含义区域之间的界限——他就放弃了区分。除了对这两个含义中的任何一个进行肯定或否定之外，他别无选择。

　　迄今为止尝试着对逻辑进行系统化的所有的人，都把一个业已存在的、静止的概念系统——这个概念系统描述了一个存在着的、静止的世界——作为出发点。而斯宾塞-布朗的理论学说的新意就在于，他研究了这种概念系统的活力和发展，以及它的分化和去分化。在这一过程中，产生了一个完全不同的语言理解：词语、名称、概念和其他的符号并**不是**首先拥有指示意义的功能，即命名的功能——该功能把某**一个**符号**单义地**归纳到某**一个**物体或某**一个**含义上面。它们永远都是**多义的**，与大量的含义结合在一起，这就是说，它们拥有很高的隐含意义的含量。因此，与相对的单义性相比——我们的日常谈话和我们的相互理解正是以单义性为标志的——语言使用的多义性所要求的解释要少得多。

　　如果我们想要解释疯狂的思维结构和交际结构，连同它们的与正常有所偏差的区分、它们的提高了的或降低了的隐含意义或指示意义的含量，那么就会提出有关机制的问题、有关含义的缩窄和扩展所具有的活力的问题、有关划定新的界限并消除旧的界限的问题。是什么把疯狂的跳房子格子的区分与不疯狂的跳房子格子的区分给区分开来了呢？

　　必然性和可能性："所有的都是⋯⋯"和"有一个⋯⋯"

　　如果我们想在话语中遵从逻辑的游戏规则，那么我们在把含义归纳到符号和概念上的时候，就必须得遵守明确的规定并满足相关的条件。这些规定和条件为一个词、一个名称、一个概念或一个符号的具体使用在逻辑上确定了界限，这就是说，确定了必然性和可能性，正是这些必然性和可能性，限制了那些在话语中流露出的隐含意义所具有的多样性。

让我们把"所有的乌鸦都是黑色的"这句话当作例子。在"所有的都是……"这个表达方式中，产生了一个带有"适用要求"的陈述。这个"适用要求"是和那句断言——即可以把黑色的性质归纳给乌鸦——联系在一起的，它延伸到了所有的乌鸦身上。因此，"是黑色的"就成了一个必然与乌鸦结合在一起的含义。谁要是想被别人认作乌鸦，那他就必须得去操心让别人认为他是黑色的这件事。如果这句断言变为"几个乌鸦是黑色的"，那么随之产生的则是另外的一个限制。

在传统的属性逻辑学——即研究个体（乌鸦）与属性（黑色的）之间的关系的逻辑学——中，这种陈述的形式被看作是对其适用性的量的限制。一个关系到**所有**个体（物品、物体等等）的符号因此被称为"全称量词"；与之对应的是所谓的"存在量词"，通过存在量词所表达的是，至少存在着**一个**可以把这个属性给归纳上去的个体。因此断言"至少有一个黑色的乌鸦"所带来的"适用要求"就要小得多，它只是描述了，对于乌鸦来说存在着黑色的可能性。

尽管对区分的观察不可能从一开始就以个体为出发点，但是一个符号（例如概念或词语）所拥有的**可能的**和**必然的**含义的界限还是可以通过"所有的都是……"和"有一个……"这种陈述在逻辑上加以描述。把区分（跳房子格子）的内部空间与外部空间区分开来的特征，一定**必然**属于归纳给符号内部的含义；除此之外，还一定存在着把这个特征给归纳到其他什么东西上的**可能性**。从逻辑的角度来看，区分黑与不黑只有在下面这种情况下才是有意义的，即如果"区分内部的所有的一切都是黑色的"和"有个东西是黑色的"这两个条件同时都得到了满足的话。谁如果想要在这个如此设计的抽屉里落脚，那他就必须得满足必然的和可能的条件：他必须可以被观察者认定为是"黑色的"。那么，属于这个抽屉内容的，就有乌鸦、灵车、神父、保守的政治家、某些猫、黑豹、大溪地的沙滩、黑色的想象、那个著名的黑皮肤的南太平洋的巫医，以及很多其他的。但这并不意味着，所有的乌鸦或猫或保守的政治家都必然是黑色的；但是无论如何都有某样东西一定或能够在区分的内部落脚（一只乌鸦，一只带来厄运的小猫或一部灵车）。

每一个含义系统——在其内部，将符号与含义结合在一起的条件得到了满足——都位于逻辑的活动空间的内部。但是这并不能确保，在各自的语言使用中满足了这些条件的两个人，也只能把同一个含义与某个单个的词语联系在一起。两个人中如果有谁把主观的含义赋予了这个词语或其他的符号，而这些含义并没有超越含义的这两个界限，那他就在交际一致性的范围内仍然保有了思考和谈话的他自己的**形式**。他没有扰动也没有刺激别人去改变他们的含义系统，他没有扰乱（摄动）他们，他自己也没有被扰乱，既没有被刺激也没有被扰动。反过来的情况是：如果为含义系统的发展划定了这些含义界限，那么就会形成一种具有足够逻辑性的思考，从而才能在一致性的范围内来结束这种思考。

疯狂思维的疯狂之处可以借此来加以解释：含义没有遵循正常思维的区分线和限制。因为语言符号或其他符号在使用时要么带有一个相对于标准来说提高了的隐含意义的含量，要么就是降低了的，这就是说，含义内容要么过多，要么过少，于是就脱离了形式上的一致性。所有能被列举出来的精神分裂症式思维障碍的特征都可以被归因到这一点上。因此还可以推导出下面的这个理论假说：疯狂的符号系统没有像在一致性的活动空间里形式上恰当的那些符号系统那样，受制于同样的限制，即没有受制于同样的可能性和必然性。

在这里要说明一下，此处只谈到了一致性的**形式上的**条件。即使满足了这些条件，那么还一直都存在着**内容上的**问题：那个著名的黑皮肤的南太平洋的巫医真的存在吗？或者真的有可能存在吗？谁如果在这个问题上带着他自己的观点离开了一致性的范围，那么通常来说他是不会被诊断为"疯狂"的，他不会被塞到一家精神病院里去。与此相反，他会作为一个持不同意见者建立自己的科学流派、政党或者也可以是一个宗教信仰团体。为了能够找到巫医，他必须要给他的考察队配备必需品；为了能够让自己的有关现实的观点获得胜利，他就得开始一场活跃的宣讲活动。在这里，戴维·库珀[①]那一类的反精神病学者必须要遭到驳斥，他们把"精神分裂症患者"称为"持不同意见者"。疯狂不单单只是以**在内容上脱离**一致性的范围为特征的，此外还有**在形式上的脱离**。对精神病院的滥用就是以此为开端的：某个人由于他的形式上具有一致性，而内容上有偏差的观点就被宣布为疯子。[80]

很显然，所有含义系统（不仅指那些遵从逻辑的规则的系统）的自我组织都遵循着同一个进化原则，这就是我们为有机体所描述的那个进化原则。或者反过来：生命的自我组织可以用形式的法则来描述。一个生命体所拥有的行为方式的多样性受到了双重的限制。一方面它必须得符合那些从它自己内部性质中所产生的必然性；另一方面它还必须得符合周围环境提供给它的可能性。活着的有机体作为区分——他的皮肤将内部与

116

---

① 戴维·库珀（David Cooper, 1931—1986），南非精神病学家和理论家，因致力于反精神病运动而闻名。

外部分开——只能表现出一种行为，这个行为既要符合内部的结构和过程——这些结构和过程将有机体保持为一个整体——又要符合这个区分的**背景**，即他的生活世界。通过自己的行为，他给出了一个有关该生活世界的**形式**的描述（一阶描述），而区分正是发生在这个生活世界里的。

对于那些在像语言这样的符号系统的范围内发展起来的区分来说，情况也很类似。取代有机体的是符号和词语，取代行为方式（一阶描述）的是含义（二阶描述）。不过，有机体生活世界的形式并不一定得与语言的形式相一致，生命的必然性和可能性并不一定得与逻辑的必然性和可能性相一致，烹饪和吃饭的必然性和可能性并不一定得与制作菜单的必然性和可能性相一致。

儿童语言

对符号含义不断进行限定和排除的过程，可以通过儿童的语言习得来加以研究，这是最好的研究方法。儿童学会他们的母语，和成年人学会一门外语是不一样的，他们是在说话中学说话。

在世界上的很多语言里，孩子们说的第一批词语都是像Mama，Nana，Papa，Baba或Dada这样的语音构造。这里面的Mama或Papa①不得被误解为是对母亲或父亲的个人称呼，它们甚至还根本就不能被理解为是语言的表达。这不是交际的尝试，而是——用瑞尼·斯培兹②的话说——"言语的手势"，用来表达孩子的主观感受（这并不意味着，孩子**想要**通过这些手势来表

---

　　①　德语里 Mama 意为"妈妈"，Papa 意为"爸爸"。

　　②　瑞尼·斯培兹（Renée Spitz，1887—1974），奥地利籍美国精神分析师，是婴儿研究和发展心理学的开拓者。

达他们的内心感受）："……一个全世界通用的词语代表了孩子所希望的所有的东西，差不多就是：'我饿了'，'我要妈妈'，'我疼'，'妈妈进房间了'，'我很无聊'等等，各式各样。"[81]这些言语的手势"所包含的内容要远远多于某个特殊的东西，它们表示的是一个方向、一种需求、一个愿望和一种心情，以及与此相关的东西或客体，所有的都一并表示了出来。"[82]如果我们把这种语言使用的方式与成年人或大孩子使用这些词语的方式比较一下的话，那么就会发现，这些作为言语手势的词语拥有一个巨大的、几乎包罗万象的含义范围。

　　在很长的一段时间里，即在所谓的"单个词"阶段，孩子们的所有的表达都只由一个词组成。所有的这些词在使用时都带有一个与成年人的语言相比要更广泛的（过度包含的）含义。因此，不同的语言习得研究者也把它们称为"单词句"[83]，因为这些词看起来是在表达一个完整句子的想法。很显然，孩子把某个词与某个情境结合在了一起。随着时间的推移，符号系统开始发展起来。在同样的情境背景下，孩子使用了两个"单个词"的表述，而话题并没有转换。两个词孤立地、彼此不相干地摆在一起，看起来它们好像象征了同一个背景的不同的方面。孩子完成了一个区分，他从情境所拥有的大量的有可能的特征中挑拣出来一个特征，并把它用作区分的标准。

　　在这个阶段，分化越来越多地发生了，即便如此，孩子们对单个词的使用——与在成年人的语言使用中的含义相比较——也"过度延伸"[84]了。这种延伸表现在，孩子比如说把所有的动物都称作"汪汪"。因此，既有可以用来骑的四条腿的汪汪，也有能产奶的汪汪，还有会飞的汪汪。下一步，孩子有时候会把会飞的汪汪和不会飞的汪汪区分开来。汪汪的组里就有了一个小组，即嘎嘎。嘎嘎仍然还是汪汪："所有的嘎嘎都是汪汪"，但是"也有不是嘎嘎的汪汪"。

　　这种对原本非常宽泛的含义范围进行限定的原则不仅仅存在于个体的语言发展中；在我们标准语言的结构中仍然可以找到它的痕迹。我们询问某个人的身高，得到的回答是："他一米二高。"尽管根据普遍的评价，这个身高对于一个成年男人来说其实相当地矮，但我们还是说"高"。在这种情况下，这个"高"的含义涵盖了一个范围，无论是矮还是高都包含在这个范围里。

　　如果我们把这个用来进行区分的，以及对区分进行区分的原则再一次用跳房子格子给描画出来，那么就会得到下面的这个图（图20）：

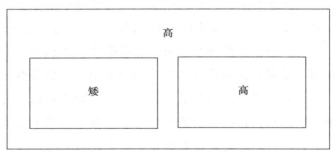

图 20

　　"高"这个词有两个不同的含义：一个表示等级，其中包含两个彼此界限分明的元素，即矮和高；另一个则表示这两个元素中的一个。在第一种情况下它所使用的是抽象的意义，这就类似于"汪汪"对"嘎嘎"的关系。此类例子的队列可以任意地延长。您啃了一口木瓜，然后被问到："有味道吧？"——当然总是会有些味道的。只是在我们的语言使用中，"有味道"**也**表示"有好的味道"。

　　一个词的含义的进化取决于，环境为此提供了什么样的活动空间。首先，在大多数情况下，环境指的是其他的家庭成员，然后才是语言团体中的所有成员，是他们对含义系统的分化起

到了扰乱的，即扰动的、刺激的作用。他们通过自己的反应把
信号传递给孩子，告诉孩子：他使用的词语是合适的呢，还是
与约定俗成的不一样。如果这样的反馈过程没有让孩子的区分
标准遭到质疑（摄动），那么它实际上就起到了证实的作用。在
互动中，在共同谈话中，在互相在话语上的翻来覆去、你来我
往中，个体的区分会互相协调并彼此配合。然而，在这一过程 119
中，通常都是孩子比大人要翻覆、来往得更多一些。另外，整
个家庭在语言的使用上也会接受由他们的孩子所发明出来的词
语，这种情况根本就不少见。不过，在大多数情况下，这只涉
及个人名字的改头换面，改头换面了的名字会作为昵称得到普
遍的应用。对词语进行发明创造的这种形式总是会证明语言上
翻来覆去、你来我往的相互性原则。

　　在共同交谈中，孩子的**注意力**投向了符号的含义范围的某
些元素上，这些元素作为正确含义的组成部分，是被社会所证
实了的。其他的元素则因此被排除掉了。在语言习得的过程中，
符号的这些私人化的（隐含意义的）含义内容在不断减少。在
大量的被一起抛在[85]符号的主观含义范围内的各种含义中间，
含义被抛进来抛出去，并持续如此长的时间，直到自己的区分
不再遭到质疑、而且互动对象也不再进行扰乱为止。但是这从
来都不意味着，两个人必须或可以把同样的含义与某个符号联
系在一起。任何时候都不会只存在指示意义。

作为商标的符号：不仅仅只是名称

　　一辆汽车的名称仅仅是一辆汽车的名称而已，人们大概会
这么以为。如果真的是这样，那么就不会有广告心理学家这个
职业了，名牌商品也就不会被发明出来了，我们就会像买一袋
土豆那样去购买我们的汽车。

　　虽然土豆和汽车原本并不是我们的议题（即使三番五次地提到它们），但是它们，连同出售它们的商标以及我们消费行为中的几个古怪之处，还是可以作为例子来说明符号所具有的隐含的与指示的含义内容之间的区别。

　　例如，下面这些商品的、或人们在此购物（或不购物）的商店的**名称**会让您冒出什么样的念头：一方面是劳斯莱斯和蒂芙尼，另一方面是卫星牌汽车①和伍尔沃斯商店②？您会把什么样的性质归纳到那些开这种或那种汽车的人、或在这家或那家商店里购物的人身上呢？您会发现，在向您提出这个问题很久之前，您就已经捆扎好一个含义包裹了。您很可能已经有了自己的设想，不仅关于相关人士的钱包的厚度，而且甚至是关于他们的性格特点、政治主张、生活状况以及他们驾驶劳斯莱斯或卫星牌汽车的体会。你告诉我你开什么样的车，我就告诉你你是谁——至少，告诉你我认为你是谁。当然了，买辆汽车并不是一个非常可靠的心理测试。那些含义，即每个个体将其与这样的一个（大家脑海中的）名称联系在一起的那些含义，实在是过于五花八门了。除此之外，它们还非常易于变化，而且在大多数情况下只在一定的时间内有效。

　　只有很少的东西无法成为含义的载体，无法成为符号。政治家的眼镜可以成为他的智慧的表达，经理的手表可以成为他的成功的标志，新的洗衣机可以成为一桩幸福婚姻的象征。博士、教授或者贵族的头衔之所以作为名字的一部分被使用着，就是因为名字永远都不可能只有命名这一种作用。与此相应，

①　卫星牌（Trabant）汽车是前民主德国最普遍的车型，车身窄小、性能简单，两德统一之后就迅速被市场淘汰。

②　伍尔沃斯（Woolworth）商店是成立于 1879 年的美国百货公司，由美国商人富兰克林·温菲尔德·伍尔沃斯（Franklin Winfield Woolworth）创办。该公司于 1927 年进驻德国，目前在德国境内有 200 余家分店，以出售廉价日用品著称。

广告心理学家们致力于在公共的观念中为必须适应市场需求的产品塑造一个能促进购买的公众形象。他们的做法是：试着去捆扎一个能够诱导消费者的含义包裹，并系统地利用消费者的原本与商品的使用价值很少沾边的动机。[86]美女的具有性诱惑力的大腿与汽车的轮子组合在一起，这样的话，那些投射到大腿上的情欲就会转移到汽车的轮胎上去。这样的一个以含义改变为基础的模式符合我们（完全疯狂的）跳房子的模式。这一事件的奇怪之处就在于，把逻辑上彼此毫不相干的东西互相等同起来的策略，还真的能起到作用：该品牌的轮胎的销售量上升了。这同样也证明了，我们能够在符号和含义之间进行几乎所有的任意的连接——不仅仅是合乎逻辑的那些连接——只要看我们把注意力投向哪里。

　　隐含意义是可以改变的，这体现在名牌商品的公众形象的命运上。如果我们看看运动上衣上面的那条著名的鳄鱼的成长发展道路，就会发现，符号的含义范围也是可以扩展的。很显 121 然，那些上面绣着这样一种动物的上衣拥有特别好的品质。它当然也有自己的价格。不过还是有足够多的有钱人，他们负担得起这种昂贵的产品。对于他们来说，鳄鱼成了好的质量的象征。如果我们想去找一件好的上衣，我们不需要成为一个精通纺织品的人，我们只要去看鳄鱼就行了。购买上衣的复杂性，即选择带来的痛苦，因此被降低了。在购买上衣的消费者中，价格对他们进行了一个自然的筛选。买得起的人的圈子毕竟是有限的。现在，一个由鳄鱼和上好的东西所组成的含义包裹就可以捆扎起来了。其结果是，那些想唤起自己的或别人的印象、让自己或别人认为他们与众不同的人，就会为自己购买带有这种标识的上衣。他们只不过还得忍受一下商品那卓尔不群的质量，因为这并不是他们原本的购买动机。这最终导致的结果是：鳄鱼离开了上衣，或者跑到了市场上那些廉价的仿制品上面。

符号变成了商品。随着它的贬值，鳄鱼失去了它原来的含义内容，得到了一个新的含义内容：它成了一个象征，象征着它的携带者喜欢吹牛显摆炫耀。如此一来，就会出现这样的情况：那些看重鳄鱼上衣的质量的消费者们把衣服买来，然后把鳄鱼弄掉。

数字很可能是把隐含意义与名字紧密保持在一起的最好的可能性。如果我们想让一个人的个人特征全无含义的话，那么我们就会用一个数字来称呼他，这大概是出于平均主义的原因吧。但是，人的代号也一样，随着使用的增多也会被装载上含义，例如007。

移置和压缩——无意识的区分

符号所拥有的被开化了的和被驯化了的含义，让语言交际成为可能。两个或几个人把同样的含义分派给同一个符号——例如某个词，对于交际来说，这是**必然的**含义内容。除此之外，每122 个参与交际的人都可以把很多其他的含义与这个符号结合在一起，而并不因此一定会让交际受到威胁。这是**可能的**含义。单个的人把完全独一无二的、主观的含义与符号——词语、图像、标志——联系在一起，这构成了他的个性。这些含义只是部分地与他的互动对象的含义或周围的语言系统的含义相交叠（图21）。

人们可以想怎么看待精神分析就怎么看待精神分析，但西格蒙德·弗洛伊德的一个不可估量的贡献是，他指出了一条破译这类主观含义的路径：即自由联想。这是一个简单的方法，每个人都可以借助于这个方法意识到，他自己无意识地进行了哪123 些区分，并划了哪些等号。人们只要简单地跟随着——尽可能不要有思考和感觉的禁令——自己针对某个话题、事件、图像、符号……所有的突然冒出来的念头就行了。由此产生的联想链条并没有遵守普遍适用的、被社会所接受的规则，而是遵守私人化的、未被开化的、未被驯化的规则。

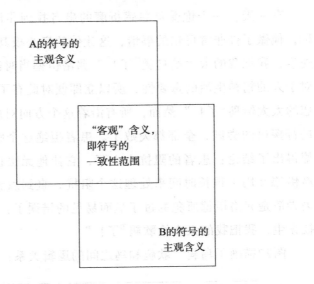

图 21

被弗洛伊德称为"通向无意识的理想之路"的梦的解析为我们提供了另一个证明。它证明了，主观现实的秩序遵循着在语言习得中已经被描述过了的、某种形式的**无意识集合论**的原则。含义集合不断分解为部分集合，或者反过来，部分集合不断彼此融合在一起形成新的整体。

弗洛伊德主要描述了两种机制或两位机械师，它们对梦的结构里的那些无意识的结构进行了修改加工："**梦的移置和梦的压缩**是这两位工长，梦的构成首先要归因于它们的活动。"[87]根据弗洛伊德的观点，它们不仅标明了梦的工作，而且还标明了那些导致神经官能症状形成的过程。它们构成了把无意识的含义翻译成标志、图像和行为方式的关键，这些标志、图像和行为方式则是可以被有意识地感知的。

压缩和移置的逻辑可以很好地通过一个——很可能是编出

来的——低级下流的、很没品位的故事来加以形象说明。这个故事讲的是，弗洛伊德是如何发现这两个机制的：

有一天，一个饱受负罪感折磨的患者找到弗洛伊德。他宣称，他做了件非常可怕的事情，这让他的良心极其不安："教授先生，我把我的太太给乌鸫①了！"弗洛伊德当时已经确信了性对于人的精神生活的重要性，所以立即便对此有了解释："您把您的太太给鸟②了！"然而，所有沿着这个方向对患者的负罪感进行探讨的尝试，全部都失败了。患者拒绝这个解释。弗洛伊德得出了结论：患者的阻抗太大了，它让他无法正视真相。弗洛伊德又用了很长时间来处理这个阻抗，直到患者自己有能力去弄清楚弗洛伊德所犯的过于显而易见的错误了："不，不，教授先生，我把我的太太给歌鸫③了！"

124　　图22描画了乌鸫、歌鸫和鸟之间的逻辑关系：

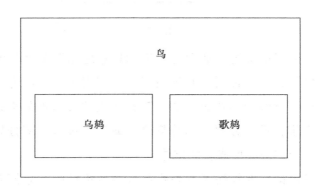

图 22

"鸟"这个名称在**有意识**的日常口语的使用中表示一个种类，其含义包括若干种不同的元素（部分集合，部分内容），其中就有乌鸫和歌鸫。在症状的形成过程中以及在梦里，表示这个种

---

① 德语名词 Amseln（乌鸫）转化为动词 amseln 时，有"掐死"之意。

② 德语名词 Vögel（鸟）转化为动词 vögeln 时，有"性交"之意。

③ 德语名词 Drosseln（歌鸫）转化为动词 drosseln 时，有"使……断气"之意。

类的符号被表示这个种类中的一个元素的符号所替代。从鸟变成了乌鸫。这就是**压缩**的机制，表示元素的符号被过度延伸地使用了。而**移置**则存在于，种类中的一个元素被同一个种类中的另一个元素所替代，从乌鸫变成了歌鸫。

因为在大多数情况下，一个种类里存在着大量的元素，而且被选择的元素和种类还可以归到别的种类概念下面去，所以无意识的含义就被这种形式的压缩和移置完全给掩盖掉了。根据精神分析的观点，比如说，当无意识的想法和感觉被隐瞒着不为自己的意识的时候，这种掩盖就发生了。[88]

这样的解释在一定程度上把"无意识"变成了行动的主体，变成了寻找伪装的行为者。它的动机是可以被理解和被解释的，尽管个体的、无意识的符号系统的逻辑并没有遵循区分的一致性规则。如果与此相反，我们把自我组织的理论模型作为基础，那么我们就无法动用动机或目的和意图，因为在这个理论观点中并没有它们的立足之地。但是我们可以尝试着去解释，为什么在梦里或在症状的形成过程中对含义的筛选与在醒着时的有意识状态下或没有症状的情况下（如果没有症状的情况存在着的话）对含义的筛选会不一样呢？[89]

注意力的聚焦

从很远的地方看，这幢大楼凭借着那些闪耀着的、预示着大好前途的灯字"综艺剧院"就已经非常醒目了。在入口门厅的后面有一个大厅。他走了进去，对那里等待他的是什么并没有明确的想法。很可能是些不同的东西吧，如果他那可怜的外语知识没有欺骗他的话。那个旧的、看起来有些老式的、富丽堂皇的彩色天花板赋予整个场景一派喜庆的气象。大厅里的人在热烈地交谈着。他们看起来好像已经来了很久了。一些人在抿着色彩斑斓的鸡尾酒，另一些人在吃着什么。他有种感觉，觉得自己在这里是不受欢迎的。他拘谨地坐到了一张小小的大理石桌子旁。对他来说，没有什么比不受邀请就出现在一个生日庆祝会上更令人难堪的了。服务员给他拿来了一些吃的。他立刻就把它们一扫而光，根本没去注意这都是些什么。然后他才发现有种不舒服的味道。一个穿着深色西装的先生从他旁边走过，摸了摸他的头发。桌子的表面又冷又滑。

听到的、看到的、摸到的、尝到的和闻到的那些东西，令人眼花缭乱、捉摸不透，这一切把他给弄糊涂了。他试图去倾听在他前面桌子边上的以及在他斜后方桌子边上的谈话，但是却没听懂别人正在谈论些什么。很有可能所有的人都在谈论他。不断有女人和男人在房间里穿来穿去，他们用自己那令人窒息的外表把他的注意力给吸引走了。

他是怎么到这里来的？又是为什么到这里来的？他都已经不知道了。但是有一点他很清楚：他不允许忽略任何重要的东西！只是，在他周围那些令人眼花缭乱的事件和五彩缤纷的东西里，什么才是重要的呢？他渐渐地变得不安起来。

在此期间，服务员把餐具给收拾走了，并带来了一份很显然含有高度酒精的饮料。他的不安不断在加剧。肯定有什么神秘的事情在这里发生了。他非常肯定，尽管、或者正是因为所有的其他人都显得那么不自然地放松。他们肯定知晓其中的秘密，而且还在一起把一切都商量好了。他的心跳在加快，他变得满头大汗。为什么所有的人都在看着他？他觉得空气里有种不祥的东西，这种感觉挥之不去。将要出点事儿，肯定会出点事儿。他不明白这次奇怪的聚会的意义是什么。他的想法跳过来跳过去，漫无目的地在寻找着什么。他又能怎么办呢？

慢慢地灯光熄灭了，谈话也沉寂了下来。最后那些外表看起来具有异国情调的人也坐到了自己的位子上，再也看不见了。

所有的人都把椅子给转了过去，这样他们就能够看到舞台。他跟着样子学。当大厅里一片漆黑、再也看不见一个人的时候，一个聚光灯亮了起来。它的光线在舞台上画出了一个圆。一声铜号响了起来。现在他知道了，在这个晚上，意味深长的事情将要在哪里发生。他重新变得平静了……

必须承认，这个有关扰乱人心情的故事相当地矫揉造作，如果我们去想一想它那平庸乏味的目的，以及希望起到的作用的话：这个故事应该把读者的注意力引到注意力的聚焦上面去。如果这个故事还做不到这一点，那么但愿对它提供的解释能够办得到。注意力的聚焦可以被看作是对含义的限定和排除——即筛选——施加影响的决定性因素。

我们在与我们的环境——特别是和环境里的人——进行交往的过程中，要面对各种各样五花八门的印象和感受。把重要的与不重要的、有意义的与无意义的、意味深长的与无关紧要的相互区别开来，这是至关重要的。在这个世界里我们必须要认清方向，这样才能在世界里行动。为此我们需要某种形式的内部地图，它让我们能够给予自己的行为一个明确的方向。

假如我们每个人都是独自存在于这个世界上的，就如同我们思维试验中的那个帆船驾驶者一样，那么我们就必须自己来发展这个辨认方向的系统。但是我们被降生在了一个文化系统内部，在这个系统里，此类地图或航海图在几代人以前就已经绘制好了，并且流传了下来。我们的文化配备给世界的那些含义，通过与其他人的互动和共同交谈被传递给了我们。然而这是怎么发生的呢？考虑到不可能进行指令性的互动，不可能像电话机模式那样进行直截了当的、简单的信息传输，那么我们究竟是怎么学会了我们的母语、学会了社会交谈的精妙之处呢？

这是通过在与环境进行互动的过程中聚焦注意力而发生的。

127   如果有个游客询问去火车站的路，那么那个熟悉地点的行人就会把游客的注意力引到正确的道路上去，他比如用食指指向那个相关的方向，同时朝同样的方向看过去，此外还说："请您朝这个方向走。"在这个游客能够选择的所有的可能的道路中，就只剩下了一条。通过指路人的这一整套的行为方式，问路人的注意力就像借助于一个聚光灯似的被集中了，"这是通往火车站的路"这句话的含义也被限定了。假如提供信息的人解释说："您必须往右走！"，但是却指向左边，那么这个倒霉的游客就会变得非常混乱糊涂。他无法认清方向，而"那儿通往火车站"这句话也没有被清晰地限定。如果他想赶上他的火车，那他很可能会变得紧张、烦躁，心跳加速、血压升高以及类似的症状是他的不安在加剧的标志。他没办法采取目标明确的行动，对此只能通过应激来做出反应。医学测试表明，在这样的情境下集中注意力的不可能，与躯体的应激反应紧密相连。如果实现了聚焦，那么应激反应就会逐渐消失。[90]

所有的环境因素都可以对聚焦进行扩展或缩窄。谁如果牙疼，那么他无论如何都不可能把注意力投向那场来自诺贝尔奖获得者的、在理论上完美无缺的报告，或那场无与伦比的歌剧演出。但是，对于这个人来说，也有可能有其他的外部事件能够让他忘记牙疼。那些能够吸引个体的注意力的东西，不单单取决于外部事件的客观性质和特征，还取决于个体已有的内部结构，即迄今为止在他的经历中所做出的区分和所给出的含义。

梦的文法和梦的多义的图像世界也可以通过聚焦注意力所具有的筛选功能来加以解释。因为做梦和醒着的差异恰恰就在于，在睡眠中人对外界刺激的感受在很大程度上被弱化了，来

128   自外部世界的影响——对集中注意力、限制符号含义的影响，即把自己的与互动对象的符号的主观含义相互协调、使其相互适应的必要性——也因此消除了。醒着的时候，个体的注意力

的聚焦由外部的和内部的事件来决定；与此相反，在睡梦中，外部的、用来确保一致性的限制在很大程度上消除了。其结果就是：符号的含义仅仅受个人的注意力的限制，是由主观的价值来决定的。梦成了私人现实的多义写照。从系统论的角度看，这不太符合弗洛伊德的论点，他认为，每个梦都是愿望的满足。不过，即使没有弗洛伊德的这个假设，对我们的梦进行解析也会让我们认识到我们内部地图的结构。

对外部影响进行进一步的屏障，其作用可以通过所谓的"感觉中枢丧失"试验展现出来。在试验中，试验对象被送进一间安静的小房间[91]里，整个房间都是黑的，而且完全隔音，以至于任何东西都看不到或听不到，甚至自己的声音都不会产生回音。所有这一切的目的在于，试验对象在这样的一个房间里感官上能够感受到或察觉到的东西要尽可能地少。没有任何东西能够让注意力集中到外部，没有任何东西在扰乱（摄动），没有任何东西在扰动或刺激。在这样的一个房间里待了几分钟之后，每个人就都会开始产生幻觉。在没有来自外部现实的、支撑性的强制和约束的情况下，试验对象在最短的时间内就已经陷入了联想的混乱之中。他踏上了前往他个人的象征性世界的旅程，离开了一致性现实的范围。他在他周围听到和看到了一些东西，而这些东西客观上在这个房间里并不存在。他无法区分内部和外部，他形成了一些在精神病的发作中也可以被观察得到的症状。

漂白剂（把联想编织在一起的练习）

如果您对注意力聚焦的作用还不够清楚，那么请您做做下面的这个小试验：

为此您还需要一个试验对象。如果您找到了一个志愿者，　129

那么请您首先在您的四周找样随便什么白色的东西（比如说，您可以使用房间的天花板、一张纸、网球袜……）。请您指着这样东西，问您的伙伴："这是什么颜色？"

他极有可能会回答说："白色。"

现在，请您指着下一样东西，重新问它的颜色。回答再一次是："白色。"请您重复您的这个对某样白色东西的提问（八到十次）。您的试验对象也会给您同样的公式化回答："白色。"现在，请您完全出其不意地问："奶牛喝什么？"

差不多十个试验对象中有九个人会回答："牛奶！"[92]

如果我们为白色、牛奶、奶牛、喝以及饮料画一些跳房子格子（图23），那么就会得到对这个回答的解释。

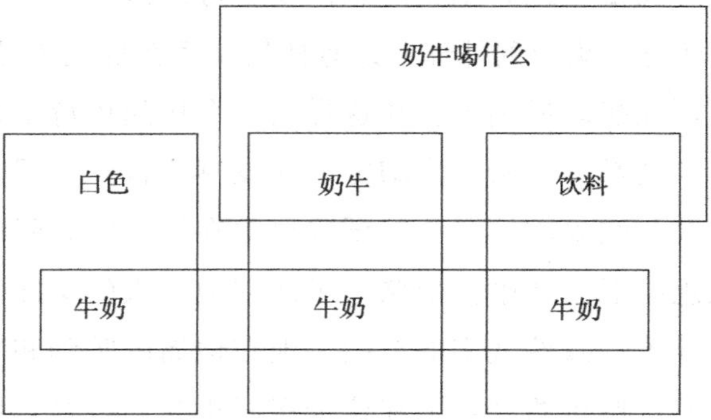

图 23

通过多次指向白色东西的提问，被问者的注意力被引到了下面这个看法上：所有谈到的东西都是白色的。因此他就会从白色的格子里为下一个提问选择一个答案。这个答案必须——无意识的、并不十分理性的区分规则看起来就是这么规定的——与"白色"、"奶牛喝什么"、"奶牛"和"饮料"的格子相配；因此就得出了牛奶！

把我们的联想编织在一起的这种机制，它的实际用处不单

130

单会被广告专家们利用，他们看起来好像总是想方设法把那些与情色最不沾边的东西——如厨房用具和咳嗽药水——与床笫间的事情组合在一起。此外，魔术师、小偷和政治家们也都非常精通与各自的观众或受害者的注意力之间的游戏。不过，他们在玩弄这种游戏时，往往会给出一些反过来的预兆：他们把注意力的聚焦进行转移，把它引到一个它可以平静地放松、而且不会制造麻烦的地方。魔术师通过他的那个衣着暴露的女助手来迷惑观众的目光，这样他就可以不被人注意地耍弄他那些变戏法的花招；三只手操心的是，他的受害者不能过于留意自己的钱包；政治家在采访中会避开那个让他感到不舒服的提问，他首先感谢选民们对他的信任，接着便开始回答一个根本就没被提出来的问题。

7. 疯狂的交际

精神科医生和他的病人（角色扮演游戏）

如果两个人对此有不同的看法，不知道该把谁的现实称为妄想、而把谁的妄想称为现实，那么就会产生一种危险的、导致人发疯的交际形式。在下面的这个角色扮演游戏中——它当然又是一个试验——可以从外部去观察或从内部来体验这种交际方式。是观察还是体验，这要取决于我们是担任这两个角色中的一个呢，还是作为一个位于局外的观察者来参与其中。

为此您需要两个试验对象，他们愿意担任一位精神科医生的角色或一个精神病人的角色。两个人中的哪一个应该担任哪个角色，这是由偶然性来决定的（几乎和真实生活中的一样）。如同其他的赌博游戏一样，两个人中的每一个人都抽出一张牌来；这张牌不是用A就是用B进行了标注。在牌的背面每个游戏者都能找到一些信息，关于他是谁以及他应该做什么的信息。

下面的指示要口头传达给这两个人：

"请您静下心来读一读您应该扮演哪个角色以及您的任务是什么！请您不要说出您在卡片上读到的内容，请您也不要就这些内容进行交流！否则您就得从游戏中出局。"

在卡片A上写有下面的文字：

"您是位精神科医生，您被叫去看一个病人。您知道这个病人疯了。他的症状之一就是认为自己是个精神科医生。请您说服他，让他自愿住在医院里接受治疗！"

与此相反，在卡片B上写着：

"您是位精神科医生，您被叫去看一个病人。您知道这个病人疯了。他的症状之一就是认为自己是个精神科医生。请您说服他，让他自愿住在医院里接受治疗！" [93]

只要游戏一开始，您就可以始终观察到一种对于所有此类互动系统而言非常独特的交际方式。在这类互动系统中，疯狂起到了一个对参与者来说在情感上非常重要的作用（通常来说，疯狂在所有的系统中都会起到某种作用）。在大多数情况下，人们可以在那些有某个家庭成员被诊断为精神病的家庭里看到这类互动模式，或者也可以在精神病院里看到。

要预先说明的是：您所观察到的那些稀奇古怪的事情的过错，很可能既不能归咎到我们试验中的那个（很显然完全疯了的）病人身上，也不能归咎到那位（精神上当然完全健康的）精神科医生身上。

通常来说，游戏是以两个游戏者中较快的那个（我们把他叫作A，意为"积极"）采取主动来开始的。他问那个病人：为什么会打电话？有什么心事？哪里不舒服？被什么问题困扰？等等……这些问题的共同点是：它们都包含着一些自然而然的预先假设，关于提问的人，关于回答的人，关于二者之间的关系。在这类开场提问中顺带着遮遮掩掩（但是却显而易见）传递出来的关系定义，把提问者宣布为精神科医生；而在那个慢一些的人（我们把他叫作B，意为"消极"）所回答的内容里，永远都隐藏着让自己成为病人的，以及让自己臣服于这种带有心理暗示的关系定义和角色定义的危险。回应这种冠冕堂皇的开场白的可能性是有限的：

（1）通常来说，B可以尝试着通过下面的方法来逃脱自己那尴尬的处境：他针对A的问题——其实这根本就不是问题——给出不是回答的回答。他看起来是要避免给出任何一个清楚的说法：他转移注意力的聚焦，转换话题，他所有的表达都如此含糊不清，以至于从中根本就无法推导出任何一丝对A所（并非）秘密提供的关系的赞同。很显然，设置一层烟雾屏障是个行之有效的办法，它可以保护自己免于遭受对自己的（角色）身份的攻击。如果他能成功地让A感到糊涂，而且糊涂到忘记了他的问题的地步，那么在大多数情况下B就能转而进行反攻。现在，他就可以尝试着去掌握主动，促使A最终承认，是他自己疯了。但是，因为A通常来说并不会对这个想法感到欢欣鼓舞，所以他也会同样通过令人或多或少感到难以捉摸的五花八门的技术，来避免一个虽然含义明确、但却与自己的愿望背道而驰的关系定义的产生。

133   对位于局外的观察者来说，这场互动呈现出来的样子就像是一场针对现实的战斗。在战斗中，一会儿是这个人、一会儿又是那个人轮流把持着那个很显然更讨人喜欢的精神科医生的角色，但是却无法长时间地占有它（也理应如此：在这个游戏中，谁得到了他的病人的许可，谁才可以长时间地扮演精神科医生的角色）。

如果我们反复进行这个试验，通过不同的试验对象，那么我们就会看到，虽然每个阶段持续的时间略有不同，但是却总是会出现一个循环周期：一会儿是这个人、一会儿是那个人处于上风（＝精神科医生）或处于下风（＝病人）。

即便是那些最最有耐心的游戏者也会在某个时间里明白过来，单靠他们自己的力量和手段是没办法赢的，所以他们就开始寻找同盟军，同盟军可以把他们的现实（"我是那个真正的精神科医生"）宣布为是真实的。在我们的试验中，寻找同盟军当然要比在真实的生活中更难一些，因为这里只有两个游戏者。但是，这个物质现实的限制并没能妨碍把第三方当作裁判员来加以利用。例如，试验对象特别喜欢的做法是，让虚拟的护士、问诊助理以及忧心忡忡的病人家属——就是他们把医生叫来的——突然之间走进门来。在大多数情况下，找来第三方，只是为了象征性地把他当作一个证明来使用，用他来证明自己的声明是真实的。因此游戏者还经常会动用大学结业考试证书以及博士文凭，把它们作为一个拥有"感觉自己是位精神科医生"的权利的客观证明。不过，既然这个人可以发明一张证书，那么另一个人也同样可以。只要没有第三方直接干预到互动中，那么这个关于谁是赢家的问题就会迟迟得不到解答……一场没有胜利者和失败者的游戏（游戏的结束也无法预见）。

（2）结束游戏的最快的可能性是：服从病人的角色，举手投降，自愿住在医院里接受治疗。游戏者虽然没能完成他的任务，而且放弃了他的角色身份，但是这场争吵至少是过去了。但是这个机会却根本没被试验对象使用过；要么是因为他们对各种形式的竞争都觉得充满乐趣，就算是在这种情况下也认为自己某个时候还能赢，要么是因为他们把精神科医生的角色当真了，想帮助那个可怜的病人最终能够接受必要的治疗（虽然从病人的角度看这根本就没区别）。

有时候还会发生这样的事情：一个游戏者出于战术的原因会先服从病人的角色，目的是把那个"真正的"病人引诱到精神病院里来。在医院里他希望能找到同盟军，同盟军会借助于一件给狂暴病人穿的紧身衣让他的病人明白，谁是对的。这类 134 花招的作用就在于赢得时间，其目的是随后通过第三方的帮助，实施某种形式的、关于现实的多数票决定。

（3）既不引入第三方，又不服从失败者的角色，在这种情况下结束游戏的唯一的可能性，就是就无法达成一致而有意识地达成一致。两个人中的每一个都生活在自己的现实里，不可能搞得清楚谁的现实是真的，只有当两个人都能把上述观点作为他们共同的现实来接受的时候，才能够在没有胜利者和失败者的情况下避免这场游戏没完没了地进行下去（与此相反，也许会开始一场新的、另外的游戏）。

但是这很少会发生，因为两个人会互相证实（图24）：

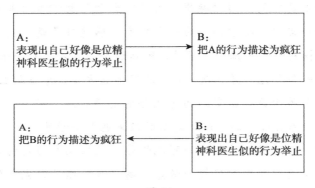

图 24

这个试验之所以被放置在了这个关于"疯狂的交际"的章节的开篇，是因为它涉及了几个对于疯狂及正常的产生、保持和改变而言非常重要的议题：

这个试验一方面清楚地展现了，现实描述的真实性或虚假性是由社会来决定的。如果两个人就此争吵起来，那么高兴的是第三方（或者也不高兴）；无论如何他都会对"什么是真实的"赢得定义的权力。

135　　此外这个试验也生动地说明了，自我组织的过程在人际交流的范围内是如何进展的。两个人相遇，他们把各自的内部结构、对世界的看法、偏见和价值标准都一起带到了互动之中。其结果超越了互动参与者及其个人行为的界限：这是一场游戏，游戏的描述规则及规定规则被发展出来，但是，规则产生的（唯一的）责任、过错或者原因不能被归到参与者中的某一个人或其他的哪个创造者或发明者身上。

家庭里的交际

人类存在的最早证明之一——已经有三百六十万年的历史了——是两个成年人和一个孩子的脚印化石。人类学家把这个足迹解释为是一对父母在牵着孩子的手。[94]

无论何种形式的家庭都可以被看作是人的生物条件与文化条件和社会条件相遇的空间。假如没有哪怕至少一个人去照料新生儿，他也会死掉。小孩子还不具备自主性，纯粹从身体上看他还不具备能力，还不能去做那些对于他的生存而言是必要的事情。他需要有个人，这个人——不管出于什么原因——愿意让自己进入到孩子的自我保持的过程中。通常来说这个人是母亲，极有可能就是这样的，归根结底，在孩子出生的时候，可以非常有把握地料到母亲会在场。于是，母亲对于孩子的身体发育和精神发育来说就赢得了一个核心的角色。但是，在大多数情况下母亲并不是一个人生活，她并不是每天与孩子打交道、照顾孩子的唯一的那个人。家庭是个社会系统，孩子是被降生到这个社会系统里的。

在还没有心理学家出现的那些幸福年代，父母可以带着宿命论的沉着冷静去看待他们的孩子。孩子是上帝的创造物，他的命运的实现与父母对待孩子的方式毫无关系。人们越意识到社会因素对孩子的发展所产生的影响，就越会把目光投向家庭，特别是母亲；只要涉及下面这个问题：究竟是谁在事实上造成了疯狂以及其他精神异常的不幸，罪魁祸首很快就会被找到：是父母，尤其是母亲。

这很可能是种必然的结果，根本就不会发生其他的事情：在上世纪四十年代末和五十年代，一些精神科医生和心理治疗师开始致力于对他们的那些表现出疯狂的、精神分裂症状的患者进行深入的分析研究。他们陪伴着他们的患者进行了一场"进入精神错乱的旅行"。这是一条艰辛的、遥远而漫长的道路，在路上只能一小步一小步地往前挪。只在很少的情况下，这条路确实通向了目标，通向了治疗的成功，通向了对正常的回归；确实有这类的成功。即使在那些失败的例子上，治疗师还是可以随着数年治疗的进展对患者的体验获得了一个到那时为止尚不为人所知的认识。那个非常简单的解释，即患者身上有某颗生物化学的螺丝松了，已经不能让这些治疗师们感到满意。要是这些治疗师之前不认为，疯狂自有其社会的原因，这些原因必须——在因果治疗的意义上——进行社会治疗，那么他们很可能根本就不会参与到一场像精神病治疗这样奢侈的、对他们提出极大要求的活动中去。因为他们中的大多数人是精神分析师，所以他们当时的出发点是，早期的童年经历对于一个人今后的命运来说是个决定性的阶段。因此患者此时此地所经历的和所做的事情，其原因要到童年经历里去寻找。患者与治疗师的互动仅仅是粗糙的模仿，是患者在童年时期与他的关系人——母亲或父亲——所进行的互动的重复；患者的错乱被定位在其心理发展阶段的越早时期，拿着黑彼得那张牌①的人就越理所当然是母亲。

对精神分裂症治疗历史的这个简单的、被大大缩短了的回顾大概可以作为例子，用来说明理论上的预先假设如何能够自我验证。一方面是那个直线型的"原因–作用–模式"，它促使人们在过去的经历里寻找当下的疯狂行为举止的原因。于是，"早期障碍"就成了汽车挡泥板上的凹痕，它一直摆在那儿，

①　黑彼得，儿童牌戏的一种，其中有一张牌叫作"黑彼得"。人们在日常用语里用"黑彼得"来表示罪过。

直到治疗师来了，把它重新给去除掉。按照这种观点，对该事件肩负着责任的行为者是母亲或家庭：过错应该归咎到他们身上。

这个直截了当的理论模型拥有不同的——既有好的也有坏的——后果。应该可以算作正面结果的是，一些研究者开始谨慎认真地对家庭进行研究。必然属于负面的——有些部分直到今天都应该遭到控诉——后果的是，从简单的解释中几乎总是会推导出简单的解决问题的方法。如果事关对带有精神分裂症状的病人进行治疗，那么这就导致了，治疗师努力去成为好的父母。病人被与他的家属隔离开，并宣布了探望禁令。此外，家庭治疗的方法也发展起来了，其目的是对父母并连同对家庭的结构进行改变。所有的这些措施都曾经（现在也同样）表达了一种目光狭隘的要求，即要求相关的人要知道好的父母的行为举止应该是什么样的。

这种状况持续了好几年的时间，直到反对运动的出现。当时，没有一个解决问题的办法像人们所认为的那样在治疗上行之有效而且简单易行。那些之前很狂热的治疗师不得不看到，就连作为更好的父母的他们也是失败的。患者是如此忘恩负义，他们一直都还保留着自己的症状。而且当面对患者的家属时，治疗师们也不再能够对自己的失败遮遮掩掩了，家属们也发现了他们的失败。很多家属其实都宁可把过错揽在自己身上，只要这能有所帮助。归根结底，认识到做错了，毕竟能开启一个去做对的事情的机会。因为那个委任状式的处方，即把与父母的分离看作是种安康幸福，也同样没有结出好果子，所以父母就不需要再去忍受别人把过错强加给他们了。他们开始了自卫。在美国他们成立了联盟，他们不仅致力于在精神病院内部和外部对病人的尚不令人满意的生活条件进行改善，同时支持生物精神病学的发展，而且还努力阻止任何一项有关家庭互动与疯狂之间的关联的研究。

这种反应无论如何都是可以理解的。但是它看起来也同样很成问题，因为这只不过是用另外一个并没有被简化得少一些的解释，来替代原来的那个过于简单的解释。这两种解释的共同点是，都以直线型的"原因–作用–关系"为出发点。在原来的那个所谓的"精神分裂症母亲"的位置上登场的是神经递质，即大脑里的信使物。这再一次把所有祸害的过错都加给了这个坏消息的传递者。如果我们找到了生物学的原因，那么就不需要只是因为缺少证据就对家庭实行无罪释放[95]了。但是如果我们把控制论和系统论的外部视角作为基础，那么在直线型的"原因–作用–模式"的意义上的任何一个直线型的解释都是荒谬的。

如果我们从外部把家庭看作是一个社会的、自我组织的系统，那么这就开启了一个新的可能性，可以对疯狂的发展与人际交流的特点之间的**功能上的**关联进行描述。毕竟，对单个人及其思维、感觉和行动的发展而言，家庭或在其位置上出现的社会单元由于它的独一无二的功能而赢得了社会的和生物学的重要性。在与其他家庭成员的结构性连接中——这些家庭成员对孩子来说是情感上最重要的人，他们大部分时间都和他一起度过，替他做出至关重要的决定——个人完成了那些标明其世界观的特点的区分。家庭是那个他学会（母）语言的地方，是他赋予符号以含义的地方。但是这并不意味着，家庭是唯一的社会系统，为了澄清交际与疯狂之间的关联而可以、应该或必须好好地加以研究，因为很多人是在离开家庭的时候或离开家庭之后才发疯的。于是这就提出了一个关于家庭与某个人发疯的社会背景之间的差异的问题。但是这同样是一个关于功能的问题，而不是关于原因或过错的问题，即使对这个问题的回答可以带来新的行动（处理）的可能性。

双重束缚、交际偏差和背景混杂

控制论和系统论的观点在精神病学研究领域的发展，与格雷戈里·贝特森这个名字及其有关所谓的"双重束缚"理论假说的文献紧密相连。[96]贝特森曾经作为人类学家长期在新几内亚和巴厘岛上对当地土著民进行实地考察，他的目光和兴趣相应地投向了互动的过程和规则。上世纪五十年代初期，他曾是一个研究项目的负责人，这个项目主要研究各种各样的交际问题。他和他的工作组受控制论观点的影响很大，这些观点当时是被诸如诺伯特·维纳①、约翰·冯·诺依曼②、沃伦·麦卡洛克③以及其他人——他们当时相聚在梅西基金会的那个具有传奇色彩的控制论大会上——发展起来的。贝特森小组一开始研究的课题与精神病问题并没有太大的关系，或者看起来没有太大的关系。他们研究的是：动物如何来区分，它的同类把牙齿闪露出来是因为想和它争斗呢？还是想和它玩？腹语表演者如何与他的娃娃进行交流？是什么让一个酒吧调酒师看起来像是个谈话伙伴和心灵慰藉者？那些被叫去处理暴力性家庭争端的卓有成就的警察们都表现出了什么样的行为举止？因为研究小组的工作地点与一家医院的精神科离得很近，所以小组里的研究人员总是不断会碰到行为怪异、表现异样的病人。研究人员们被扰动也被刺激了，他们因此想到，要从交际和互动的观察角度出

139

① 诺伯特·维纳（Norbert Wiener，1894—1964），美国应用数学家，控制论的创始人之一，提出了"控制论"一词。在电子工程方面也贡献良多，是随机过程和噪声过程的先驱。

② 约翰·冯·诺依曼（John von Neumann，1903—1957），"现代电子计算机之父"，美籍匈牙利人，经济学家，物理学家，数学家，发明家。

③ 沃伦·麦卡洛克（Warren McCulloch，1898—1969），美国神经心理学家和控制论学家。

发来研究这个被称为精神分裂症的现象。当时，研究人员还请了一位在精神分裂症治疗方面富有经验的精神科医生兼精神分析师一起参与进来。

研究的结果是提出了一个理论假说，关于患者的行为在家庭互动的背景下应该如何被解释为是有意义的和自身合乎逻辑的。根据这种理论假说，患者**始终**处于这样的一种情境之下：在这里，破译出他的家人传递出来的重要信息对他本人在主观上来说是**至关重要**的。因为两个**互相排斥的消息在不同的逻辑层面上**被传递给他，所以他没办法确定，这些消息有什么意义。因为他毕竟也得有所行为，所以他就持续不断地遭受着**自相矛盾**的行动要求。只有当他没有遵从这些要求的时候，他才是在遵从它们；只有当他遵从这些要求的时候，他才没有遵从它们。因为他既**无法退让**，又**不能就家庭的交际进行**（从一个外部视角出发的）**元交际**，所以他就被困在了一个在逻辑上毫无出路的处境里：他只要是遵从这两个互相排斥的消息中的任何一个，他只要是把它们中的任何一个看作是真实的和有约束力的，那么他就要为此受到惩罚。他处于一个走投无路的境地、一个关系的陷阱里、一个双重束缚中。按照贝特森小组的看法，可以把精神分裂症状的不同形式评价为是一种尝试，尝试着用同时既做出反应又不做反应的方法来化解这个持续不断的进退两难的困境。虽然在双重束缚理论假说的表述中，仍然把原因和作用不由分说地大量地归到人（行为者和受害者）的身上，但是他们的工作为一个有关精神病的新的观点奠定了基石，这就是试图把疯狂的行为当作交际的结果来加以解释的观点。

对家庭交际与精神分裂症式思维之间的关联进行的最早的系统性和实证性研究，其中之一是由莱曼·温尼和玛格丽特·辛格来完成的。[97]在单独的会谈中，他们对被诊断为精神分裂症的患者以及他们的父母分别进行了投射测验。罗夏测验图便是此类测验的一个例子。在测验中，人们把一些意义非常模糊的、结构很不清晰的墨水渍搜集在一起。这些墨水渍的形状可以给观察者很大的释义的空间。观察者的解释取决于他把什么样的含义投进了（投射到了）这些图画里，为此他必须在头脑里为这样的一个墨水渍的整体划分结构，把它分解成小的部分，然后再重新组合成图样。这样一来，一个墨水渍最终就会变成一只蝴蝶、脊髓的横断面或者性器官的猥亵画面。莱曼·温尼和玛格丽特·辛格的假设是，家庭感知和描述这类测验图片的过程，和父母试图把他们眼中的现实，用一套在逻辑上完备且自洽的观念传递给他们的孩子时，所面临的任务是类似的。通过自己的研究，温尼和辛格发现，父母的沟通风格与孩子的思维之间确实存在特定的关联。某位独立的研究人员可以不加思考地就识别出某段逐字稿是属于哪个家庭成员的。这不仅适用于被诊断为精神分裂症的患者与他们的父母，这也同样适用于被诊断为边缘型人格障碍（介于精神病和神经症之间的临界状态）、神经症，甚至是被诊断为正常的患者与他们的父母。针对精神分裂症患者的家庭，温尼和辛格得出的结论是：他们交际过程的障碍，始于对共同的**注意力的聚焦**无法达成共识。持续不断的聚焦转移是家庭成员的交际特征，这必然导致了一系列进一步的所谓的交际偏差：信息模棱两可，或在逻辑上是荒谬的；它们涉及的内容模糊不清；它们失去了使用的价值，或者本身就是矛盾的。由于估计到了这种交际的偏差，所以可以预言：哪些孩子今后有可能形成精神分裂症状。[98]后续的研究——把不良的遗传负荷的作用也一同纳入了进来——也同样可以证实这种交际偏差与精神病性症状的产生之间的关联。[99]

　　一个家庭日常生活中的例子大概可以生动地说明这种交际形式：

　　周末，新婚的儿子带着自己的妻子去看望他的父母。在他的母亲和他的妻子——即儿媳妇——之间发生了紧张的状况。那个表面上的、就事论事的原因是，母亲骂她的儿媳妇："你穿得像个婊子！"儿媳妇的裙子确实是非常的暴露，因为领口开得太低了。母亲的言语表达看起来一点儿都不含糊——其中的侮辱清楚明了。但是，我们只要看看之前发生的事情，那么它的明确性立即就会烟消云散：是母亲把这条裙子送给儿媳妇的。

　　双重束缚的交际可以被看作是这类多义性交际的一个极端的特殊例子。交际中传递的信息不仅模棱两可、互相对立，而且还自相矛盾。如果从一个真实的陈述中在逻辑上推导出它是虚假的，如果从一个虚假的陈述中在逻辑上推导出它是真实的，那么悖论就产生了。一个被如此评价的交际没有为含义的归属划上限定和排除的边界线，它把注意力的聚焦扩展为大洋般的无边无际。

　　不过，即使在这种情况下——考虑到指令性互动（即信息传递的发送者/接收者模式）的不可能——需要解释的倒不是交际的含糊性，反而是保障交际得以顺利开展的确定性再一次需要得到解释。此处也一样，规则的例外情况为我们开启了投向规则的目光，双重束缚的交际为我们开启了投向非双重束缚的交际的目光。在格雷戈里·贝特森看来，双重束缚的最重要的方面之一，就是对不同的沟通背景进行模糊标注：即将其笼而统之。这是元交际——即关于交际的交际，它是正常交际成功的前提——的一种失败。

　　同样的东西并不永远都意味着同样的东西，这是**所有的人**际交流和认识所展现出的悖论之一。这不仅关系到系统，也同样关系到行为方式。它们的含义取决于它们所出现的背景。当"Ball"这个词用来报道足球世界杯时，它的含义与谈论一场舞

142

会时是非常不一样的。[①]一个穿着黑短裤的男人，手里拿着一只能发出颤音的哨子和几张彩色的卡片，于一个星期六的早晨在一个大城市的步行街上在行人之间跑过来跑过去，此时人们对他的评价，与当他在同一个城市里于星期六的下午在体育场上表现出一模一样的行为时，是大不相同的。

人们只有在不同的背景中依照不同的规定规则来行动时，才能成功地进入到一致性现实里。每个人都必须要发展出描述的规则，这些描述的规则允许他对不同的背景进行区分。如果表面上相同的行为方式发生在不同的场合（背景）中，那么它们并不意味着同样的内容。只有在交际和互动中把注意力聚焦在上述这一点上，才能把不同的背景区分开来。人们必须对交际进行交际，这样才能区分交际的背景。一般来说，人们把交际的这种形式称为对背景的标注。

那些没有能力在不同的社会背景下依照不同的规则行事的人，就会在直接的互动中表现出与社会有所偏差的、异常的、令人意想不到的行为举止——但是并不一定就是疯了。

贝特森把背景的混杂以及背景的标注描述为一种机制，这种机制不仅标明了被诊断为精神分裂症的患者的家庭里的交际特征，而且从普遍的意义上看，它还是创造力的基础。如果一个人长期置身于下面这种情境之下：背景的标注含糊不清、令人感到混乱糊涂或者甚至在逻辑上是互相矛盾的、会导致悖论的，那么他就拥有了不同的生存的可能性。这样的一个人可以成为小丑、诗人或精神分裂症患者，或者成为所有这一切的结合体（在此只列举出了几种可能性而已）；我们不能提前预言，这些可能性中的哪一个会出现。因此背景混杂的作用并不一定是病理学上的，它同样也为那些让生活

143

---

① 德语里 Ball 这个词既有"球"的意思，也有"舞会"的意思。

变得丰富多彩、更有价值的现实——例如幽默、风趣和创造力——奠定了基础。[100]

普遍来讲，交际的相对大一些的或小一些的多义性，以及与此相连的一致性现实的多一些的或少一些的硬度或软度，取决于在互动中不同的背景是如何被标注的。很久以前在报纸上读到的几个事件，应该能够形象地说明这一点：

据报道，在迈阿密，光天化日之下，两个势不两立的贩毒团伙之间发生了枪击。附近的居民饶有兴趣地观看着，丝毫也不害怕。他们还把自己的孩子也喊了过来，让他们能够成为这场精彩绝伦的演出的目击者。没有人想到要去报警。他们以为，这是在拍摄电视连续剧《迈阿密风云》里的新剧集。

这就是背景标注的一个问题：一个事件看起来是真实的还是不真实的？是真正发生的还是表演出来的？是能够引发恐慌的还是能够激发娱乐性的好奇心的？这种区分可以带来深远的实际上的后果，第二个例子也说明了这一点：

一对非常受观众喜爱的巴基斯坦演员夫妇在一部电影里也扮演一对夫妇。根据电影的情节安排，这两个人应该离婚。在拍摄的时候，丈夫像他的剧本里所规定的那样来到市场广场，说了三遍传统的伊斯兰的离婚惯用语。那个让他、他的太太、特别是那群在思想上德高望重的人冥思苦想的问题是：他现在是否真的想和他（真实的）太太离婚？

这里出现的同样也是对现实的一种软化，因为在电影的和现实的背景之间无法进行区分。而这种区分有时可能会是性命攸关的，阿亚图拉·霍梅尼宣布对作家萨曼·拉什迪进行追杀就说明了这一点。作家指出，他的小说《撒旦诗篇》中的那些亵渎先知穆罕默德的想法只是他的一个小说人物的梦想，而这种辩解只能被那些愿意把萨曼·拉什迪（人）、书（他讲的故事）和小说人物（只是在小说情节中出现的众多人物之一）这些背景彼此分开来的人所接受。[①]

　　对于在临床工作的精神科医生来说，这种放烟雾弹式的交际形式再熟悉不过了，这种熟悉源于他们与患者的交往——患者是含糊交际的世界冠军，特别是在转移聚焦和混杂背景方面无人能出其右。此外，患者的家属大多对这种艺术也同样很是娴熟；但是，这并不意味着家庭成员身上存在着某种缺陷，例如他们不具备进行清楚交际的能力。与这种缺陷的观点相反的看法是，这类交际方式只有在与特定的话题和场合相关的情况下才能被观察到。在家庭以外，家庭成员的交际在大多数情况下完全正常，这就是说，他们的交际并不显得异样。

　　如果我们把交际偏差以及注意力聚焦的转移看作是某种缺陷或障碍的表现形式，那么我们就会再一次被诱导着去使用一个过于简单的治疗手段。我们就会给家庭成员开一张某种形式的交际锻炼处方，布置一个训练项目；我们让他们坐在学校里的板凳上，目的是为了教会他们如何进行清楚的交际。

　　我们的那个关于精神科医生和病人的试验带来了另外的一种解释：人们并不是**不具备清楚交际的能力**，而是**具备含糊交际的能力**，在家庭的互动中所使用的正是这种含糊交际的能力。在家庭里，只要存在着危险，即某个关于现实的观点要被宣布为客观的真理，但它并没有得到所有人的赞同，而且对这个人或那个人来说还具有威胁性，在这种情况下就总是会动用这种

---

　　① 萨曼·拉什迪（Salman Rushdie, 1948—　），在印度出生，后在英国长大，2000年定居纽约。他出身于穆斯林家庭，后来写了一系列讽刺穆斯林的小说，获得很大的声誉。《撒旦诗篇》（The Satanic Verses，另译名为《恶魔诗篇》、《魔鬼诗篇》），是萨曼·拉什迪的第四部小说，出版于1988年，其灵感来源于穆罕默德的生活。在伊斯兰国家，《撒旦诗篇》引发了大论战，因为许多穆斯林指责该书亵渎神灵。1989年，伊朗原宗教及政治领袖霍梅尼（Ayatolla Khomeiny）宣布判处拉什迪死刑，并号召教徒对其采取暗杀行动，迫使拉什迪潜藏多年。尽管拉什迪一直未受到任何身体侵犯，但《撒旦诗篇》的各国翻译者与出版者中已有多人遇害身亡。

含糊交际的能力。交际偏差其实是防止一致性的一种可能性。如果一致性是关于现实的某个决定的前提，那么每个人就都拥有否决权。当人们用这种方式进行交际的时候，现实就被软化了。

座头鲸也一样，当它们感到受到威胁时，就会制造出一层气泡帷幕，从而把攻击者投向它们的目光给挡住。当它们自己想去攻击别人、不想被发现时，它们也会制造出这种气泡。

145　　悖论——生活与逻辑之间的差异 I

在逻辑和交际中人们总是尽力把它推到一边，但是在生活中却不断地与它相遇：这就是悖论。悖论是一个很好的例子，可以用来说明符号的世界与活着的世界并不总是很相像的。不过，（二值）逻辑与生活之间的这种差异并不是产生于逻辑结构本身，而是产生于使用逻辑的方式方法。逻辑的使用者们抱有这样的观点：那些在逻辑和生活中存在着的某些可能性，由于秩序的原因最好还是不要存在了罢。这是一个对没有矛盾心理和对立的现实的愿望，在这个现实里，每个话语都是"是、是"或"不、不"，而有关真理的提问也能够得到清楚明确的回答。

对于那些逻辑单义性的守护者们——主要是哲学家和数学家——来说，自古以来逻辑让他们感到反感的地方，就在于**自身关联**的可能性：陈述可以与陈述本身相关，集合也可以包含集合本身。内部与外部之间的清晰区分，正如同科学认识的主客体分离所要求的那样，因此就消除了。让人感到难堪的是，我们必须把同一个含义归到区分的两个方面上，尽管或者换个更好的说法：**因为**我们遵循着逻辑的游戏规则。在某种程度上，这就是同时用两条腿跳进一个跳房子格子里，而且尽管如此还得把两条腿都保持在格子的外面。这样的命令会带来理论上的和实际上的困难，每个人都知道这回事儿，如果他曾经在同一时间里在汉堡和慕尼黑都有一个重要的日程要履行的话。

　　把这个令人感到不舒服的、矛盾的指令排除掉的正统方法，就在于宣布它是无效的，并禁止去遵从它。不过，在我们致力于采用这种解决方案之前，还是先来简短描述一下问题吧。让我们一如既往地从正常开始。符号以及被符号所代表的对象之间的关系可以通过一个简单的例子清楚地加以说明（图25）：

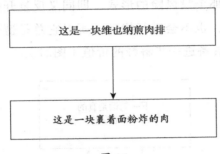

图 25

　　这里表述的是一个陈述，一个句子，它与**硬的**现实中的一个客体、物体、区分有关（这句话并不是在说煎肉排的韧性）。在语言的领域里使用了一个区分，其目的是给物质世界领域里 ⁱ⁴⁶ 的一个区分加上名字。然而在下一个例子里情况就完全不一样了（图26）：

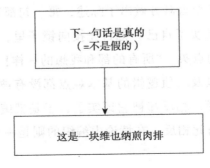

图 26

这里表述的这句话与另一句话有关。在语言的内部使用了一个区分，其目的是给语言内部的另一个区分归纳其性质（真的），同时借此否定在逻辑上与此不相符的另一个性质（假的）。于是，具有描述功能的符号世界因此就变成了被描述的世界。

语言的这种自身关联性具有两种不同的形式。只是这两种形式中的一个，即悖论，让逻辑的使用者们焦头烂额伤透了脑筋。让我们从那个没风险的形式，即同义反复开始吧；因为它147 不会造成麻烦，也不会进行扰动，所以它总是遭受到轻视的惩罚，被认为不具备进一步解释的价值（图27）。

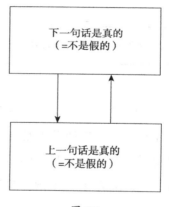

下一句话是真的
（=不是假的）

上一句话是真的
（=不是假的）

图 27

这两句话互相为对方做出了陈述，每一句都证实了另一句，同时也间接地证实了自己。把目光投向镜子里，镜子仅仅给出148 一个心满意足的点头："所有的都和我想的一样！"真实和虚假之间的区分，以及二值逻辑的基本观点都没有被自身关联性的这种形式所质疑，相反却被它证实了，于是就编织出了一个**自我肯定**的结。与此相反，在悖论中编织的则是一个**自我否定**[101]的结（图28）。

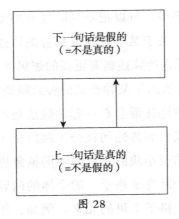

图 28

这又是两句彼此互相关联的话，每一句都间接地与自身有关。如果这两句话里的第一句是真的，那么第二句就是假的。如果第二句是假的，那么第一句也是假的。如果第一句是假的，那么第二句就是真的，于是第一句也是真的，等等……每一句话都恰好在它是假的的时候，它才是真的；恰好在它是真的的时候，它才是假的。于是，真与假之间的区分就消除了，没有人知道，区分在哪里。不过，有一点很明确：如果在交际中把这类陈述彼此组合在一起，那么什么应该被评价为是真的或假的，就这个问题是不可能取得一致性的。如果符号的含义没有被限定，那么它就是随意的。如果违反了"禁止矛盾"这一定理，那么每一个含义就都是有可能的——于是，交际就是不可能的或变成了不可能。

由阿尔弗莱德·怀特海和伯兰特·罗素所发展的逻辑类型学对禁止制造、传播或使用这种自我否定的结做出了经典的说明。[102]逻辑类型学把关于某个种类或集合的陈述与关于某个种类或集合里的元素的陈述区分开来。即使这两种陈述拥有相同的外部语言形态，但是它们却是以不同的抽象方式被使用的。"人"这个概念如果涉及的是作为种类的人，那么与坐在咖啡厅里旁边桌子上的那个人相比，前者的使用方式就要更抽象一些。

根据不同的抽象等级，可以把不同的逻辑类型归到"人"这个概念上去。于是，关于某个种类或集合的陈述就要比关于某个种类或集合里的元素的陈述拥有更高的逻辑类型。

怀特海和罗素引入了某种形式的种族隔离法则，并且宣布，把不同逻辑类型的陈述混杂在一起的做法是不被允许的。他们建立了一个关于概念和陈述的社会（跳房子）格子体系，建立了一个不允许被切成小块的、针对不同抽象度的等级制度。涉及某个种类（某个跳房子格子）的全体的内容，其自身不可以是这个种类（这个格子）里的元素。例如，相较于关于维也纳煎肉排的陈述，关于语言的陈述就要被列入一个另外的逻辑类型里去。

为了能够把握语言使用的这种差异，语言学家们把关于客体的语言与关于语言本身的语言互相区分开来。前者被称为客体语言，后者被称为元语言。"元"这个前缀大体上表示的意思是，在谈论着**关于**某样东西。[①]

逻辑类型学提出了半个世纪之后，斯宾塞–布朗阐述了形式的法则，这些法则清楚地说明了，即使引入逻辑的类型，也同样是在试图确保内外之间的区分。那些属于内部（在某个种类里）的东西，按照怀特海和罗素的要求，必须与那些属于外部（不在某个种类里）的东西分隔开。元视角指的就是观察者的角度，与本书中到目前为止一直使用（也将继续如此使用）的外部视角是同一个意思。

看起来问题好像是通过禁止而被解决了。但是正像大多数此类法则那样，并不是所有的人都会去遵守它们。这也很容易理解，因为客体语言和元语言毕竟不是不同的语言，不是像英

---

① 所谓"元语言"，指的是用来分析和描述语言的语言。有人觉得"元语言"的译法不知所云，宁愿接受"纯理语言"或"前设语言"的译法。德语里"元语言"一词 Meta-Sprache 的前缀为 Meta，有"高一级"、"超"的含义。

语、印地语、菲律宾他加禄语那种意义上的不同的语言。客体语言和元语言既没有词汇上的区别也没有语法上的差异。一个头脑简单的家伙根本就不会想到，当他对一位语言学家说元语言是个愚蠢的概念的时候，他所使用的正是元语言。不过很显然，引入这种**虚拟的**差异有助于那些认为差异很重要的人，可以帮他们把内部与外部之间的区分重新给建立起来，并且拯救被质疑的二值逻辑系统。斯宾塞–布朗提出了一个解决这个悖论难题的办法，它指向一个完全不同的方向：他引入了**时间**。悖论引发的所有的困难，都产生于下面这个约定俗成的看法：人们必须描述一个静止的世界，在这个世界里，一个句子一旦被认定为真的或假的，那么它就永远是真的或是假的。在传统的二值逻辑里，时间总是被撇开不予考虑。如果我们在二值逻辑里把时间也考虑进去，那么悖论就消失了。这样一来，图28里的两个句子就会随着时间的节拍来改变它们的真实性或虚假性。它们在两个真理值之间进行**振荡**。[103]

150

　　这种逻辑的模式是大有裨益的，人们在技术上从很久以前就知晓了这一点，我们所有人都很可能已经享用过它的运转方式了。它非常典型地体现在了普通的门铃上（这里指的确实是那个简单的门铃，而不是大本钟里的那种钟铃在私人住宅上的变体）：

　　当我们按下门铃的按钮的时候，电路就被接通了，电流就会流经一个缠绕着铁心的线圈。铁心因此就被电流磁化了。现在，这块变得活跃了的磁铁吸住了一个装有铃舌的金属片，于是铃舌就敲打到了铃上："叮咚！"通过金属片被吸住，电路也重新被断开，不再有电流流经线圈，因此磁铁就变得不活跃了，带有铃舌的金属片就被一个弹簧弹回到了它原来的位置上。这样一来（只要是门铃的按钮被按住不放），电路就会重新被接通，整个循环就会重头再开始：这是一个持续的振荡，在电路的接通和电路的断开之间，在磁铁的启动和磁铁的关闭之间，在铃舌接触到钟铃和铃舌的静止状态之间。

如果我们把时间——即**前后连续**的可能性——撇开不予考虑，那么在门铃这种构造上就看不到任何意义了；这是令人恼火的浪费，浪费电线、金属和其他的原料，应该立即被禁止。

如果我们把时间纳入进来，那么，通过外在的禁止来限制存在于逻辑结构中的可能性，这就变得多余了。这种做法只有在下面这种情况下才是必要的，即当人们为了创造关于一个**静止的**世界的一致性而使用逻辑的时候，在这个静止的世界里，在精神和自然、认识的主体和客体之间必须能够分隔得一清二楚。如果我们要描述一个自我组织的结构、过程和"物体"的世界，这个世界是**动态的**、变化着的，那么我们就需要一个其内部存在着自身关联的可能性的逻辑。那个同义反复，在一个静止世界的逻辑里它就如同甲状腺肿那样多余，现在则被证明是个自我组织的逻辑模式[104]，是个操作上封闭的逻辑模式，是个活着的系统的自主性与自创生的逻辑模式。这是在"一个膜形成了"与"细胞在新陈代谢"之间进行封闭式循环的模式。

不过，自我肯定的结的同义反复形式并不是生命体唯一的组织原则。我们睡觉，是为了重新醒过来；我们醒着，是为了重新去睡觉；我们吸气、呼气、吸气、呼气。对很多的生命过程加以描述的最好的方法，是通过悖论的自我否定模式，将其描述为在两个互相排斥的状态之间进行振荡。这一类的循环的**时间节拍**，即每个阶段持续的时间，在房颤与有规律的脉搏之间、在舒适与痛苦之间、在健康和疾病之间，是有区别的。

当一个人深吸了一口气的时候，他从自己的内部视角出发把这种组织原则感受为呼气的愿望和需求；当他深呼了一口气的时候，他把它感受为吸气的愿望。他当然在他的成千上万的其他矛盾心理中也会感受到这种组织原则：如果他感到孤独，他就会向往亲近；如果他感到亲近，他就会向往孤独……诸如此类。

只有对于下面这种人来说这才会是悖论：他认为，他总是——与时间无关——同一个人，感觉着同样的感觉，思考着同样的东西，做着同样的事情，**不是……就是……**

虚拟的空间：时间、妄想和幻觉

悖论创造了时间。**由于逻辑不得自相矛盾的缘故，时间必须被发明出来。**这听起来很极端，特别是考虑到下面这些事实的时候：我们已经习惯于在大家所认为的客观的时间内活动，约好在火车站见面，相信列车时刻表以及商定的见面时间，并对过去和未来进行思考。但是，时间并不是不依赖于观察者而存在的；作为客观性出现的那些东西，其实是人与人之间达成统一的结果，是一致性的表达。

与在一个空间里（在我们内部或我们周围）发生的事件相反，我们无法从感官上感受到时间。人永远都只能在自己的身体里体验当下发生的事情。神经系统永远都只有一个当下的活动模式，每个神经细胞要么被触动了，要么就没被触动；它对昨天和明天一无所知，对它来说只有现在。过去的影响和未来的征兆都只能作用于现在。"时间是个创造物或根本什么都不是。"[105]

发展心理学家让·皮亚杰①——没有第二个人像他那样对人的认识的产生和发展从小孩阶段一直到成人做了如此细致的研究——认为所有概念和类别的构造都是与观察者的行为相连的。观察者体验到他自己的事实上的、或精神上的行为方式（操作）

152

---

① 让·皮亚杰(Jean Piaget, 1896—1980)，瑞士心理学家和哲学家，发生认识论创始人。

在他身上的反作用，并对它们进行整理。时间也同样提供了一个把秩序带入事件的可能性："……事件的前后顺序只能由一个比事件更持久的观察者所把握，当过去了的事情不存在了的时候，他能通过某种手段令其复原……"[106]

在这个描述中，皮亚杰自然而然地把观察者的**同一性**当作了前提条件。为了让时间变成**必要的**，就需要进行假设：在两种不同的情境下（例如昨天和今天）观察者是**同一个人**。如果我们从观察者的外部视角来看这个情境，那么这个置身于其中的观察者就拥有了四种逻辑上的不同的可能性，可以对昨天的和今天的事件进行整理：（1）他可以既把今天的自己和昨天的自己描述为同一个人，也把今天的环境和昨天的环境描述为同一个环境。（2）他可以把他今天的环境和昨天的环境描述为同一个环境，但是把自己描述为是改变了的。（3）他可以把今天的自己和昨天的自己描述为同一个人，但是把他的环境描述为是改变了的。（4）他可以把两者都描述为是改变了的。

如果我们认可斯宾塞–布朗的定义，认为每一个**形式**都是由位于区分的**两个方面**的空间或内容塑造的，那么从内部视角来观察自己以及自己的世界的观察者，他的**生活世界的形式**就只有在第一种情况下才是不变的。昨天的真实也就是今天的真实。同样，第四种可能性也不会带来逻辑上的麻烦：它涉及的是世界的两种不同的形式，这个世界与什么都无关；这是画在两张不同纸上的两个不同的圆。而在第二种和第三种情况下则会产生悖论：如果今天的区分（观察者）的内部与昨天的区分（观察者）的内部是等同的，那么由此得出的结论就是：今天的区分的外部与昨天的区分的外部也肯定是同一个。这同样也适用于如果今天的区分的外部与昨天的区分的外部是等同的情况。两个方面共同构成了形式；如果区分的一个方面发生了变化，那么整个形式就改变了；如果区分的一个方面保持不变，那么整个形式也保持不变。这是一个经典的悖论：一张纸上的一个圆保持原样，但它却是另外的一个圆。形式改变了，但它与自己还保持一致。昨天的真实今天就是虚假的了，但是它还保持着真实性……

如果给逻辑的二值（不是真的，就是假的）补充一个第三值，那么让逻辑不自相矛盾以及与此相连的就真实和虚假取得一致性的难题就可以迎刃而解了。于是，在区分的两个方面的空间之外必须加上**第三个虚拟的**空间。

于是，除了内外的区分之外，还出现了一个新的区分，即从前与今后的区分，生活世界的形式因此得到了扩展。在原来的空间里事件是作为同时性（共时性）来进行区分的，而随着时间的发明，事件也可以被放置在一个虚拟的空间里——未来或过去——并且作为非同时性（历时性）来进行区分。

斯宾塞－布朗在他的《形式的法则》在美国的第一版的前言中，用了一个简单的数学例子对虚拟数值的作用进行了形象说明。除了那些能导致悖论的概念"真的"或"假的"（如图28）之外，我们其实还需要一个"无意义的"类别；只有这样，我们才能不把一个句子的每一个含义都给否定掉。

与斯宾塞－布朗的例子非常类似，我们在此处的出发点也是：一个数字可以要么是**正的**，要么是**负的**，要么是**零**。现在我们来看一看下面这个方程式

$$X^2+1=0$$

它可以被转换为下面的形式

$$X^2=-1$$

我们把两边分别除以X，那么得出

$$X=\frac{-1}{X}$$

154

我们很容易就能看出来，这个方程式是与自身相关联的，在等号的两端都有X。为了把这个方程式用纯数字的形式来完成，X必须是个单元。我们假设只有两种形式的单元，即+1和-1，那么，如果我们设X = +1，就会得出

$$+1=\frac{-1}{+1}=-1$$

很显然这是个悖论。如果我们设X = -1，那么就会得出

$$-1=\frac{-1}{-1}=+1$$

这同样也是个悖论。

在数学上，这个难题是这样来解决的：引入数字的第四种类型，即**虚拟的**数字。通过这个方式，我们就可以开根号：X是-1的根数，被称为i。无论是数学上的还是实际技术上的难题的很大一部分都无法解决，如果我们不使用这类虚拟的数字的话，如果我们过于认真地对待那块写有"小心！您正在离开（非虚拟的）现实的领域"的止步牌的话。

作为用数学的方法来解决悖论问题和自身关联问题的结果，斯宾塞-布朗要求，逻辑上的有意义的论证不能只包含两种类型的陈述，而是要有三种：真的，假的和虚拟的。[107]他建议把时间看作一个可能的虚拟空间。在有关时间的这个观点上，斯宾塞-布朗与哲学家以及其他那些研究儿童和成人的时间概念的发展的研究者们不谋而合了。[108]

155   很显然，把时间看作虚拟的空间，就这一点取得一致性是如此容易，以至于我们完全忘记了它的虚拟特征，或者我们根本就没意识到这一点。谁如果利用时间来消除悖论，那么他就一直处于正常的必然性和可能性的内部。时间的意义就在于，它把那些关于某样东西是真或假的问题变得**让人无法判定了**。关于静止**存在**的陈述是否是真实的？对这个问题进行判定的必要性就消除了。与此相反，一个变化着的、动态的等同的可能

性被引入了进来。

　　然而，利用一个虚拟的空间来拯救逻辑的结构免于受到悖论的威胁，时间的发明只是其中的可能性之一。与时间拥有类似作用的，还有其他的想象和具有创意的越界方法，它们创造出一个新的、消除了旧的矛盾的现实。作为一个相关的例子，路德维希·维特根斯坦引用了关于那个聪明的农夫女儿的童话故事。国王让人把女孩的父亲投入了监狱。如果她想让父亲获得自由，那她就必须得去见国王，而且"既不能裸体也不能穿衣服"。农夫女儿的办法是，她裹着一张渔网去的，既裸体又穿着衣服。对这个谜团是否解决拥有决定权的国王让父亲恢复了自由，并且和女孩结了婚。如果他们活到了今天……那么他们仍然都会给自己布置一些看起来无法解决的任务。[109]

　　童话故事里的女孩成功地为矛盾的解除找到了一个能够取得一致性的办法。与此相反，妄想和幻觉是矛盾得以解除的个人现实。从逻辑的角度看，它们的作用与时间具有相似性。幻觉的产生和妄想系统的构建，同样带来了一个新的机会：可以让那个关于陈述的真实性的问题一直保持为是无法判定的。

　　通常来说，妄想和幻觉的作用是不能与时间进行比较的，因为时间是个虚拟的形式。时间通过普遍的一致性被合法化了，它属于正常了。但是就算是通过妄想或幻觉也不可能判定，在两种关于一个自相矛盾的、自我否定的结的陈述里哪一个才是真的。

　　如果某个病人幻听到一个声音，这个声音警告他，他周围的人统统都是一个包括全世界在内的阴谋的一部分，这个阴谋就是宣布他疯了，那么这个声音是不能作为谎言来遭到制裁的。如果精神科医生告诉病人，这个声音是疾病的症状，那么他其实是在证实声音里的断言。如果声音的陈述是真的，那么精神科医生的陈述就是假的；如果精神科医生的陈述是真的，那么声音的陈述就是假的。这就是一个经典的悖论，如果我们同样认真地去对待这两种陈述的话。这同样也适用于妄想系统，它的**虚假性**也同样是无法证明的。它以虚拟的前提为出发点，得出——这完全合乎逻辑——虚拟的结论。妄想系统在操作上也同样是封闭的，这就是说，它的预先假设被它的结论所证实了。一个男人一边鼓掌一边穿过大街，其目的是把大象给赶跑。他以这种虚拟的预先假设为出发点，而他的小心谨慎的措施的成功也证实了他的预先假设。

　　让我们再来看一看那四种可能性吧，即那位要在他的现实图画中对从昨天到今天的改变进行整理的观察者所拥有的四种可能性。在第一种情况下，他把自己和环境都描述为是不变的，那么从长远来看，他的幸福安康就取决于环境是否与他所描绘的环境图画相匹配。如果他在二十岁的时候还把自己和环境描述得和两岁时一样，那么他就需要一个确实爱他的、而且无论如何都会保持无穷无尽耐心的母亲，这样他才能生存下来。在第二种情况下，他把环境描述为是不变的，而把自己描述为另外的样子，那么他就会经受严重的"身份认同危机"，甚至有可能是"人格分裂"。他的自我描述的连贯性被打断了。如果他把自己看作是不变的，而把环境看作是转换了的，那么从这一刻到下一刻他就会丧失自己的现实。在这种情况下也一样，他失去了体验的连续性、自我生存的历时性。在第四种情况下，观察者把自己和他的环境都体会成是变化了的，那么他虽然可以享受在逻辑上不矛盾的世界里生活，但是位于局外的观察者很可能会得出这样的结论：这是一个严重的"多重人格"——《化身博士》[①]——病例。

---

　　①　《化身博士》（*Dr. Jekyll and Mr. Hyde*），美国 1931 年拍摄的影片。影片描述了在英国维多利亚时代，杰克尔医生发明了一种特殊的新药，吃下去便会变成另一个自我——野蛮残暴的海德先生。

　　人的认识的悖论可以用来解释几乎所有的精神病性症状。这个悖论就在于，亚里士多德的同一律只有在同一性可以改变 157 的时候，才能够持续地得以保持——而这刚好与同一律相矛盾："两物X和Y如果各自被赋予任意的性质P，该性质P既符合X，又符合Y，那么X与Y是等同的，或者反过来。"[110]众所周知，人不能两次踏进同一条河流——同样的，一条河流也不能用它的水两次冲刷同一个人。我们的语言以及与其相连的二值逻辑总是不断地引诱我们，把整个世界（包括我们自己在内）看作是一个静止的、不变的产物；这是个毫无疑问会导致悖论的观点。如果下面这个论点——即疯狂可以与悖论的某种功能相关联——被证明是有意义的和有益处的，那么就会产生另一个悖论：**只有按照（二值）逻辑进行思考的人，才有可能发疯。**

8. 感情的秩序

······在高空钢丝绳上燃烧（爱情歌曲）

你的感情引诱我进入爱情的奇幻仙境里。
沉迷于千万个瞬间里的喜悦，时间在流逝。
今夜，在温柔与疯狂之间的夜里，
体会感情，体会在你我中发生的一切，
当天空爆炸之时。
皮肤贴着皮肤在燃烧，
奔跑进烈焰里，
在你的怀中，回归的路途已经丢失。
皮肤贴着皮肤在燃烧，
无法再让我与你分离，
今夜永恒，
你和我的风暴过后是静谧。
令人无法呼吸的沉默，
只有清晨的声音响起，
还有我们两人的心跳，
这是爱情歌曲的节奏在交替。
永远的你······

……地上没有护网，在高空钢丝绳上舞蹈，

甘愿去冒所有的风险，和你在一起，

即使我们已经失去了立足之地。

皮肤贴着皮肤在燃烧，

奔跑进烈焰里，

在你的怀中，回归的路途已经丢失。

皮肤贴着皮肤在燃烧，

无法再让我与你分离，

今夜永恒，

你和我的风暴过后是静谧。[111]

爱与恨——社会生活（生存）单元的产生和解体　159

感觉高于语言。因此，任何一种把自己**全部**（？）感情的体验翻译成言语的尝试，都会让人陷于一种尴尬的境地：一方面面临着会坠落到平庸乏味之中的危险，另一方面也同样面临着会深深掉进庸俗拙劣之中的危险。与描述之前从未尝过的木瓜的味道相比，在表达感情方面，词语的命名的（指示意义的）价值还要更少一些。如果有人说："我爱你！"，那么这到底意味着什么呢？有很多冲突都可以把人们的共同生活变成地狱，这些冲突之所以产生，就是因为每一个他或她都自以为自己知道，这样的一句话**在客观上**意味着什么，他或她以为：这句话的客观含义与对于他或她来说**在主观上**的含义是一模一样的。

要想谈论感情，我们其实是根本就做不到的。然而我们也不需要保持沉默，毕竟总还是存在着某种可能性，可以利用词语的弦外之音、利用语言的隐含意义来表达感情。文学创作和诗歌就是从这样的语言使用中赢得了它们的意义。它们发出某个声音，创造出一种情调；谁如果认真地听，就会随着一起心荡神驰——于是就产生了某种形式的共鸣。

用词语来表达感情，我们可以把流行歌曲或其他通俗音乐的歌词——抛开对这些歌词的艺术价值的评判不谈——看作是这种尝试的经典范例。电台每周播放的流行歌曲演播节目就是个温度计，用它可以测量整个国家的感情热度或冷度，这是对唱片销售者进行全民公决的结果。在这些风靡一时的节目中，歌词与音乐的组合赢得了如此多的赞誉，以至于成千上万的人，有时甚至是几百万的人愿意把自己的钱花在搞到恰恰是这些唱片上。即使歌词并不一定具有决定性的作用，但是它必须得与音乐相配，它至少不能破坏音乐在感情上的作用（"我无法满足"①应该很难和着"维也纳，维也纳，你并不孤独"②的旋律唱出来）。

如果我们去看一看，爱情和热恋作为被咏唱得最多的感情在流行歌曲里是如何表现的，那么就会发现，它们涉及的是强烈的躯体感觉（这里包括"感觉"这个词的每一层意思③）。这总是与极端的对立有关：火与冰，趾高气昂与垂头丧气。如果我们把收音机打开，那么我们每一个人都会找到相关的例子，所以在这里就不需要一一列举它们了。基本上可以确定的是，在大多数情况下，爱情和热恋涉及的是变化了的躯体感受。当一个人饶有兴致地受虐般地遭受到此类改变的时候，变化了的躯体感受就会随之而来。按照物理化学的说法，伴随着体温上升，特殊的重量和聚集态也会发生变化。首先是发热、激动、变得轻飘飘的、振奋、升上了七重天，最终因与所爱的人完全

160

---

① 原文为英语"I can't get satisfaction"，是英国滚石乐队的经典曲目之一。

② 这是歌曲《维也纳，我的梦幻之城》（Wien, du Stadt meiner Träume.）中的一句歌词，该歌曲由奥地利作曲家、作家鲁道夫·西克齐恩斯基（Rudolf Sieczyński）创作，旋律有华尔兹的曲风。

③ 德文中 Sensation 一词既有"感觉"的意思，也有"轰动"的意思。

融化在一起而自我瓦解，并从中获得了满足。针对他或她的界限消除了，两个人之间的外部差异已经不再构成差异了。两人合二为一，两人彼此等同起来，同心同德。我们永远也不愿分离，没有了你我就不复存在了，我无法活下去……

从这类歌词中得出的爱情和热恋的画面，与哲学家们所提供的分析之间，其实并没有太大的差异（只要我们不去在意，哲学家们通常来说是不会创作出在短时间内能够卖出与歌词近似的量的文章的）。

这类哲学上的解释说明的一个经典例子源自柏拉图。他在《会饮篇》中借阿里斯托芬之口为热恋现象给出了下面这个虚构的解释：最原始的时候，"人曾经有三个性别，不像现在这样只有男和女两个性别，而是还有第三个性别。这第三个性别是男女两个性别的共同体，这种人的名称现在还保留着，但是人已经绝迹。阴阳人便是当时的人的性别中的一种，从形态到名称都是由阴阳两性共同组成的。（……）此外，这种人的整个形态是圆的，背和胸共同围成了一个圆形。每个人都有四只手，和手一样腿也有四条，还有两副面孔，四个耳朵，另外生殖器官也是两套。所有的其他部位都依照一个人的样子而翻版。（……）这种人的体力和精力都非常的强壮，而且还有很大的抱负，（……）他们想开辟出一条通往上天的通道，向诸神图谋造反"。

这当然是行不通的，诸神都不愿意有人来剥夺他们的权利。经过长时间的思考之后，宙斯给出了一个主意：把这些人给劈成两半，这样他们就必须得停止自己的"放纵捣乱"了。他们被分割成两半之后，不仅力量削弱了，而且数量也变得更多，而且因此对于诸神来说也更有用了。"宙斯说，如果我发现，他们继续图谋造反，不安分守己，那我就要再一次劈开他们，这样他们就会像陀螺一样用一条腿走路。宙斯一边这么说着，一边把人劈成了两半，就像人们要做密封罐里的果酱时切水果那

161

样，或者就像人们用细丝来切鸡蛋那样。"宙斯还命令阿波罗，把这些人的脖子给扭转过来，这样他们就始终都能看到被劈开的那一面。此外，还要把截开的皮肤一起拉到肚子上面，并且打个结——完成之后就有了肚脐，作为"古老事故的纪念标志"。这时候，即在分割开了之后，"每个人就都渴望着自己的另一半，如果他们相遇了，就互相拥抱在一起，彼此缠绕合拢。因为他们不想再分头行事，因为他们对共同生长满怀渴望，他们最终死于饥饿以及其他的疏忽。"通过对生殖器官进行了几个小的调整——把它们移到前面——宙斯创造了一个可能性，即把愉悦和实用结合在一起。"这样一来，如果一个男人遇到了一个女人，那么他们就在拥抱中共同孕育，创造出子孙后代；如果一个男人遇到了另一个男人，那么通过这场团聚，他们也会获得满足，并神清气爽地转而从事他们自己的事务，去处理生活的日常工作。自很久远的时候起，人与人之间的爱情就是天生固有的，其目的是为了能够重建最初的本性。爱情试着将两个人合而为一，去治愈人类的本性。"[112]

如果我们放弃去寻找这一类的深入而详细的解释，如果我们把从位于局外的观察者的视角所获得的观察与从观察者的内部视角所获得的观察联系在一起，并且对此就已经感到非常心满意足了，那么我们就能够描述感情所具有的一些互动作用和社会作用（即使我们一直都还不知道，**感情**这个奇怪的东西到底是什么）。

热恋和爱情——我们可以散文般地如此描述它们——很显然拥有的作用是：让新的、超越了**个体**的器质单元框架的**社会单元**产生出来。这正与阿里斯托芬所描述的内容一致。热恋和爱情促使人们联合在一起，共同去做那些他们独自无法做的事情。

162　　猛烈的热恋，充满着性的欲望，它可以被看作是对**个体的生命体系统**的一场特殊的扰乱（摄动）；一种刺激、激动和兴奋，扰动了日常进程和行为模式的理所当然。这些遭受了此等混乱的可怜的或幸福的受害者们，他们注意力的聚焦以一种极端的方式被缩窄了：他们想的只有他、她或某个它。他们"失去了"——多么美妙的一个说法——自己的"头脑"，这正好就意味着——既不多也不少——他们通常的思维和行动的价值标准看起来已经不起作用了。他们当前的兴趣点在很大程度上都围绕着某个另外的人在转，好像这个人散发着一种魔法般的吸引力似的。如果这种感情是建立在相互的基础上的，那么两个人就都会努力去亲近对方。他们首先是朝对方走过去，然后才会互相冲击。只有当他们达到了**结构性连接**的一种非常独特的形式的时候，他们才能重新获得平静：这就是躯体上的性的形式（终于很幸运地为理论观点挑中了一个概念，因此这个理论观点在感官机能上的含义立即就能一目了然）。感情就是个大皮条客，它们促使——不仅是在性的方面——人们进行合作和交际（必须承认：这是个非常干巴巴的词语选择）。它们也许还可以是很多其他的东西，或具有很多其他的作用，但是这个功能它们肯定也是有的。

如果两个人彼此间的吸引力超越了热恋的当下，那么他们之间就会产生束缚。两个人会一起度过更多的时间，如果他们像自己所希望的那样可以做到的话；这比按照可能性的规律而产生的偶然在一起的时间要多。他们拥有更多的机会，可以直接进行彼此间的互动，可以互相扰乱并重新让对方平静。他们不可避免地会经历一个共同的发展过程，会经历共同的事件。他们共同商量，如何就他们的关系现实，就行为方式、言语、手势的含义取得一致性。他们创造了一个他们自己的、独一无二的、共同的文化。这个作用在没有充满感情纠缠的情况下也是可以实现的，包办婚姻就是一个例子。它当然也可能是另外的样子，但是此处描述的这个样子也是可行的。这类感情——

其特征正像用"爱情"这个概念所刻画出来的那样——带来的一个可能的、其作用超越了当下的结果是：发展交际系统，组成伴侣和家庭。

163　　　还要重新再强调一下：把感觉的这几个作用给描述出来，这完全不是对感觉做出解释；这只是对行为层面上的现象进行说明，并对体验层面上的现象进行归纳。令人感到不同寻常的是，那些可以被描述为爱情的作用的行为方式，与被行为学家称之为束缚的内容是非常吻合的："吸引力推动着个体去追随他的伴侣，如果伴侣向前走动的话；如果伴侣待在原地不动，那么个体为了取悦于他也会待着不动；或者如果伴侣消失了，那么个体就会积极主动地去寻找他。针对束缚（洛伦兹①也将其称之为枷锁）而言，被要求的不再是一个独特的运动方式，而是某个运动方式出现的某个条件或场合……因此，我们用束缚这个词表达的是：能够自由移动的个体彼此待在一起或待在某个地方。"

　　从事动物行为研究的科学家们，只能够接触到那些直接从外部可以被观察得到的行为。他们无法去问他们的野鹅：你们感觉如何？在思考什么？在想什么？为什么你们这么做或那么做？然而，因为在这一过程中，把来自内部视角和外部视角的观察混淆在一起的危险要小一些，所以这个不足之处也就得到平衡了。但是，"束缚"却只能非常勉强地按照下面的方式来定义："一般来说我们必须要求，用偏爱这种形式来对社会束缚进行描述，也就是说，要指出偏向于或只是针对某个客体、地点或个体的那些行为方式。这种行为方式所偏向的那个个体，按照定义来说就是伴侣；……如果在个体之间互相发展了偏爱，

---

　　① 康拉德·洛伦兹（Konrad Lorenz，1903—1989），奥地利著名动物学家，鸟类学家，动物心理学家，也是经典比较行为研究的代表人物。

那么所产生的结果就是，社会的互动不再是偶然的了，而是按照某种方式编排着出现的。这个秩序（谁要和谁发生性关系？谁抚养下一代？哪些个体要共同去追逐猎物？等等）我们就称之为社会结构。"[113]

　　束缚以及从中产生的社会结构很显然具有生物学的基础。如果我们满足于关于社会结构产生的这个描述，那么就会确认，在人和（某些）动物之间的相似性是非常大的。因为我们作为人在观察人的时候拥有既可以从外部也可以从内部来观看的优势，所以下面的这个看法就很容易理解了：无论对于人还是对于动物来说，社会束缚的发展都可以被看作是感觉的功能之一。　164　恰恰是人的行为的这个方面，即按照"健康的人的理解"被标注为"人性"的这个方面，也许就是我们的动物遗传的一部分。这样看来，鳄鱼和马也都是相当具有人性的……家庭之间的这种相似之处大概可以在我们大脑的那种奇形怪状拼凑而成的结构中找到其根源。脑科学家麦克林①通过下面的语句来描述这个问题："人处在一个进退两难的境地。从原则上看，他天生就给配备了三个大脑，这些大脑尽管在结构上存在着千差万别，但是还必须得共同运转。最古老的那个大脑从本质上看源自爬行动物时期，第二个大脑是由低级哺乳动物遗传来的，而第三个大脑是在哺乳动物时期发展起来的；在灵长目动物那里大脑达到了它的最高峰，并从那时起就把人变成了今天的这个样子。

　　如果我们用比喻的形式把这三个大脑说成是一个大脑，那么我们就可以讲：如果一位精神科医生要求他的患者躺到沙发椅上去，那么他就是在强迫患者，在一匹马和一条鳄鱼边上躺下来。鳄鱼大概准备挤出几滴眼泪，而马也许会高声或轻声嘶

---

　　①　保罗·麦克林（Paul D. MacLean，1913—2007），美国脑神经家，在生理学、精神病学和脑研究领域做出了突出的贡献。

鸣几声，但是如果要求它们用言语来表述自己的麻烦，则马上就会清楚地看到，它们并不具备这个能力。"[114]

说话和思考是与人脑的系统发育最年轻的那些部分连接在一起的。因此，马、鳄鱼和屎壳郎所给出的对世界的描述，必然与人对世界的描述有所区别。前者的描述是不会被文化的和语言的结构所影响的。不过，鳄鱼也会描述自己的生活世界：它们表现出自己的行为，它们制造差异。但是，它们从经验中进行学习的可能性就要比人少了。它们不会以与人同样的程度具备发明一个虚拟空间的能力，在这个虚拟空间里，可以对自己以及自己的环境进行想象，并在思维试验中尝试着不同的行动的可能性。不过，鳄鱼在躯体上的遗传使得它们能够在现有的情境中进行必要的区分，并表现出相应的行为。

165　　如果我们去研究一下人的那个所谓的系统发育最古老的大脑区域及其功能，那么就会确定，它们是与感情范围和所谓的本能行为方式紧密联系在一起的：饥饿、性、斗争和逃避。它们在身体上表现出的状态成功地证明了它们在进化过程中的存在。因为大脑总是作为一个在操作上封闭的系统在运转，所以其中的任何一部分都会影响到其他的部分。就像在一个墙壁很薄的出租公寓里那样，事实上每个人都对自己的邻居是否度过一个安静的或喧闹的夜晚拥有否决权。因为缺少彼此间的界限划分，所以就会产生组织上的问题，如果这些模式彼此不相配的话。或者换个说法，以便能转到描述的层面上来：如果想法与感情不相配的话。

从此类不相配中所产生的冲突，首先涉及的是人际关系的领域，这是因为我们的感觉在很大程度上决定了我们针对其他人的行为。

情感具有社会的功效：情感要么把个体连接到更大的社会单元上去，要么就是把这种连接和束缚给解除掉。在这个五花八门的范围里，热恋、好感和爱情是其中的一个方面，它们对应着位于另一端的反感、厌恶和憎恨。正像"反感"这个概念所表达的那样，这里涉及的是行为的运动方向，是对距离的追求。其后果就是：直接的互动变得不太可能了，相互间的刺激、激动、兴奋和安慰变少了，交际变少了，发展出关于现实的一致性的必要性和机会都变少了。

充满仇恨的、把另一个人杀死的愿望以及尝试，只是展现了对划分界限所做出的努力的一种极端的情况而已。一个敌对的邻居，被人杀死倒在公路的排水沟里，他不再拥有通过直接的互动来扰乱别人的可能性了。把他杀死，这让错综复杂的世界变得简单了。眼不见，心不烦。一个潜在的扰动者越快死了，他所能进行的扰动就越少："只有死的印第安人才是好的印第安人。"[①]这是一种非常可怕的简化。

让我们重新回到正在感觉着的人的内部视角上来。感情其实也可以被理解为是对世界的描述，它对个人的行为施加一种独特的、规定的影响。我们从感情所发挥的作用中可以得出结论：人们会通过爱与恨进行内外的区分，会在属于自己的**生存单元**的东西与属于威胁着这个单元生存的环境的东西之间进行区分。

感情的作用在于界限划分，在于针对其环境对某个活着的系统进行定义。被定义为生存单元的自我，可以是一个个体、一对伴侣、一个家庭，或者也可以是某个抽象的量、一个观念（例如祖国、世界革命或真理）。爱情的作用则在于，爱的人与被爱的客体之间的区分消失了。个体行动的目标和动机超越了个体的界限。自己的生存与被爱的人的生存被等同起来了。

个体的生存能力证明了在进化过程中感觉的存在。如果没

---

① 该句出自美国总统西奥多·罗斯福（Theodore Roosevelt）。

有感情，人类就死光了。就算是由于疏忽生育了个人，或者婴儿就像是客厅里的橡皮树或其他的观赏植物那样是通过发芽或抽枝制造出来的，婴儿们也还是需要——就像他们原本被造出来的那样——至少一个关心照料他们的人，当他们冷的时候为他们取暖，当他们渴了或饿了的时候给他们喝的、吃的，和他们说话，触摸他们，抚摩他们，把他们的存在反映给他们。

迄今为止，感觉被证明了对于人类整体——而非单个的人——的存续是具有进化意义的，前提是人们在以面对面的形式进行直接互动。如果出于一时冲动错误地打碎了某个假想敌的脑壳，那么从统计学上看，这并不会对人类的生存造成值得一提的影响。但是在我们的这个拥有大规模杀伤性武器的时代，条件已经改变了。我们只要按一下氢弹的按钮，就会有很多人被杀死，我们和他们没有直接的关系，我们也从来没有亲自遇到过他们，我们也没见过他们、不认识他们。侵略性行动的后果如今不再仅仅局限于少数直接相互作用的人，这就让人类生存的风险发生了变化。这不应该只是个导致悲观主义的诱因而已，因为侵略性行动的后果不会只局限于敌人，它必然会编织一个自身关联的——说得更清楚一些：自我否定的——结。侵略变成了自我侵略。这就更能够促使我们，让感情的权力臣服于更大的生存单元：人类。

快速简化：好与坏、强与弱、主动与被动

为感觉进行命名，这会带来物化的危险，而这个危险是非常大的。满满一桶的爱情，四分之一磅的仇恨，两小块温柔和一小撮悲伤。感情是大或小，是真或假，是新或旧，是多或少……在这个问题上，菜单也同样不是菜肴，地图也同样不是风景。如果我们把地图的特征与风景的特征混为一谈，那么山

脉就呈现出平坦的样子，大洋就呈现出干涸的样子，撒哈拉就是纸做的，地球就是四角形的。如果我们在谈论感情的时候，把语言的特征当成感觉的特征，那么也会发生同样的事情：不同概念（单个的"感情"）之间的界限划分以及它们之间的关系有可能与我们在感觉中所感觉到的东西互相混淆起来。我们不应该自然而然地就把下面这种观点当作出发点：感觉的动力是符合语言的秩序原则的。但是另一方面，我们又不得不使用词语关于感情进行谈论，如果我们想与其他人讲个明白或者甚至从学术上对感觉的现象进行深入研究的话。归根结底，感觉是极其私人的事情；谈论自己的感觉，这终究是一种跨越界限的行为（"打开"—"关闭"），是把对于局外人来说无法直接接触到的感受范围给开启了。但这并不是感觉本身，而是对感觉的（二阶）描述。

　　对于两个人来说，谈论位于这两者之外的第三方是容易得多的事情：关于天气、邻居、叛逆的孩子，或者关于任意某个对象。在这个"客观的"、所有参与者都可以以同样的程度来感受的范围内，就现实、就现象的含义以及恰当的语言使用达成统一，这相对来说并不会有太大的麻烦。而以一种合适的方式来谈论感情，则要困难得多。客观化的可能性，对含义进行限定和排除的可能性都是有限的。我们可以用食指指着一个水平 168 支撑于某些个腿的平板说，这是"桌子"。如果我们这么说了，那么听我们说话的那个人就不会仅仅只是把它理解为所指的物品，而且也会把它理解为"桌子"这个词的意义。

　　相较于物体的范围而言，在感情的范围内在指与所指之间进行区分的可能性要小得多。对于其他人来说，能够从外部被感受到的永远都只是某个人的行为，而不是他的感觉。就比如说，一个人羞得满脸通红，另一个人害怕得牙齿格格打战，第三个人由于悲伤或愤怒而开始哭泣。感觉与独特的行为方式之间的这种紧密结合，表现在与感情有关的语言表达的多义性上面。因此，从根本上说，如果某个人激动地讲，迈尔先生和舒尔茨女士"互相爱着"，那么没有人能够准确地知道他的意思是什么。他有可能是在谈论这两个人之间的感情，也可能是他们关系的某种形式，或者被某个观淫癖者从钥匙孔中观看到的他们两人眼下正在一起从事的活动。在这种情况下，关于感情的陈述就无法与关于行为方式和关系的陈述互相分开了。

感觉、关系定义和行为之间的这种紧密结合，在心理语言学家奥斯古德①及其同事的研究中得到了证实。[115] 为了能够掌握感情的主观含义内容，他们发展了一个程序，通过这个程序，他们能够在二十二种不同的语言中，把握那些承载着情感的概念所拥有的含义的共同之处。根据他们研究的结果，只要是有感情的地方，就可以在三个彼此独立的含义维度上进行区分：在**强与弱**、**主动与被动**、**好与坏**之间。

对于这个庞大的生活（生存）游戏的参与者来说，这三个含义维度上的评价足以让他们能够做出决定了。一个游戏的内部观察者与外部观察者之间的本质区别之一，就是游戏的参与者并没有很长的考虑时间，他必须在危险的情况下**迅速地**这么做或那么做，或者不这么做或不那么做。因此，他需要一张非常简单的示意图，以便不需要经过长时间的斟酌就能在此时此地找到方向。任何一个努力着做出有细微差别的评价的人，都会受到世界所具有的巨大的复杂性的威胁，让他变得没有行动能力。如果他总是想权衡所有的因素，把所有可能的观点都纳入进来，并且把每一个想得到的错综复杂之处都先在头脑里过一遍，那么他必然会麻木无力地躺在他的床上不动，避免任何

① 查尔斯·埃杰顿·奥斯古德（Charles Egerton Osgood，1916—1991），美国心理学家，致力于学习理论及其实验研究，提出了具有重要影响的学习迁移模型。此外，他创立的语义分化法被广泛应用于人格、临床以及职业选择中。

一个运动（不过这同样也会引起严重的后果）。

很显然，感情为世界提供了一个*以自我为中心的*分析，这个分析既足够简单又有足够的差别，能够让我们在世界中迅速地采取行动。我们甚至可以思考，感觉是不是必须被看作是行动的一部分或准备阶段呢？毕竟，从内部视角体验到的作为感觉的东西，经常与躯体上的（警报）反应相联系，而后者则为某些行为方式（例如逃避和斗争）创造了身体上的前提条件。无论如何，从感觉到行为进而到行为的改变的道路都不是很遥远。某些感情会提高或降低个体的某些行为方式的可能性。

我们和石器时代的人一样，很显然是通过自己的感情来区分：*一个关系到我们自身以及我们把自己与其等同起来的生存单元*的人、动物、植物、事物或行动是主动的还是被动的？是强的还是弱的？是好的还是坏的？我们当然不知道，它们或者它是否*确实*如此。但是，如果我们相信自己的感情，那么我们表现出的行动，*就好像它确实是这个样子似的*。

在由这三种维度所组成的含义空间里，所有令人在感情上感兴趣的一切都在发生着。世界文学里戏剧艺术的图谱，有关乡土电影、西部电影和动作电影的陈词滥调，还包括电脑游戏或政治宣传的规则，都遵守着这张示意图的分隔线。这总是与恶势力和受到威胁的真善美之间的斗争有关。贫穷的、孤苦无助的寡妇和孤儿（=*弱的、被动的、好的*）被引渡给富有的、有权有势的暴徒（=*强的、主动的、坏的*）。被剥夺了遗产和权利的复仇者登台亮相（=*强的、主动的、好的*），并重新建立了正义和秩序。虽然这三种性质的组合的可能性是有限的，但是对于塑造主要角色的性格特点来说，它们已经足够了。

如果我们相信自己的感情，那么这个世界就充满了可以被简化为——从数学上看必然如此——少数几种可以进行区分的类型的客体和人。这就是素材，可以用来塑造正面的或反面的被理想化了的英雄形象，并且构想他们的行动。在这些素材中，善与恶之间被分割得泾渭分明，"要么全部–要么全不–原则"大行其道，存在着一目了然的非此即彼、非黑即白。

存在于这样的一个感情世界里的关系，其数量和形式也是有限的。从这种形式的描述中所产生的行动的必要性，呈现出一种具有强烈心理暗示的必然：那个"坏的"人或事必须保持弱的和被动的状态，而那个"好的"则必须积极主动，并且让自己变得强大，诸如此类……

感觉所具有的理想化的和简化的内部视角，通过在个体和集体的精神发展过程中的思考的准外部视角得到了分化，并遭到质疑和评论。这张"主动–被动–强的–弱的–好的–坏的–示意图"到底应该如何填上内容？这不仅仅决定了个人所特有的独一无二的价值观和世界观，而且也决定了社会系统、文化和团体系统、工业企业、机构、党派以及—— 首先是——家庭所特有的独一无二的价值观和世界观。

互相对立的趋向的平衡——生活与逻辑之间的差异 II

我们总是带着感情来评价在我们身上以及在我们周围所发生的事情，来评价我们的或他人的做与不做。要是我们在感觉的同时不进行思考的话，那么我们所感受到的世界，似乎是没有矛盾的、按照简单的对立来排列的、非黑即白的。因为我们很少能够做到只是感觉，所以这个世界就失去了它那美丽的、但也是可怕的简易性。

我们的感觉是与当下相连的，它不知道时间这回事儿，不知道昨天和明天。它促使我们去行动、去逃避、去斗争或者意志消沉地屈服于我们无法改变的命运的安排。它所呈现出来的，是卷入到这些事情中的那些当事人所拥有的看法，这些看法毫无疑问是愚蠢狭隘的。而思考则不然，思考开启了丰富多彩的新视角。我们可以把自己想象到局外观众的虚拟立场上去，可以像他们那样从左从右、从前从后、从上从下、从在此之前或从在此之后来观看。于是，我们的图画就变得更加丰富多样了，一张平面的黑白速拍照片就变成了一出戏剧，它的主要演员穿着光彩夺目的彩色戏服，准备去尝试各种不同的行动方案。我们的思考为我们打开了进入一个虚拟世界的通道，在这个虚拟世界里，我们获准可以调换我们的决定。我们试验着来采取行动，并去体验一下——完全是不受约束地，只是看看而已——与此相符的感情。然而，这个可能性却把我们的生活变得复杂了：谁拥有选择，谁就拥有痛苦。

从狭隘的当下视角出发看起来是好的那些东西，突然之间就显现出坏的样子，强的变成了弱的，主动转换成了被动。谁敢于擅自思考，谁就必然会陷于冲突之中。他失去了去过一种不带有矛盾心理的生活的能力。极度幸福的大概只能是那些头脑简单的愚笨的可怜人。因为无论我们做什么还是不做什么，无论发生什么事情，永远都会有好的以及坏的结果。从外部以及从长远来看，我们能把握的永远都只是那些矛盾的方面——它们可以或必须被评价为是对立的。

这就是个悖论：我们的不矛盾的感觉，与我们的不得带有矛盾的、符合逻辑的思考共同作用，就产生了矛盾心理这个现象。只要我们仅仅在此时此地进行感觉，那么这个世界就是没有矛盾的。如果把时间纳入进来，把其他的可能性考虑进来，那么彼此冲突的感情就会同时在一起——纠结矛盾地——被体验着。

矛盾心理的一个最著名的例子——因为它在全世界的范围内被如此多的心理学教科书念念不忘——大概就是面对苹果时所体验到的那种矛盾心理了吧。我们可以保留着这个苹果，然后当那个糟糕的时刻出现的时候，即饥饿变得巨大无比的时候，我们就可以吃掉它。为此我们必须付出的代价，就是放弃此时此地对苹果的享用。如果我们立即就把它给吃了，因为我们现在正好就感觉到了对它的兴致，那么我们以后就不再能够拥有它了。这个苹果的例子之所以如此受人欢迎，很可能是因为它通过移置和压缩唤醒了联想的广阔空间，例如它让我们想起了夏娃在天堂里的进退两难：矛盾心理是必须为智慧树上的果实付出的代价。

在语言的描述里，以及在我们的与语言相连的思维里，一个相对来说比较高的单义性的程度是可以达到的，但是行为却总是更加多义的。我们对自己以及对世界所完成的一阶描述和二阶描述，它们之间的冲突是预先就编排好了的。我们的语言具有强烈的心理暗示作用：好像我们只有一个选择似的，**要么**跳到那个写有"好的"字样的格子里，**要么**跳到那个写有"坏的"字样的格子里（跳到带有"英雄"或"恶棍"标签的格子里，跳到带有"行为者"或"受害者"的格子里，诸如此类）。语言上的描述是通过二元区分来排列的；位于这些区分的界限内的内容，否定了所有位于界限外的内容。如果我们看一看行为的层面，那么就会清楚地发现，否定与否定并不相同。我们可以区分出两种不同的否定形式，即主动否定和被动否定。哲学家乔恩·埃尔斯特①遵循着康德的观点创造了这两个概念，他给出了下面三句话作为例子：

"I. 人A相信句子P的真实性[简称：A相信P]。

II. 人A相信P，这是不符合事实的[简称：并非A相信P]。

III. A相信P的对立面[简称：A相信非P]。

---

① 乔恩·埃尔斯特（Jon Elster，1940— ），挪威籍美国人，当代著名社会学家和哲学家。

　　句子II是对句子I的被动否定；句子III是对句子I的主动否定。"[116]

　　"我不爱你"这句话是对"我爱你"这句话的被动否定；"我恨你"则是主动否定。宣称"上帝是不存在的"是对上帝的主动否定，而"我不知道上帝是否存在"这句话则是对上帝的被动否定。谁不赞同纳粹，谁就是被动地否定纳粹；谁进行反抗，谁就是主动地否定纳粹。

　　如果**放弃**某种行为方式，那么这涉及的就是对这种行为方式的**被动否定**（他不赞同某个谈话对象的观点；他花钱不节俭或吝啬；他表现出并不意志消沉和情绪低落的样子；他不是"左派"政治观点的追随者）。如果与此相反，**做了**某件拥有相反含义的事情，那么这涉及的就是**主动否定**（他不仅不赞同自己谈话对象的观点，而且还反驳他；他的行为举止不仅不节约，而且还很浪费；他不仅表现出不意志消沉的样子，而且还兴高采烈、手舞足蹈；他不仅不是"左派"政治观点的追随者，而且还是个"右派"。）通过被动否定这个可能性，原来的那个只拥有"要么–要么"的含义系统，变成了一个除此之外还拥有"既不–也不"的含义系统。然而，即使这样，可能性也并没有被穷尽。一个活着的有机体的行为方式，可以——经常是必须——被赋予矛盾的、在逻辑上自我否定的含义。这就与亚里士多德的逻辑发生了冲突："互相矛盾的句子不可能都是真实的"，以及"……同样的东西同时并在同一个方面既适合又不适合同样的东西，这是不可能的"。[117]这个绝不可能矛盾的句子是与一个戴着眼罩的视角捆绑在一起的，戴着这个眼罩我们只能从**一个方面来同时看同样的东西**，并且放弃在不同的时刻采用不同的视角。只有当我们撇开世界的活力与转变不予考虑的时候，这才能行得通。

　　生活处理矛盾的方式与逻辑处理矛盾的方式是不同的。生活"扬弃"了矛盾——带有双关的意义：生活既克服了矛盾，通过把矛盾拼凑成新的东西的方式；生活又保护了矛盾，让矛盾不要丧失。[118]活着的系统必须始终对矛盾的趋向进行平衡。它的结构的稳定性取决于，它得保持运动的状态。在大风中不能弯曲的树是要折断的。这是一个"系统式的对抗"[119]，它赋予了生活过程以独特的特征；这是一根钢丝绳，不断遭受着失去平衡的威胁。走高空钢丝的杂技演员必须得持续地保持运动的状态，并且做小的钟摆式运动，这样他才能既不从右边也不从左边跌落下去。在这一过程中，他必须在**相反的**方向上运动，**既向右也向左**。

这幅世界的图画——在其中我们应该可以描述出带有矛盾心理的、彼此在含义上也互相矛盾的行为方式——还需要一个"**既–又**"的跳房子格子。原来的那个"要么–要么–游戏场"变成了一个带有四种可以互相区分的含义的进退维谷的场地。

让我们把走钢丝演员当作例子，因为他的平衡技巧可以让我们看到保持生命的平衡过程的必然性和可能性。对他来说有四种可能性供他选择（图29）。他可以**要么向右要么向左**运动，**既向右也向左**运动，以及**既不向右也不向左**运动。

如果他只向右或只向左运动，那么他就会从钢丝绳上掉下去。他有两种可能性来保持自己的平衡。他要么放弃任何一个向右或向左的运动，也就是说，他试着被动地防止从右边掉下去和从左边掉下去；要么就既向右运动也向左运动，这就是说，他主动地防止从右边或从左边掉下去。正像任何一个曾经尝试过走钢丝的人所知道的那样，静态的平衡，即通过放弃任何一种运动而达到的平衡，是相当靠不住的。最小的一阵微风都可能导致灾难，最微小的外部变化都可能导致坠落。生存的范围被极度地缩窄了：只有一个单一的点。与此相反，围绕着这个平衡点进行摇摆，就可以平衡各种各样的扰动和扰乱。生存范围变得宽泛了，动态的平衡变得稳定了。

	不做	做
做	要么 向左	既 向左 也 向右
不做	既不 向左 也不 向右	要么 向右

图 29

现在我们来看一看这位走钢丝演员的数年训练过程吧。他的环境、这根钢丝，或者作为代理人的父母——他们自己多年以来就在钢丝绳上进行着平衡，他们知道必须如何来对付钢丝绳——都给了他哪些行动指示呢？他们一定给了他那个互相矛盾的重要信息：你要向右动，**并且**向左动！这是一个双重束缚吗？其评判标准看起来是得到了满足的：一种性命攸关的关系（杂技演员和钢丝绳之间的关系），在逻辑上互相排斥的要求（谁如果**在**右边或向右运动，那他就无法同时**在**左边或向左运
动），场地（钢丝绳）无法退让，元交际也不可能进行（像钢丝 175
绳这种不言不语的东西也几乎不可能思考）。但是，走钢丝演员并没有因此而发疯。他先后相继做出了向右和向左的运动，并且把这两种“部分运动”所具有的不言而喻的对立，通过一个更高层次上的新的整体——即钟摆式摆动——给消除了。他不仅仅是在空间里运动，而且也是在时间里运动，是时间赋予了他解除矛盾的可能性。这看起来是如此的理所当然，以至于在此专门提到这个问题甚至让人感到有些难为情。这样的一个矛

盾的行动指示只有在下面这种情况下才会变成双重束缚，即如果时间作为一个虚拟的（流逝）空间不能拿来使用的话。我们对某个人的存在所做出的陈述，就属于这种忽略时间的情况。只有当我们谈论行为的时候，时间的过程才会得以描述。如果我们说某个人**是**什么样的，那么他的行为就被翻译成了**性质**。在这种情况下，**持久性**就被当作了前提，世界的可变化性就被忽略了，对时间的流逝也置之不理。双重束缚只有在下面这种情况下才会产生，即向某个人布置了有关他应该**是**什么样子的矛盾的任务：一个好人，忠诚并且可靠，强壮并且英俊……

和所有的悖论一样，双重束缚也总是从一个以静止作为前提的抽象概念所具有的特征中产生的，是通过把菜单和菜肴混淆在一起而产生的。因此我们应该不仅仅——正像时不时所要求的那样——禁止使用名词，而且还要禁止使用助动词"是"。因为在我们的世界上并没有什么东西**是**的，所有的一切都在**变化**和**进展**。

9. 疯狂的感觉

赞同和/或反对（掷骰子游戏）

您拿不准，是否应该把这本书继续读下去（是否应该离开您的先生/太太/您父母家/孩子/工作职位等等）。迄今为止您一直是忠诚的、可靠的，把所有的一切都坚持了下来。但是，继续这么做，难道这真的值得吗？这不仅仅只是一个伴随着读者与他的书之间的关系的问题——尽管在大多数情况下人们只是回答了这个问题，而并不是提出了这个问题。为了能够做出决定，请您填写一下下面印制的问卷表。这个问卷表由两列组成（赞同和反对）。请您分别找出六个论据，它们分别与这两种可能性中的一个相符。请您把每一个原因都用一个关键词给写下来——用关键词可以把这些原因代表性地表达出来——并将其填写进相应的列里……

赞同　　　　　　　　　　反对

1.　　　　　　　　　　　1.

2.　　　　　　　　　　　2.

3.　　　　　　　　　　　3.

4.　　　　　　　　　　　4.

5.　　　　　　　　　　　5.

6.　　　　　　　　　　　6.

177　　　　现在您就分别拥有了——连续编好了号码的——六个原因，分别说明把迄今为止做着的这件事继续做下去，这为什么是有意义的；或者这为什么是没有意义的。现在请您拿来一个白色的和一个黑色的骰子。您用白色的骰子来决定，让自己去面对"赞同论据"里的哪一个，用黑色的骰子来决定去面对"反对论据"里的哪一个（这意味着，您要把自己当前的注意力投到哪个论据上面去）。请您注意一下，当您在思考这些论据的时候，您的感觉如何？您在每次掷骰子之间要花费多少时间，这随您的意。您只需要试着留意一下，在不同的游戏变体之间是否产生了不同的时间模式。

　　游戏变体1：

　　请您同时掷这两个骰子，相应地，请您试着同时把两种论据作为您决定的基础！请您依次掷十二次！请您试着根据掷骰子得出的决定来表现出相应的行为！

　　游戏变体2：

　　请您先用白色的骰子掷十二次，然后再用黑色的骰子掷十二次！在这种情况下，也请您试着根据掷骰子得出的决定来表现出相应的行为！

　　游戏变体3：

　　请您重新掷骰子一共24次，这回要一直交替着进行，这次用白色的骰子，下次用黑色的骰子！现在也请您试着按照骰子给您的建议去做！

　　游戏变体4：

　　请您不要依次掷24次骰子！

　　请您自己想出来其他的游戏变体！

"既－又"或"既不－也不"——互相冲突的趋向的同时性

"矛盾心理"和"精神分裂症"[120]这两个概念都是由尤金·布洛伊勒创造的，在布洛伊勒看来，这两个概念拥有非常近的词源关系：矛盾心理是精神分裂症的症状。在此之后，西格蒙德·弗洛伊德在他的有关精神分析的思考中采纳了"矛盾心理"这个概念，用它来描述彼此冲突的、对立的感情——这不仅仅是指精神病性的感情体验。今天，报社的记者们会揣测政治家们、教皇们或流行歌曲明星们的矛盾心理。矛盾心理这个概念已经属于日常用语了，很显然，它所表示的现象，已经不仅仅是疯狂所特有的了。

"在我的胸中，啊，住着两个灵魂！"[121]浮士德，曾经就 178
那么多重要的话题发表过别具一格的言论的他，都已经这么抱怨了。不过，他用这句话掩饰了形势的紧张。如同在所有的合租公寓里一样，合住者之间的关系决定了是否会产生以及产生什么样的麻烦。如果他们中的某一位是主要租客，那么谁在冲突中会达到自己的目的，就一目了然了。但是，胸中的这两个合住者的关系看起来却是平等的，二者是同样的结实强壮——这就让所有的一切都变得那么的困难。

这是个很老的话题，它一直不断地出现在文学作品里。柏拉图说过，灵魂由两个互相对抗的部分组成，并将其与由两匹马拉的马车相比较。其中一匹马漂亮、驯良，而另一匹却很顽劣；这一匹总是追求向上，而那一匹却被重压拖得往地下倒；这一匹带有美好的激情，而另一匹则充满了肉体的欲望。[122]

如果矛盾心理是个如此日常的东西，自远古以来就是每个人都熟悉的，那么下面这个问题当然就会被提出来了：是什么把疯狂的矛盾心理与正常的矛盾心理区别开来了呢？为了能够描述出这种区别，我们可以很好地利用柏拉图的马车的比喻，或者浮士德的合租公寓的比喻。在正常的普通人的矛盾心理中，我们总是与三位主人公在打交道：胸中的两个合住者以及那个宣称这是他的胸膛的人。这个人用一种批判的眼光、带着外部视角的距离来观察这两种相互矛盾的性格。他既**不是**这个也**不是**那个，这就是说，他没有把自己与这种感情或那种感情等同起来。因此，他也没有不假思索地就按照那些互相对立的、与他的感情相关联的行动冲动来行事。他来来回回纠结地容忍着冲突，目的是为了最终在某个时刻选择其中的这一方或另一方——最迟不过就是，当外界发生的事件不再允许他逃避做出决断的时候。或者，他也可以建议一种能够调解矛盾的解决方案，以此来创造性地消除这种矛盾心理和矛盾心理趋向。这样一来，就有了一位房东，他密切注视着他的租客之间的争吵，并做出决定，他要么进行调解并提供一个大家都能接受的妥协方案，要么就把其中的一个合住者给撵出去。或者也可以说，这样就有了一位马车夫，他要么能够成功地指挥两匹马都朝着一个方向跑，要么就带着一匹马继续赶路。

179　　　而在疯狂的矛盾心理中，缺少的正是这个位于局外的、能够进行调解或决断的第三方。体验着疯狂的矛盾心理的人，完全就是那匹**不是**感觉到"吁"**就是**感觉到"驾"的马。两种来自内部视角的、互相排斥的看问题方式和体验方式，以一种飞快的节奏交替着出现。与此相连的行动冲动也被遵循着，一会儿跟得远一些，一会儿又跟得近一些——这取决于从"吁"突变到"驾"的速度。在这种形式的矛盾心理中，矛盾是意识不到的，因为这需要有一个外部的视角。于是，一个行动开始了，随后便骤变为行动的（主动的或被动的）否定。勺子被送到了嘴边，汤却没有喝，而是重新从勺子倒回到了盘子里——勺子被送到了嘴边，汤却又被倒回到了盘子里……诸如此类。笑突然变成了哭，又突然变成了笑，又突然变成了哭；爱突然变成了恨，又突然变成了爱，又突然变成了恨……

非常奇怪的是，那些如此感觉和如此行动的人，却根本不把自己看作是具有矛盾心理的。他对自己非常清楚，爱和恨根本就**不互相矛盾**——只不过更替得快了些罢了。他周围的人——其中首先是精神科医生——从外部观察着这种互相对立的行动方式和感情表达，他们的出发点自然而然就是：一个人的人格、他的愿望和冲动，是不能够从这一分钟到下一分钟就改变的。他们把此类互相矛盾的行为（肯定没错）解释为矛盾心理的表现形式。然而，矛盾心理毕竟是正常的。不正常的只是矛盾心理的排列方式，它被分裂成两个彼此毫无关联的领域，而这两个领域分别都是合乎逻辑的，并且符合"禁止矛盾"的定理。如果这是一对伴侣的话，那么这两个伴侣就会因为他们拥有不同的愿望而分道扬镳，去走各自的路。人的躯体单元划定了天生的界限。

精神分裂症所具有的矛盾心理的特征之一，就是当前从主观上（内部视角）所体验到的不矛盾，从外部（外部视角）看来却是一种极端的矛盾的表现。患者以及他的精神看起来被分裂为两个彼此无法调解的、共同存在的部分：是"精神分裂的"。就连他的面部表情和手势，看起来都像是被分成了两个部分，眼睛可以哭，嘴却可以笑。

这种矛盾性可以通过两种不同的行为模式表现出来："既-又"模式和"既不-也不"模式。在第一种情况下，两种互相主动否定的行为方式组合在了一起，而在第二种情况下，则是两种互相被动否定的行为方式组合在了一起。

让我们先从"既-又"模式开始。在这种模式中——从外界看起来是这样的——互相冲突的趋向**同时**体现在了行为上，纠结矛盾的感情被经历着。高空钢丝绳处于一种剧烈的摇晃之中；在摇晃幅度许可的范围内，它得能既向右也向左摇摆。在观察者看来，这些行为方式和语言表达中的意义，是没办法去领会的，因为它们——按照一致性来衡量——取消了自己的含义。

谁如果想用这种方式来保持自己的平衡，那他就会表现出过于活跃的倾向，并产生所有形式的感情爆发。温柔会突然变成愤怒，狂妄自大会突然变成卑微渺小感，兴高采烈会突然变成无以复加的自我怀疑。他总是手忙脚乱地忙着，做这件事的时候却不放弃做另一件——相反的——事。对于他周围的人来说，他是极其令人难以忍受的；最终他被诊断为急性精神病发作，并被送到某个医生那里或某家医院里，以便让他能够平静下来，对于患者来说，这——除此之外还能怎么样呢——既让他感到轻松又让他感到愤怒。

"既不–也不"模式则呈现出完全不一样的画面。在这种模式中，保持平衡的方法是，要避免任何一种行为方式，只要可以把某个这样的或那样的重要意义归纳到这种行为方式上去的话。那些如此行事的人，在观察者看来就好像是在僵直姿势反射状态下被僵化了似的。他的行为举止非常的消极，表现不出任何一丝想做些什么的意愿或愿望。他长时间地躺在床上，睡很多觉，看很多电视，这样他往往就已经感到满足了。他看起来既没有感觉到什么特别的，也没有在想什么特别的。至于他的内心是什么样子的，这与任何人都没有关系。大家只能猜测，他感觉到了什么，他感觉如何：很可能是"既不–也不"。从诊断上看，这种行为在大多数情况下被归到阴性症状一类，所谓阴性症状，是以缺少基本的推动力和动机——在观察者看来是缺少推动力和动机的表现形式——为特征的。他看起来像是超然于好和坏的，既不要鱼也不要熊掌。

181   同一个人可以在这两种行为模式之间摇摆，一会儿遵循这种模式，一会儿又遵循那种模式。不过，"既-又"模式是非常累人的，以至于从长远——慢性化——来看，按照"既不-也不"模式来生活要更经济一些。在这两种模式中，当事人都可以在互相冲突的趋向之间达到平衡，其方法就是**同时**去经历这些趋向。[123]在这种情况下，他们并没有对矛盾心理进行决断，逻辑上的所有的可能性一直都是存在着的。

对于普通人来说，这两种感情模式是无法去体会的。即使矛盾心理这种现象是每个人都熟悉的，但是大多数人只能做到暂时地在一定的时间里对他们的矛盾心理进行决断，或者——眼睁睁地——忍受着矛盾心理。

还有一个后续的说明：房东或马车夫的比喻不应该被误认为是种解释，它们只能是生动地说明了感觉的（无）秩序是如何产生的。在精神分析的理论中，房东被称为"自我"，"与租客解约"被称为"防御"。不过，即使用这些举足轻重的专业表述也仅仅只是描述了组织过程而已。所有拟人化比较的危险都在于去寻找拟人化的解释：例如房东那令人肃然起敬的动机——要促成和平。我们也许必须得去寻找一些概念，它们不仅要符合我们的直觉，而且还要符合自我组织的理论观点：房东想要拥有他自己的平静，思考、感觉和行动的系统必须得去对付这种扰乱（摄动），并且彼此互相适应。

"要么-要么"——互相冲突的趋向的非同时性

与精神分裂症式的感觉所具有的矛盾心理相反的画面，是由躁狂抑郁症呈现出来的。那些感觉到躁狂抑郁的人，在观察者看来就是疯了，因为他们表现出来的样子完全是不带有矛盾心理的。[124]他们从来不会用一只眼睛笑，同时用另一只眼睛哭。要么是完全地，要么就是根本不；要么是全部，要么就是全不；要么笑，要么哭；要么黑，要么白；要么鱼，要么熊掌。因为缺少矛盾心理，所以他们脱离了在文化上被大家所接受的感觉和行为的诸多范围。于是，情感障碍的诊断书被开了出来，因为这与正常的体验（一致性）不相符：在几个星期或几个月那么长的时间里，患者要么总是有最好的情绪，要么就总是有最坏的情绪——这种情绪与在世界上所发生的那些美好的或可怕的事情毫不相干。

让我们先从这种模式的那个令人愉快一些的方面开始吧：即躁狂症。不过，说躁狂症比较愉快一些，这只是对于那些表现出躁狂的行为举止的人而言。要是他们能够表现出抑郁，那么他们身边那些最亲近的亲属们就能和他们相处得更融洽一些了。在这个问题上，很显然在亲属们与其他的和躁狂者打交道的人之间存在着巨大的差异。在外人看来，躁狂者显得非常有魅力，风趣幽默、充满了各种各样的想法，十分积极主动。如果某个庆典有躁狂的人参加，那么这个庆典几乎不可能不成功。他们会吸引所有的人，大受欢迎，与很多人交流，一点儿都不拘谨。在性生活方面，他们也表现出是个享乐主义者，欢迎所有的艳遇。不过，我们也不应该指望，这样的一个派对无论如何都会是成功的，因为过少的克制和不恰当的过分行为有时候也会导致社会惯例遭到肆无忌惮的轻视。如果我们和一个躁狂的人陷于争吵，那么他那带有攻击性的话语也同样可以是令人着迷的和印象深刻的，就像他之前讲的笑话一样；他的机敏俏皮可以突然之间就转换了形态。如果不恰当的过分行为变成了恼怒，那么躁狂者看起来就不再是那种讨人喜欢的、有趣好玩的人了。

他们总是把自己看作是——没有一丝一毫的自我怀疑——强大的、好的和积极的。他们的行为举止也符合他们的这种自我形象。他们的工作能力看起来是取之不尽用之不竭的。这首先从躯体的承受力开始：不需要睡眠，所有的疲倦都永远消失了，疼痛是那些遥不可及的、无法体会到的世界里才会有的现象。同样，他们在智力上的和社会方面的那种超乎人们想象的能力也被激活了。某些患者在回顾过去的时候讲，他在整个职业生涯中所获得的成功，都要归功于躁狂。他的老板从来没有对他如此满意过，他自己从来没有如此具有创造力过，他与同事的交往也从来没有如此好过，他从来没有像在那段时间里那样做过那么多的工作。即使他随后因为住院造成了工作上的损失，但是这损失在很大程度上也可以通过那段时间里的工作来得到弥补。

然而，这种提高了的积极主动性并不仅仅只是以成功的方式得到利用，它经常还会导致对自己力量的过高评价，特别是在经济方面。在这个问题上，"力量"当然不是一个可以把与社会框架无关的含义给归纳进去的概念。所以，那个住在一套23 **183**平方米的一居室里的退了休的老太太，为她的厨房买了72米长的窗帘布料，她一定是疯了。同样，如果一个22岁的在办公室里打杂的小伙子，既没有继承什么遗产，也没有赢了彩票，突然之间为自己买了辆保时捷，那么大家就会产生疑问：他在买车这件事上是否遭受过正常的矛盾心理？如果亲戚和熟人得出结论，认为这个人不具备做出对自己负责的决定的能力，那么谁也不会对这一点感到吃惊。从外部看起来一清二楚的是，他失去了控制自己的行动冲动的能力。其结果就是，母亲或父亲，妻子或丈夫试着把责任给承担起来，这不仅仅只是指对银行账户的责任。但是，自我感觉如此好的人，并没有把自己看作是病人，一个需要关心照顾或控制的病人——归根结底，他从来都没有感觉这么好过。与所有打算制止他的人之间所发生的冲突，是已经预先就编排好了的事情。

为躁狂症的神驰翱翔所要付出的代价，将在抑郁阶段里索取。到了那时，光彩夺目的自我意识一点儿都不剩了。自我怀疑、卑微渺小感以及衰退感——也同样是完全不带有矛盾心理的——在狂妄自大的位置上冒了出来。感情奔放的愉悦感也什么都没剩下，它突然之间就骤变成了它的反面——绝望的悲伤。

　　这一类的病人都把自己看作是病人，他们往往感觉到自己在躯体上病了、有损伤。躯体的运转不再像平常那样。这首先是从消化开始的，消化失去了原来的那种美好的、令人轻松的规律性，胃口也变得令人遗憾，没什么东西是有味道的。有些女人还会闭经，而某些男人的性能力也不再值得一提，他们反正对参与到一场正儿八经的性活动中没有什么兴趣了。他们持续地感到疲倦，即使通过睡觉也恢复不过来。挫败感和常态化的无精打采也同样属于他们的特征。什么都没劲。

　　他们把自己看成是受到了上帝和世界的惩罚，因为他们过着一种有罪的生活，因为他们既坏又弱。他们的思维一直紧紧围绕着这同一个念头在打转。他们怀疑生活的意义，而往往只有他们什么都不愿意做这种消极状态，才能避免他们去自杀。

184　　躁狂和抑郁的行为方式属于一个整体，它们共同构成了一种模式。同一个人可以在几个星期或几个月那么长的时间里表现出抑郁，然后——中断一段较短或较长的时间，有时可以中断几年——表现出躁狂。也有只经历到一个方面的病人，在大多数情况下他们经历的是抑郁。

　　让我们在此先局限于对既有抑郁又有躁狂的人的研究上。与精神分裂症模式一样，躁狂抑郁症患者的体验和行为在主观上也分别是不含有矛盾心理的。从外部来看，这里缺少的是互相冲突的趋向的同时性，而这正是精神分裂症式的秩序的独特特征。在躁狂抑郁症模式中，互相冲突的趋向是先后非同时排列的。通过要么做这个要么做那个的方式，矛盾就被解除了。互相冲突的两种趋向彼此分列，互相不可调解。正如精神病院的护士和护理员对他们患有躁狂抑郁症的顾客通常所诊断的那样，病人要么"是""兴奋得手舞足蹈"，要么就"是""抑郁得垂头丧气"。[125]

　　当事人的胸膛看起来在几个星期里都只容纳了一个灵魂，苏格拉底的马车①看起来也只有一匹骏马在拉。如果我们假定，人们的生活总是以带有对抗性的趋向为特征的，一定是带有矛盾心理的，那么就产生了——为了能够停留在原来的比喻画面里——下面的这个问题：胸膛里的第二个住客或马车上的第二匹马在此期间发生了什么事情呢？在一段时间过后，他们就又能表现得相当活力四射，这种体验说明了，他们并没有死，并没有被埋葬。因此，他们看起来好像只是暂时被停止使用了，随后又会以新的力量投身到与敌人的战斗中去。只不过战斗并没有发生，因为敌人到那时自己就消失了。按照躁狂抑郁症模式生活的人，其行为举止就像个马车夫，他总是把一匹马的套具给解下来，把马麻醉后放到马车后面载货的地方。一段时间过后，当那匹工作着的马朝着它所喜欢的方向跑得足够久了的时候，而且慢慢地它的力气也消耗殆尽了的时候，第二匹假死的马就会重新苏醒过来。它被从载货的地方给取了回来，并给装上套具。现在，这第二匹马同样也可以自己来决定方向。在马车的这两个部分之间不会产生任何冲突，马车夫也可以心平气和。他可以让两匹马随着它们自己的意愿跑，一段时间过后，他重新到达了他的马车出发的地方。在这种情况下，矛盾心理也不需要被决断。

　　两个互相主动否定的行为方向组合在了一起，因此，在一 185 个较长的时间段内，一种类似于平衡的东西就实现了。不过，

---

　　① 有关灵魂马车的比喻，出自柏拉图的《斐德若篇》（"Phaidros"），该作品以对话的方式，记录了苏格拉底与别人的辩论，其中谈论了爱情与美的哲学问题，因此上文提到的柏拉图的灵魂马车此处也写作苏格拉底的灵魂马车。

从经济上看这是极其昂贵的。这就好比是，一个走钢丝演员让自己从左边跌落了下去，在医院里经过了长时间的休养过后，又重新站到了钢丝绳上，保持了平衡没几米远他就又让自己从右边跌落了下去，诸如此类……

"现在"持续多久？ —— 快与慢的节奏

原文是这样的："一个男人很久没有见到K先生了，他在问候K先生的时候说了句这样的话：'您一点儿都没变。''噢！'K先生说着脸色就变白了。"[126]

仿写的内容是这样的："一个男人五分钟没见到K先生了，他在问候K先生的时候说了句这样的话：'您变化可真大。''噢！'K先生说着脸色就变白了。"

世界在不断变化着——我们就生活在其中。但是我们在大多数情况下的所作所为，就好像这个世界——此时此地——保持着稳定似的。我们只有在经过了较长的一段时间后才会想到变化这回事儿。我们的护照和身份证的有效期仅仅是几年而已，这是因为随着时间的流逝，护照照片与护照持有者之间的相似性在持续不断地减少。现在，世界看起来是稳定的，今后，它会变成另外的样子。

如果我们几年以后重新看到住得离我们很远的亲戚家的孩子，那么我们会非常吃惊地发现，孩子们长得有多快，而我们自己变得有多老。对于我们自己的孩子，我们则需要在厨房的门上画上线，以便能够检查一下，孩子们是不是确实按照他们的年龄成长得足够好。人的变化、成长和发育，通常来说是持续进行的，缓慢而且几乎无法察觉。在较大的时间间隔上——通过断断续续的观察——很多小的差异才会累加起来，它们原本对于持续观察着的观察者来说是不会造成差异的，累加起来之后就成了一个造成差异的差异。

　　现在所有的东西都保持着它原本的样子——今后有朝一日所有的一切都会是不同的样子。那个"现在",即我们指望我们的世界保持着稳定性的"现在",会持续多久呢? 在多长的时间间隔之后我们会由于变化而脸色发白? 而在多长的时间间隔之后我们会由于缺少变化而脸色发白? 对于疯狂的、偏离了一致性的感觉秩序和思考秩序而言,对这个问题的回答具有决定性意义。如果我们赋予带有矛盾感觉的精神分裂症式的分裂以**同时**的特征,而赋予躁狂抑郁症式的分裂以**非同时**的特征,那么我们就是把当前——此时此地——当作一个时间段的基础,在这个时间段里,我们认为可以观察到胸中的两个灵魂。

　　在两个灵魂的或两匹一起拉往不同方向的马的比喻中所描述的同时性,是以一个另外的、空间上的距离形式为前提的。我们把我们所经历到的和观察到的事件在时间上和空间上进行排列。如果我们使用"矛盾心理"这个概念,那么我们就是位于语言描述的层面上;我们必须始终得去检查,看看我们是不是把语言描述的特征与被描述的对象的特征给混淆了。是不是存在着矛盾心理? 我们可以同时拥有几种感情吗? 就像用一只手写字,而同时用另一只手挠痒痒那样? 我们在感受我们的外部世界的时候,我们可以用我们的五官在同一时间里感受不同的事件。我们在收音机里听着新闻,看着电视里的美国家庭连续剧,闻着厨房里煎肉排的味道,感觉着手里的玻璃杯的清凉,并品尝着啤酒,同时用啤酒把沾满调味粉的薯片一起冲进肚子里。所有的这些我们都能不费力气地**同时**做着并感受着。我们也可以快速地领会到变化。如果啤酒杯空了,煎肉排闻起来有一股烧焦了的味道,那么我们就会很快变得不安起来,并以最快的速度采取我们的对策和应对紧急情况的措施。我们之所以能做出此类闪电般的反应,就是因为我们神经系统的一部分把

186

它的信号通过飞速运转的导线（在此确实是指电话模式意义上的导线）发送给了我们。此类所谓的区分[127]系统的感受是被规定好了的，它们是通过感觉器官来实现的。感觉器官与大脑皮层、与有意识的思考和四肢横条纹的骨骼肌肉系统——即我们行动的执行器官——的联系是非常紧密的。

与此相反，在所谓的与我们的脑干和我们的感觉紧密相连的共感[128]系统中，荷尔蒙作为信号的载体也得到了利用。与区分系统的高速电话线相比，荷尔蒙的作用要慢一些，目标也没那么的明确。它所提供的不是被清晰划定了界限的感受，而是模糊的、不确定的感觉。我们所感觉到的，是在我们身体方面187 的、在我们肚子里的、在我们心区发生的变化。这种感觉不能被归到哪个单独的感觉器官上去，因为躯体是作为一个整体在做出反应，并改变了自己的行动意愿（例如准备着去斗争或逃避）。躯体的这种整体性的功能不允许同时拥有两种感情。走钢丝的杂技演员在每一个瞬间也只能**要么**向左**要么**向右摇摆。

很显然——就像在精神分裂症模式和躁狂抑郁症模式里那样——我们的感情一般来说也会在互相冲突的趋向之间振荡。但是我们可以体会到自己是带有矛盾心理的，对这一现象的解释只能是：尽管我们的感觉和我们的行动都改变了，但是我们表现出的样子却好像我们一直都是同一个人似的。同样，如果我们把另外某个人称为带有矛盾心理的，那么我们的这种断言的前提是：他在这段时间里是同一个人，尽管他一会儿表现得温柔亲切，一会儿又表现得充满攻击性。我们是把两种观察集中成了一种，并且构建出了一个与时间无关的人格身份。因此我们也会说，那个走钢丝的演员摇过来**并**摆过去，尽管他在每一个瞬间只能是摇过来**或**摆过去。我们把两个瞬间的部分运动集中成了一个新的、更大的单元。同样是如此，我们把好的杰克尔医生和坏的海德先生融合成了一个——正像大多数的合成品那样——超越了时间的带有矛盾心理的海克尔医生[①]。

正常与疯狂之间呈现出以下几个差别：

（1）疯狂的一个独特的特征是：在任何一个瞬间都是这个或那个行为趋向占上风，这种或那种感觉占优势，一点儿都不纠结矛盾。我们可以把这理解为是人格身份解除的表现。如果在自我描述中不再把昨天、今天和明天的自我形象融合在一起、进而形成一个超越了时间的多维形象，那么性格矛盾的海克尔医生就会重新分解为杰克尔医生和海德先生，那么他们两个就会不矛盾地轮流度过（经历）他们的白天和黑夜了。

（2）在时间的间隔之间存在着差别。在这些时间间隔里，在矛盾心理的两个方面之间，在杰克尔医生的白天和海德先生的黑夜之间，进行振荡。

在精神分裂症模式中，变换发生的速度要比一致性现实的标准所允许的速度快一些。谁如果用这种飞快的方式对自己以及自己的行为进行转换，那么他就跨越了可以理解的界限。在这种情况下，节奏太快，而稳定的时间则太短。谁如果用一个较长的"**现在**"尺度去观察这种人来回折腾，并期待他的情绪能够稳定地持续几个小时或几天，那么这个观察者就会得出结论：被观察的人同时经历着他的矛盾心理的两个方面。

在躁狂抑郁症模式中，当事人脱离了可以理解的范围，因为突变发生的时间间隔要比通常情况长。如果位于局外的观察者重新把一个持续几个小时或几天的"**现在**"尺度作为基础，那么他就会描述出一个矛盾心理没有被同时经历的"要么-要么"模式。

借助《化身博士》的例子，这其实就是这个样子的：在精神分裂症模式中，杰克尔医生的白天和海德先生的夜晚好像飞

---

① 　该人物形象源自美国影片《化身博士》。

快地在变换。地球转得如此飞速，以至于白天和黑夜只持续几分钟或几秒钟，因此这让人很难适应。早上还没等起床呢，就又得重新躺下去睡了；还没开始休息、闭上眼睛呢，天就又已经亮了。而在躁狂抑郁症的节奏中，地球转得要比通常慢，就好像它转一圈不需要24小时、而需要一年（有时长有时短）似的。这半年是杰克尔医生的白天，而那半年是海德先生的黑夜。

这种不同的节奏不仅仅造成了正常与疯狂之间的差异，而且也造成了疯狂的不同形式之间的差异。

10. 个体化的过程

转变（一个不可思议的故事①和另一个思维试验）

当它清晨从烦躁不安的睡梦中醒来的时候，它感到心烦意乱。有什么东西不对劲儿。这个夜晚它仍然是在浴室里度过的，就像往常一样。在浴室里它感到最舒服了。肥皂液在它身上发挥了一种特有的吸引力。只要可以，它就总是会找到一小块又湿又滑的地方，在那里它能感觉到一股潮湿，它喜欢在这潮湿中兜过来转过去。但是，今天与其他的那些日子都不一样了。拂晓的时候——还没到六点半呢——它就打算像往常那样，躲开来自其他合住者们的可怕的目光，它还要从他们那愤怒的、要把它给打死的努力中逃脱出来。当它试着往前走的时候，它的腿不再听使唤了。特别是它那条最强壮的左腿，好像瘸了似的。它试着去感觉它，但毫无成效。它感觉不到它了。它的右腿的情况也好不到哪里去。不过，它能把头向前面深深地弯下去了，以至于它可以看见自己的肚子。它看到了自己那隆起的、肥胖的肚皮，吓得呆住了。这不是梦。大小的等级不对。它变

---

① 这个不可思议的故事改写自卡夫卡的《变形记》，本章节的标题"转变"（Verwandlungen）即为《变形记》的德文原名。《变形记》开篇便讲述了小推销员格里高尔·萨姆莎一觉醒来发现自己变成了一只甲虫。

得平静下来，也完全清醒了。只要闻一闻肥皂液就总是能唤起的那种微微的陶醉感，已经一点儿都不剩了。它今天能把头向下弯得比平常深。现在它看到了一条陌生的腿。当它把自己的后腿动个不停的时候，是这条腿在动。它试着活动一下它那位于很前面的肢体，但是什么也没发生。它什么也看不见，什么也感觉不到。在后背上它感到了一处刺痛，就在那个它以前从来都没感觉到过的地方。它试着把头给转过去，以便能够看看后背。毫无成效。前腿帮不上忙了，它抓腾到了一处小水洼，为的是能看看自己在水中的倒影。它缺了两条腿，它的触角也看不到了，它那坚硬的、能够给予它保护和安全的甲壳也消失得无影无踪。与此相反，它浑身到处都被同一张软软的、易受损伤的皮给包裹着。在肩胛骨的下面还有一道伤口。它到底是怎么把自己给搞伤的，它一点儿都不知道。"我到底发生了什么？"它想。它朝镜子里望过去，看到的既不是母亲也不是父亲也不是其他的某个亲戚。它变成了一只硕大无比的动物。原来的那个雄赳赳气昂昂的屎壳郎变成了一个丑恶的、令人恶心的人……还要再提一句：几年以后，他接受了一个为纺织品贸易而四处出差的工作职位。

　　某些生物在身体外形上的根本性改变是逐级进行的，但有时候这种改变就发生在从这一个瞬间到下一个瞬间之间。不起眼的毛毛虫变成了异常美丽的花蝴蝶，丑陋的丑小鸭变成了雪白的白天鹅，呱呱叫的青蛙变成了童话中的王子……而在人身上，这一类转变通常来说完成得比较缓慢，因此，如果我们对男孩子发育期的变声忽略不计的话，那么这种转变几乎是无法察觉的。嗷嗷乱叫的婴儿变成了会说话的学童，小男孩变成了成年人，风华正茂变成了风烛残年。在童话故事里，市场女贩不再让她的儿子进家门，就是因为邪恶的女巫把他——他的外表——变成了长着长鼻子的小矮人。此类发生于转瞬之间的躯体上的变化，通常都是打破规律的、令人痛苦的例外情况，是事故以及个人灾难的后果，它们把正常的发展给打断了：扳道工被截去了腿，尼基·劳达[①]被烧毁了脸。

但是，即使在这种情况下，改变也从来都不会如此极端，就像在编排美国家庭电视连续剧时所发生的那样。艾莉小姐，这位在达拉斯/德克萨斯的尤鹰家族里受所有人爱戴的母亲[②]，从剧集的前一集到后一集转换过后，观众就再也无法重新认出她来了。她的家庭成员没有一丝一毫的猜疑，他们做出一副样子，好像她仍然还是原来的那个人似的。很显然，制片人与扮演艾莉小姐的演员就片酬的谈判出现了问题。她被换掉了，换成了另外一个看起来与她没有一丝一毫相像的女演员。对于那些在非英语地区的观众来说，只有配音演员那熟悉的声音才能让他们记起原来的那个真实的、"真正的"艾莉小姐。当这个新的艾莉小姐（或者现在应将其称之为：演员？）生病死了的时候，原来的那个艾莉小姐就又回来了，随她一起回来的还有一位真正母亲所拥有的如假包换的爱，她理解并原谅了所有的一切。艾莉的这个替身，虽然她的身体构造是不一样的，她所表现出来的面部表情和手势也是不同的，但是由于编剧是同一批人，所以她保留了同样的性格特点和行为方式，她难道就可以是同一个艾莉小姐吗？这是一个有关在身份认同的发展和保持过程中，躯体特征和精神特征的作用的问题。

---

① 尼基·劳达（Niki Lauda, 1942—　），奥地利前 F1 赛车手，曾获得过三次世界冠军。1976 年，在德国大奖赛的比赛中，劳达的车子起火，他被困车内，致使头部大面积烧伤，肺脏和血液系统受损，但六周后即重返赛场。

② 艾莉小姐是美剧《达拉斯》（Dallas）里的一个人物。该剧讲述石油及畜牧业大亨尤鹰家族中令人欲罢不能的苦涩挣扎以及权力争夺的故事。《达拉斯》由美国哥伦比亚电视网于 1978 年至 1991 年间制作，总计 13 年间播出 356 集，不仅是该公司最长寿的电视剧之一，同时行销全球 56 个国家的电视台，被视为无往不利的美剧经典。

　　与这个问题有关的其他例子：一个年轻漂亮的女孩儿，这么多年来被别人大献殷勤，突然之间发现，她已经年近七十，时代变了。她还是同一个她吗？——在她自己的眼中以及在别人的眼中？如果一个二十岁的女儿向父母坦白，她想要动手术，因为她原本一直应该是个男人，只是因为上天犯了个不幸的错误才被生成了一个女儿身，那么那个从医院里出来的年轻小伙子还是女儿吗？如果四十五岁的丈夫对他的妻子以及十四岁和十二岁的孩子坦白，他想让人把自己改造成女人，因为他多年来都有一种"在事实上"身为女人的感觉，只有改做女人他才能适应这种感觉，那么在手术过后，孩子们还应该叫她"爸爸"吗？

　　在一个变化着的世界中保持身份认同，从中会产生令人发疯的、逻辑上的陷阱，为了能够更加详细地研究这些陷阱，我们还要再做个思维试验：

　　请您想象一下，某个人的生活被拍成了影片。从他的脐带被剪断的那一刻起，他的每一秒钟都被拍成了一张图像。今天，这个人庆祝他四十岁的生日了。在这部影片中，每分钟拍摄了60张图像、每小时3600张、每天84000张。在这四十年的生命中，我们不妨估计一下有十个闰年，那么我们的这部影片就一共由1 265 304 000张图像组成。剪断脐带的那张图像显示的是**个小孩子——这就是说，这是一个不能独立生活并对自己行动负责的人。**与此相反，四十岁生日这天的最后一张图像显示的**是个成年人——这就是说，这是一个能够独立行动并对自己行动负责的人。**

　　从这个预先的设定中可以合乎逻辑地推断：在我们的影片中一定有一张图像显示的是个**不能自我负责的人**，而紧跟着它的下一张图像显示的则是一个**能够自我负责的人**。

　　"这个论证的有效性出自对最小数原理的应用。最小数原理是个数学逻辑定理，它确定了在从1到n的任意一个序列中：如果1拥有某种属性或某个明确的特征，而n没有，那么（在组成这个序列的众多数字中）一定会有一个'最小数'不具有这种属性。"[129]

请您在这部影片的1 265 304 000张图像中把那两张图像给找出来，就是记录下从这一秒钟到下一秒钟所出现的成人与尚未成人之间的区别的那两张图像！请您想象一下，您自己的生活也被用这种方式在图像上记录了下来，那么您的那个具有决定性的一秒钟在哪里呢？是在您18岁生日的时候吗？

如果您感觉到在这个任务或论证中有什么不对劲儿，那么什么是可疑的呢？逻辑上肯定是没有问题的。

根据我们所有的生活经验来看是奇谈怪论的那些东西，在逻辑上却可能是正确的。**最小数原理**为从孩子到成人的瞬间转变的"证明"提供了支撑，它建立在一个预先假设的基础之上：即被研究的特征是可以一清二楚、毫不含糊地进行区分的。假如我们在辨别周围的人是否具有独立生活及对自己行动负责的能力的时候，可以根据他是不是戴着一顶大礼帽而做出判断，那么我们就可以不费吹灰之力地把那两张影片图像给找出来，在其中的一个瞬间，大礼帽尚悬在头部上方几毫米之处，而在下一秒钟大礼帽就戴在了头上。砰的一声！在此还要再一次提醒大家注意一下那些把逻辑的和语言的结构拼凑在一起的原则：它们统统都可以被追溯到区分上去。正像在平面上画个跳房子格子那样，我们通过这些区分就构建出了与周围环境划定了界限的单元；连续统一体就被分成了两个范围。通过这样的界限划分，空间的维度就被分隔成了**内与外**；时间的维度就被分隔成了**之前与之后**。因此，最小数原理有两个方面的前提条件：（1）所涉及的是空间单元（客体、物体、个体）的特征和性质；（2）这些特征的变化是逐级发生的，这就是说，是断断续续进行的。因为每次研究的都是被观察对象的*存在*，所以必须要从存在的一个瞬间跳跃到另一个瞬间。

193　　　只要这些条件得到了满足，那么就可以比较容易地就现实取得一致性了。如果不是这样的话，那么就会针对此类区分的特征而产生冲突。所以，在100米跑中，我们很容易确定谁是冠军，然而花样滑冰就非常困难了。如果我们去数豌豆或苍蝇腿，那么我们是在与**硬的**区分特征打交道，是在与预先确定好了的——在很大程度上与观察无关的——单元在打交道，我们只需要去数它们就是了。但是，在评价一部影片的质量时就必须首先得确定：必须满足什么样的条件才能把"精彩"这个属性赋予一部影片？这类美学上的区分特征是**软的**；确实很难确定，我们是应该把这些区分特征追溯到观察者的性质上呢，还是追溯到被观察对象的性质上？

　　"成年"、"具有独立生活的能力"或"自我负责"这类概念，它们的含义在边界上是支离破碎的和畸形的。如果我们在使用这些概念的时候，遵循着以清楚明确的定义为前提的逻辑规则，那么就会产生逻辑上的问题，就如同在影片中突然之间跳跃到了成年那样。只有粗枝大叶式的、不那么精确的语言使用，才能让我们免于跌入此类逻辑的陷阱；而且也只有这样的语言使用才是恰当的，如果我们是在与软的现实范围打交道的话。

自我描述

　　当我们提出下面这个问题的时候，含糊不清和多义歧义的麻烦其实就已经开始了：个体针对其环境——例如其他人——的界限应该在哪里划分？这就是说，谁或什么可以被看作是**独立的单元**？有关**能够自我负责地行动的个体**的理念，是我们西方的一致性现实的基础之一。我们的法律体系就是建立在这个理念的基础之上的，它还构成了我们的道德观以及彼此之间尊重和蔑视的规则。当我们进行自我描述的时候，这个理念也同样成了我们自我描述的基础，是我们自我价值感或自我无价值感的基础。

我们总是把个体的界限与个体躯体的界限等同起来，虽然这很容易理解，但是这种看上去的清楚明了其实却具有迷惑性。毫无疑问，从外部视角出发，个体的有机体是可以被描述为一个与其环境有明确界限的单元的；不过，如果将其（自己）描述为自主的、具有独立生活能力的，那么这种描述就不一定在每一种情况下都是恰当的。例如，婴儿和幼小的孩子在没有其他人担负起父母角色的情况下，就不具备生活（生存）的能力。如果他们被周围的人描述为独立的、不依赖于他人的，那么这个错误很快就能得到证明：他们会死掉。因此，在与孩子打交道以及对他们进行评判时，适用的是另外的标准；孩子越小，就越不能指望他们能够自己负责。随着一个人从婴儿成长为成年人，在他的发展过程中，人们对他以及他的独立性的期待也会发生变化。他的自我描述也必须得改变。

在我们西方的语言和思维体系中，"个体"这个概念处于核心的地位，它建立了结构。印欧语系的所有语言都是"围绕着由三个或更多的'人称'代词所构成的核心"而组织的。而这些人称代词自己也"围绕着一个中心，我们把这个中心称为第一人称单数"。[130]对于单个人的发展，以及他的行为、他的精神状态的正常或疯狂来说，具有决定性意义的是，他把哪个含义与"**我**"这个概念结合在一起，他又如何把这个含义与其他那些表示其他人的或几个人的概念（"你"，"他"，"她"，"它"，"我们"，"你们"，"他们"）彼此联系起来，在他看来，这些概念以及它们之间的关系会如何及何时发生转变。

为了能够依照互动系统的规定规则来表现自己的行为举止，我们需要一个符合这些规则的自我描述。自我描述的形成、保持和改变——即个体化的过程——与三个核心的含义范围有关：

（1）在自我描述与他人描述中的**先后区分**：我们所经历的是世界的延续性，还是世界的变化和发展？在发展的线路中是否存在断裂？在哪个时间段里需要克服多少变化，才不至于让我们形成一种异化的、人格解体的或现实解体的感觉？也就是说，不至于让我们形成一种不再能够被理解的、失去了外部现实或内部现实的感觉？

（2）个体（他**自己本身**[131]）与他的**环境**（例如其他人）之间的**内外区分**：他——有意识或无意识——把什么定义为**最小的生存单元**，并把该最小生存单元的获得与他自己的生存等同起来？他如何与他人划分界限？他把哪些界限给消除了，也就是说，他把自己与谁或什么等同起来？为了哪些人或哪些机构的、哪些精神价值的或物质价值的生存和安好，他会把责任给归到自己身上？在他眼里，哪些性质和特征构成了他个人身份的独一无二的标志？

（3）对变化进行解释时的**过错与无过错之间的区分**：我们从哪里可以看出来，我们是否必须把对某个事件的责任归咎到自己身上或归咎于环境？比如说，我们自己的或他人的行为方式及其后果，是不依赖于我们的愿望和决定而运转的自主过程的结果呢，还是我们必须对其负责的我们自己的作为的结果？我们究竟有多么强大有权或多么软弱无权？我们自己长大成年到一种什么样的状态了？我们承担责任的能力是怎么样的？我们如何把某个**行动**与**行为**区别开来？

如果有人在这三个领域里进行区分并划分界限，而这些区分和界限与一致性现实的分隔线相差太远并相隔太久，那么他就会进行疯狂的思考和感觉。如果他表现出符合这种疯狂思考和感觉的行为举止，那么他就会触犯那些普遍适用的直接互动的游戏规则，并很有可能最终被诊断为疯狂。

稳定性——不造成差异的差异

我们应该如何来解释我们的这个印象：我们作为一个稳定的、被清楚划分了界限的单元生活在一个稳定的世界中？**身份**与其说是被观察对象的一个特征，还不如说是对其描述的一个特征。如果观察者在两个时间上彼此分隔的（**先与后的**）观察之间能够确定，差异是**不存在**的，那么上面的这个印象就产生了。这要么是因为，观察者没能察觉到这些差异；要么是因为，观察者将这些差异撤开了不予考虑。

我们很容易对小的差异视而不见，以至于经常性地看一看，这会导致我们产生这样的印象：一切都保持原样。观察的连续性引发了被观察对象具有稳定性的印象。这就是那个原因，为什么我们从别人家孩子身上看出来，我们变得有多老了，要比从自己家的孩子身上看容易得多。观察的间断性引发了被观察对象发生改变的印象。这是一种快镜头效应，就如同在翻看老的全家福照片时所能体会到的那样。

没有任何东西像我们的躯体那样，让我们能够并且必须如此有规律地、持续地、不带有长时间间隔地对其进行观察。因为躯体的生长和老化进展得非常缓慢，所以当我们早上起来照镜子的时候，能够重新认出自己来。尽管我们有时也会被自己的外表吓一跳，但是起主要作用的仍然是那些独特的辨认特征：独一无二的忧伤的双眼，说话的声音，特有的轮廓鲜明的嘴唇。我们会不由分说地就对自己油腻的头发和眼睛下面的黑眼圈置之不理，或者把自己的那个熟悉的、生机勃勃的灿烂笑容，以及独特的、刚刚被吹整好的卷发想象出来。虽然一个不那么有魅力的镜子里的镜像会影响大多数人的自我形象感，但是他们仍然能够保有自己就是昨天晚上的那同一个人的感觉。如果我

196

们的相貌变得让人无法忍受了，那么我们就会采取补救措施，在皮肤的脓疮上涂点油膏，找个理发师去整理一下一缕一缕耷拉下来的头发。

我们的自我描述之所以一直都很可靠，这是因为，我们要么没有看到与熟悉的自我形象的偏差，要么就是，即使看到了，我们也会努力让这些偏差重新被看到的可能性变得更少一些。同时，我们的自我形象的改变也是一小步一小步进行的，以至于我们根本就不会发现，它是如何随着时间的推移而发生变化的。要是它真的一成不变，那么我们在某个时候一定会不可避免地对自己的身份认同产生怀疑，并感觉到自己被异化了。

对差异置之不理，我们在与周围的人进行日常交往时所使用的，也同样是这个方案。丈夫把络腮胡子刮掉了，妻子把金发染成了红色，当他们遇到"你喜欢吗？"这个不太自信的问题时，总是回答说："像以前一样！你怎么会这么问？你是不是又给你自己买新鞋子了？"这类小小的改变并不会起到什么决定性的作用。

我们能够对自己的以及他人的形象形成一个稳定的看法，这是因为那些保持着人的躯体的过程表现出了高度的自主性，它们负责让躯体的结构以稳定的状态展现在我们这些观察者面前。个体躯体的外表足以保证个体的不容混淆。如果我们知道了某个人的样子，那么即使我们不认识他，当我们在大街上或镜子里遇见他的时候，也还是会认出他来。面貌极其相似的人毕竟很少。因此，躯体构成了每一个自我描述和自我认同的核心。

197　　但是，躯体的现实并不是在所有的领域里都是同样硬的，它作为观察的结果是可以转变的。谁如果对自己的外表不满意，那他就可以在一定的界限之内对其进行改变。众所周知的江湖大盗要想不被别人认出来，就要求救于著名的整形外科医生。异性癖患者的愿望，即改变自己躯体的性别，也同样是一种尝试，试着让自我描述的现实变得比有机体的结构的现实更硬一些。

此处所谈到的对身份认同的形成而言身体特征所具有的重要性，并不是单单来源于躯体的生物学特点。请您想象一下（又来了），您生活在南非。某天早晨，您发现自己那"美丽至极的"、时髦的、被太阳晒成棕色的肌肤突然变成了"黑色的"，您那"波浪卷发"突然变成了"皱起来的小卷卷"；或者反过来……黑色的肌肤从身体内部感觉很可能与白色的肌肤并没有什么两样：这是一个不会造成差异的差异。但是从外部视角来看就正相反，这是个能够造成差异的差异，而且它在南非造成的差异与在美拉尼西亚或德国造成的差异相比，要更大、更不同。

外貌，美丽，丑陋，一副身强力壮的躯体和红色的头发，这些并不是躯体本身的特征，而是文化背景的特征，是描述系统的特征。当我们在谈论躯体的时候，我们所谈论的——无论我们愿意与否——都永远是社会现象；我们通过我们的词语选择来完成社会评价。反过来，当我们谈到某个社会系统的时候，我们也是在谈论躯体，谈论由躯体来支配操纵的必然性，以及在躯体使用上被利用的或被错过的可能性。在这一过程中，我们不由自主地就进入到了经济的、政治的、道德的、伦理的或美学的评价的层面。

因此，躯体特征只是身份认同的诸多组成部分中的一个，这些组成部分全部都是在与其他人的交际中发展起来的。躯体的和社会的必然性以及可能性无法泾渭分明地彼此区分清楚。它们共同构成了界限，在这些界限内部，不同的自我描述得以产生，而且它们都可以是恰当的。

"我"意味着什么？——对关系的依赖

躯体的必然性和可能性指的是，它们迫使我们与其他人建立关系，它们把我们与其他人的交际变成了我们生存的前提。不过，很有可能这样说要更恰当一些：这其实是躯体的不可能性，是这种不可能性让我们在社会上得依赖他人。

这始于摇篮，止于棺架——其间被一些有局限的独立性的时间阶段给打断。与其他的很多动物不同——这些动物只要一瞥见世间的亮光，就开始忙活它们的生计——刚出生的人不具备独立生活的能力。我们什么时候听说过有某个婴儿，在第一声啼哭过后就拿起公文包去办公室了？婴儿甚至连自己去拿牛奶都做不到。人的这种无能赋予了个体很多种不同的发展的可能性。个体并不是生而带有固定的行为模式，因此他可以让自己去适应很多不同的社会环境及其描述的和规定的规则。谁如果正好可以作为母亲被人使唤着，那她就能决定，孩子该用哪种母语进行思考。

除了躯体的必然性和（不）可能性之外，社会的限制构成了第二种类型的护栏。在我们的发展道路上，这些护栏束缚了我们的运动自由。因此，自我描述的可能性不仅受到躯体的限制，也受到社会的限制。

很可惜的是，婴儿很少能够讲述他们出生前在子宫里的生活，以及刚一出生之后的那段日子，这就导致了进入观察的内部视角的通道总是封闭的（总是不断有成年人讲述他们对自己出生时的回忆，其真实性看起来相当令人怀疑，因为这些回忆过于具体地让人回想起那个大概众所周知的噩梦了：被人逼迫着离开温暖的浴缸，通过出水口来到了寒冷之中）。因此，对于我们来说，这其实就是根据来自外部视角的观察对人所做出的第一次区分进行重构，除此之外别无其他。

在子宫内的生长期间，胎儿在身体上的必需——对生命（生存）以及成长而言的必需——都自动得到了满足。孩子的生命体被纳入到了与母亲的生命体保持平衡的过程之中。为了保持生理上的平衡，他不需要思考或行动。最迟在出生的时候，这种不受意志左右的自动发展就会被解除，孩子生命体的环境就会发生彻底的改变。纯粹从生命体上看，孩子和母亲现在是两个彼此互不依赖的系统。

对于孩子来说，这个分离导致了躯体的需求及其满足之间的平衡被打破了。于是就产生了剧烈的不安（摄动）。"一开始的时候是不安"，如果我们想使用一个中性的概念，这个概念在内容上不能过多地被成人生活的阅历质量所渲染，那么我们大概必须得这么说才行。如果我们使用诸如"焦虑"、"惊恐"、"恐慌"等概念（用这些概念我们可以描述类似的成年人的不安），那么我们就是不由分说地把那个伴随着一个成年人的成长而获取的能力——（虚拟地）从外部观察自己和自己所处的情境的能力以及将其与相似的情境进行比较的能力——作为出发点了。西格蒙德·弗洛伊德已经非常精辟地表述过了，心理学上的概念用在此处并不恰当：

"在出生活动中存在着一个对生命的客观的危险。我们知道这种危险在现实中意味着什么，但从心理学意义上讲，它什么也说明不了。出生的危险还不具有精神上的内涵。我们肯定不能假设说胎儿具有什么知识，能认识到在出生过程中它的生命有被毁灭的可能。（……）婴儿视之为'危险'并想寻求保护的情境，就是那种非满足情境，是那种**需求紧张不断增多**的情境。对于这种情境，婴儿是完全无能为力的。"[132]①

因为失去了生理上的平衡，孩子首先被刺激着，去改变他的内部结构，并且去发展类似于精神过程之类的东西。为了能够克服不安，婴儿必须用与他人（大多数情况下是母亲）的互

---

① 此段译文参考《弗洛伊德文集6：自我与本我》，弗洛伊德著，杨韶刚、高申春译，车文博编，长春出版社，2001年，第200页和202页。本书译者略作修改。

动来取代生理上的调节机制。

　　不安与消除不安的循环在不断重复着。从外部视角来看，这个循环可以形象地加以如下说明：孩子感到**不安**，他表现出相应的**行为举止**（比如哭闹）——母亲听到了哭闹声，自己也变得**不安**起来。她让自己被孩子引诱着，开始采取积极的**行动**（她把乳房喂给孩子）——孩子对此表现出了恰当的**行为举止**（他吮吸乳汁并喝下去）——一段时间过后，他不再**不安**了，这从他再一次表现出不同的**行为举止**中就可以看出来（吃饱了的婴儿那众所周知的容光焕发的表情）；母亲现在也重新变得**平静**了。[133]

　　这种有关母亲（以及/或者其他人）与孩子之间互动的描述是从外部视角出发的，它遵循着一致性规则和我们语言系统的规则。这种描述是以在单个个体（母亲，孩子）之间、在他们的内部状态（不安、平静）之间以及他们的外部行为方式（哭闹、哺乳）之间进行区分为前提的。在这一类描写中，人被看作是不变的、稳定的（与自己保持**等同**）。在某种程度上，他们是长时间恒定不变的"物体"，只不过这些物体被赋予了性质和行为方式而已。所有的这一切（还有更多其他的）都属于隐含意义和预先假设的范畴，它们是在有关母子之间互动的粗浅描述中被一起传递出来的。

　　在一个婴儿成长为成人的道路上，孩子必须要领会很多诸如此类的区分和不区分，如果他试着作为一个踢球者去学会足球规则的话（有时候还会改变这些规则）。

　　在成长的过程中，躯体的内外区分所引起的麻烦应该是最少的。因为在躯体内部，神经之间的联系要比与外部的联系多得多，所以我们的神经系统构造就已经在负责区分两个不同的感受范围了："因为在我们的神经系统里仅有几亿个感觉中枢感受器，但却有大约十万亿个神经突触，因此我们对我们内部环境的变化要比对我们外部环境的变化敏感十万倍。"[134]

把自己描述为在躯体上界限分明的单元，并把躯体描述为物体，这并不意味着，我们可以把自己理解为没有依赖性的、具有独立生活能力的生物。毕竟，我们也可以把我们的左眼描述为一个有生命的单元，但是却不会认为：它在脱离了躯体其余部分的情况下也是具有生命力的，也可以如此调皮地眨眼，就是因为它想**自己**传递信号并只为它自己传递信号。所有的东西根本就不是它们看上去的那么回事儿。

假如这只眼睛会说话，那么它一定不会冒出这种想法，不 201
会想要对其他的躯体器官说：

"我过着我的生活，你过着你的生活，

我在这个世界上，并不是为了要满足你的期望，

而你在这里，也不是为了对我唯命是从。

你是你自己而我是我。

如果我们相遇了，那也不错

——如果没遇上，那也只能听天由命了。"[135]

假如这个"我"没有遇上躯体的其余部位，那么"我"也根本就不会是"我"了。

孩子的情况与这只眼睛的情况有些相似。孩子单独一个人是不具备生活能力的。只有在互动（大多数情况下是在家庭里）的背景下，孩子才能维持他自己的这个单元。对于孩子来说，**最小的生存单元**并不是个体（我），而是与照顾他的人（我们）之间的关系。把自己描述为一个分离的个体或者甚至是行动的主体，这不仅不恰当，而且具有自我毁灭性。要保持对**关系**或**关系模式**的认同，这是他的行为和描述必须遵守的准则。

这大概也可以用来解释下面的这个问题：为什么孩子对于关系的质量具有特殊的敏感性？因为关系是孩子的注意力所必

须投向的领域；在这个领域里，他们每天都可以训练自己细致入微的感觉能力。"从孩子和傻瓜嘴里能听到真话"——关于关系的真话。

随着孩子的进一步成长，直至他们形成了成人的世界观，这种敏感的能力却并没有随之兑现。在我们西方的语言、思维和社会体系中，个体化的主要任务就在于，要学会把自己描述成——不依赖于背景的——"**被物化了的**"。成功的个体化意味着成功的"**主体-客体-分裂**"（在心理学家和心理治疗师的专业语言里，这被称为"**自我-客体-分化**"），其目的是，在多变的身体环境中，以及在与不同的人的各式各样的关系中，要保持自己一直都是同一个人的感觉："我是我，你是你，世界是其原本的样子。"

在这种情况下——如同在所有的关于世界的物化观点中——脱离了背景的身份认同或人格所带来的强烈的心理影响，
202　是通过语言和"**是**"这个概念传递出来的（它很有可能并非偶然才**成为了**它原本的样子的）。

一些东方语言证实：世界上存在着另外的一些语言结构，在这里"我"并不像在印欧语系里那样，可以脱离背景而使用。伍尔夫①就曾经举过越南的例子：在那里没有"我"这个词，取代人称代词的，是每次都使用一个表明与谈话对象之间的关系的概念："'我'要么是'奴隶'，'孩子'，'躯体'，要么是'弟弟'，'姐姐'，'师傅'等等。这就是说，我把自己称作谁，以及我被别人如何称呼，这要根据我与我的谈话对象之间的关系的种类而定。"[136]

把自我存在看作是完全不依赖于我们所处的关系的、独立

---

①　埃里希·伍尔夫（Erich Wulff, 1926—2010），德国精神科医生，社会精神病学教授，是德国精神病院改革的倡导者之一。

的，这种想法毫无疑问是有些幼稚可笑的。要想证明这一点，根本就不需要进行专门的逻辑论证。毕竟每一个人都有过这样的经历：当他与一个他喜欢的人在一起时，相较于当他与一个他所厌恶的人在一起时，他完全是另外的一个人，特别是当这种见面发生在卧室里的时候。同样，总裁先生在董事会上也与和自己的母亲在一起时是不一样的；牧师在布道台上与给自己的孩子传道时是不一样的（不是吗？）；主任医生在查房时与他因为超速驾驶而被警察给拦下来时是不一样的；警察也同样，当他开罚款通知单时与他躺在这位外科医生的手术台上的时候是不一样的。这类不依赖于背景而存在的、对关系格局置之不理的"我"，其逻辑上的荒谬之处显而易见。让我们回想一下斯宾塞–布朗的形式的法则是怎么说的：某个标志或符号所拥有的含义，总是取决于区分所限定的及所排除的内容。在不同的空间的、时间的或社会的背景下，把"我"（=内部）和世界的其余部分（=外部）进行区分，这就从情境的全局中为"我"切割出了完全不同的含义。我们的语言并没有为我们提供像东亚语言那样预先制作好的示意图，以便我们能够在不同的背景下领会我们的非同一性。我们总是在说"我"，但是在每一种情况下却总是意指不一样的内容。"我"的含义里所包含的那些必不可少的背景因素和关系因素，进入到了时时都在变化着的隐含意义里。这些因素被隐蔽着顺带传递出来，就如同一个双目失明的乘客的秘密身份是机长一样。 203

孩子和青少年在其走向成年人的正常状态的道路上，必须要学习将那些大家所认为的人和物体所拥有的客观（=不依赖于背景的）性质看作是重要的，并把自己的注意力集中在这上面。因此，他们就必须得摆脱对关系的敏感性，或者至少做出好像摆脱了似的样子。

行动或事件？——对行为者和受害者的发明

一个迄今为止一直在欧洲长大的六岁男孩，当他在某个南太平洋岛屿上逗留的时候（之前并没有遭遇过船只失事），他发现"这里的太阳是反着转的"（从右向左）。当有人问他这该如何解释时，他回答说："在这里就是这么办事儿的！"不同的国家，不同的习俗；在这里人们吃野芋，而不吃土豆。

第一眼看上去，这个回答是个典型的孩子般天真的、也许甚至有些幼稚可笑的解释。但是当我们进一步仔细看时，我们就不再能够狂妄自大地确信孩子的幼稚了：曾经有几百年之久，全世界的成年人都相信，太阳的运行是依赖于人的决定的——尽管这并不是他们自己的决定。出现日食，这是因为诸神把光给关闭了，人们必须用供品来贿赂他们，让他们重新把光给开启。还有一些间接的方式，可以对太阳的这种兴奋过度的行为施加影响，因此不同的地方实行不同的仪式和风俗。

在两种现象之间进行区分——对其中一种现象我们可以施加改变的影响，对另一种现象我们只能软弱无力地被引渡到其面前——这是不容易的。在这一过程中，依赖于文化而存在的一致性决定了分隔线在哪里——而这些分隔线随着事件的发展也在变化着。于是，在分隔线的形成过程中，就要在有权和无权之间、在命运安排和自由意志之间、在受到控制和失去控制之间进行区分。例如，某个人一天洗手几个小时之久，这是他特别"洁净"的表现、一个"不好的习惯"呢，还是"强迫症的症状"？某个人每天把好几瓶酒精饮料灌进自己嘴里，是他自己把烈酒杯送到了自己的嘴边，还是某个控制着他的"成瘾"（一个女人？）干的？

我们如何来回答这些问题，这决定了我们如何与表现出这些行为举止的人打交道。这其实就是下面的这个问题：我们是否把他们（或我们自己）看作是能够承担负责和过错的、能够对自己的行为进行决定的**行动主体**。这一次，我们面对的是一个需要帮助的"酗酒患者"；而下一次，则是一个"没有节制的、放纵的酒鬼"。这并不是一个由我们日常生活中的难题而揭示的哲学问题，而是我们每天与我们自己以及与其他人交往的基础。在描述规则与规定规则的相互影响中，我们是用词语"无能为力"还是用"必须有所作为"来描述我们的处境，是用"偶然发生的"还是用"有意招致的"来描述某个事件或状况，这具有深远的后果。在与所有的各种各样的关系形态的互动中，几乎所有的游戏规则都取决于此。

每个共同游戏者（帆船驾驶者、遭遇了船只失事的人、婴儿），只要他想从自己对世界的描述中推导出行动指南，那他就必须得在他可以招致的事件（或状况）与没有任何凭空（或从乌云里）干预的可能性而直接落到他头上的事件（或状况）之间进行区分。

因此，他必须在**分派过错**时进行"**内部–外部–区分**"。他可以把感受到的事件和状况理解为是自己的行为所产生的作用，还是不可以？自己的行为方式可以被归入到某个内部的或外部的、能被控制的或不能被控制的过程中吗？伴随着这种区分而来的，是这样的一种解释模式："**行为者–受害者–模式**"。对人进行物化并将其从关系的背景中剥离出来，这就把行为者变成了"**原–因**"①。这种分派过错的做法所具有的作用，与停止指示牌的作用有些类似：停，从现在开始不可以再提为什么的问题！

---

① 原文为 Ur-Sache，Ursache 本义为原因，作者将其分开写，除"原因"外，还意指"原来的事件"。

我们表现出的样子，就好像我们通过自己的行为就变成了某个作用的发起者似的。这种做派其实是某种形式的自我描述，它为有关人的自由意志的想法开辟了空间。从外部来看，这是一种粗浅的简化，是把成千上万的（理所当然的）影响因素撇开不予考虑的做法。不过很显然，在实际中这是个非常有用的简化，它与我们的感觉模式也是协调一致的。它为一系列社会机构——例如法律体系——的产生创造了前提。

让我们再一次把处于与母亲互动中的婴儿当作例子。作为一个从内部视角出发的观察者，他一开始只能（完全从共感上）发现，自己由于失去了生理上的平衡而产生了巨大的不安。不安和平静以一种或多或少有规律的方式互相交替着。几个星期以后，婴儿形成了带有区分的感受，因此他对其周围的细节进行区分的能力就增强了。现在，对于他来说，有几个事件是**同时**发生的：这包括对自己内部状况的全面感受，连同几个外部事件。这些感受和事件也因此——偶然地或非偶然地——彼此连接在了一起。有些连接会重复，有些则不。内部事件和外部事件有规律地同时发生，这导致孩子的内部结构发生了变化。几个行为方式和状况随着外部事件同时发生了。

既然关于过去的事件的记忆能够被保存下来，那么**不同时**发生的事件也可以彼此联系在一起。我们可以画一些跳房子格子，它们既包含了同时的事件，也包含了不同时的事件。我们也可以画一些跨越时间的跳房子格子，于是，"如果–那么–规则"便形成了：如果现在是这个事件，那么然后就是那个事件……在这种情况下，这当然——为了避免误解——一定也意味着：跳房子格子可以自己把自己给画出来，"如果–那么–规则"也可以自行生成。这涉及的其实也是一个自我组织的过程，它是通过内部与外部事件的同时出现而产生的。

孩子的（成人的也一样）知识由此类连接（组合）组成，并从此类连接（组合）中产生。这些连接的产生就像它们原本产生的那样，是基于世界上的事件之间那无比繁复的、令人无法领会的相互关系而形成的。完全不同的事件也可以同时发生，完全不同的组合和跳房子格子也可以产生。但是这并不是说，所有能想到的事情都会发生，它们必须是可行的。[137]在从婴儿进化到成年人的过程中，那些不符合人的环境（他的躯体、无生命的自然、社会关系）的跳房子格子就灭绝了。它们不具备生存能力。

　　为了解释说明知识获得的原理以及偶然性在其中所起到的作用，科学社会学家罗伯特·默顿①引用了17世纪伦敦专栏作家、咖啡馆顾客、逛街人约翰·奥布里②所讲述的下面这个可爱的小插曲："有个女人（我觉得，是在意大利）想方设法要毒死她的丈夫（他正饱受水肿之苦），她在他的汤里煮了一只蟾蜍；然而这却让他变得健康了：通过这个机会，一剂药也就被发现了。"[138]煮熟了的蟾蜍很显然对那位丈夫的水分平衡施加了一种抚慰人心的影响。如果丈夫把蟾蜍的功效与妻子的意图等同起来的话，那他在享用了这份汤之后，会怀着深深的感激坚信妻子对他的爱。但是如果他确信，她想害死他，那么他很有可能因为企图谋杀而把她送交给警察。对于蟾蜍汤功效的这种认识，过去和现在都可以继续加以利用——与这个功效是如何并且出自什么动机得来的全无关系。假如没有人将自己的注意力投到丈夫在享用过汤之后所产生的躯体反应上，那么蟾蜍汤的药理作用就不会被发现，那么如今也就不会有人去喝这种有利于健康的蟾蜍汤了。

　　如果我们把对某个事件及其后果的责任归到某个单个的人

---

　　①　罗伯特·金·默顿（Robert King Merton，1910—2003），美国著名的社会学家，科学社会学的奠基人和结构功能主义流派的代表性人物之一。

　　②　约翰·奥布里（John Aubrey，1626—1697），英国古代文化研究者，作家，其最广为人知的作品是小传集《短暂的生命》（Brief Lives）。

身上，那么这个事件及其后果就变成了某个"行动"或行动的作用。于是，我们就在可对其施加影响的和不可对其施加影响的事件、状况及过程之间进行了区分。如果有个人某天偶然抽搐了一下自己的左眼睑，并且发现，他因此被别人看作是一个魅力四射的、幽默风趣的人，那么他就会把这种抽搐发展成眨眼。如果某个观察者认识这个眼睛抽搐的人，知道他是个风趣幽默的、调皮的家伙，那么他从一开始就会把这种挤眉弄眼看作是眨眼。要是有个外人过来，那他有可能会想，眼睑抽搐是一种特殊的神经质的症状，不应该被称为"眨眼"，而应该被称为"抽搐"。尽管在生理上（客观上）无法区分眨眼和抽搐，但是这种短暂的抽搐在第一种情况下是一种行动（活动），在第二

207　种情况下则是一个事件："活动和事件之间的逻辑上的区别是'主动性'和'被动性'之间的区别。一个活动需要有一个行动者。"[139]针对某个行动，其责任或过错可以归咎到某个人、某个行为者身上，但是对事件则不必如此。

在把世界看作是具有灵魂的那些年代以及/或者那些地区，所有的事件都可以追溯到某些行为者的肆意作为上：诸神的争吵，魔鬼的影响。随着世界的去拟人化——这是伴随着"精神–自然–分裂"而发生的——**非人的行为者**被设想了出来：这就是**原因**。于是行动就变成了事件。这种区分的实现在文化史上持续了几个世纪之久；现在，任何一个人在走向通往西方思维一致性的道路上，都必须要进行这种区分。小孩子撞到了门上，他会骂"坏门"，从而把自己头上肿包产生的过错归罪到了门（门的居心叵测的行为）上去，而不是归咎于自己的绊倒。还有，如果打雷了闪电了，那么这首先是圣徒彼得①发出隆隆声的标

---

① 圣徒彼得（Petrus）是圣经中耶稣最信任的门徒，为人笃厚诚实，信仰坚定不阿，因此被基督耶稣授予天堂的钥匙。

志，而不是一个可以用自然科学来解释的事件。

"行动"这个概念必须还要进行进一步的划分。首先要把"活动"或"作为"的概念与"行动"区别开来。例如，睡着了是某种作为，它不允许进入行动的等级。但是与此相反，**躺下来**睡觉就是一种行动了。做出某种有意识的决定，这就是此处的区别特征。如果有人睡着了，那他就不再能够进行决定了；尽管如此他还是表现出了某种行为。"人们无法不表现出行为"[140]，但是人们很显然却可以"不行动"。因此，是做还是不做，这属于软的现实的方面。这是由观察者通过对他的行为的阐释来决定的[141]。

在此类"不行动"和"放弃"之间进行区分，这是尤其困难的，"如果比如说，某扇窗户在某种情况下是关闭着的，那么在这种情况下人们不采取关窗户这个行动——但不能说人们是放弃了这个行动。另外，人们没有去做那些超出了人类能力范畴的事情（例如改变天气）——但是这并不意味着，人们因此放弃了去做些什么。"[142]从这些例子中，我们可以对"放弃"进行如下的定义：一个行为者在业已存在的情况下放弃了去做某件事情，虽然他可以做，但是他却没有做。然而，应该由谁来决定，什么是可以做的呢？

因此，我们无法简单地确定：一个20岁的年轻人，他几个月以来每天早晨在床上躺到12点，不准备做任何事来搞到自己的生活费，那么这是他采取的行动，还是他是某个他无法负责的事件的受害者？他是放弃了起床，还是神气活现地赖在床上？他是太懒了不愿意起床不愿意工作，还是他不能？他待在床上，难道甚至是为了激怒他的父亲吗？他的父亲每天早晨带着一位德国财政官员所具有的可靠性，准时离开家门去办公室。父母——他自己也是——处于一种无法判定的境地：儿子的行为，让他们无法针对"Mad or bad ？"、"疯狂或恶劣？"这个问题给出一个明确的回答。而对这个问题的回答却能够表明，当事人处于哪种背景之下，大家应该使用哪些互动的游戏规则。如果各种背景混杂在一起，那么所有的参与者都会觉得到自己遭受着互相矛盾的行动（对待）要求：我们对待那个行动着的人的方式，与我们对待那个没有行动着的人的方式，是不一样的。

绊脚的台阶：过渡——背景转换

"在这些部落中的几个部落里，受训者在整个受训期间都被看作是死亡的。受训持续相当长的时间，其目的是在躯体上和精神上去削弱这个受成年礼的人，毫无疑问是为了让他能够丢掉所有关于自己的童年生存的记忆。接下来就是成年仪式的积极部分了：介绍部落法，并逐步进行传授，所采用的方法是为受训者展示图腾信仰仪式，朗诵神话，等等。结尾活动由（……）一个宗教仪式和一个特别的肢体切割组成。肢体切割在各个部落之间是不一样的（例如把一颗牙齿敲掉，实施割礼，等等），它把受训者永久性地鉴定为其所在部落里的成年人。" [143]

阿诺尔德·范热内普①用这样的语句描述了在大洋洲南部及东南部的某些部落里所举行的仪式，这些仪式的目的是把一个人从孩子变为成年人。世界上存在着（存在过）这样的一些文化，在那里人们可以不带任何困难地拍摄一部关于一个人的生命的影片，而且可以从中准确地找出那几张图像来——他停止**作为孩子**的那一秒钟，以及他开始**作为成年人**的那一秒钟。这就如同在我们这里，人们可以从一部关于一场婚礼的影片中找

209

---

① 阿诺尔德·范热内普（Arnold van Gennep, 1873—1957），法国人类学家，主要因其对所谓的"过渡仪式"的研究而为世人所知。

出那两张——以秒为间隔拍摄的——图像来，在图像上面，这对新人一开始还是由两个在法律上仍然互不相关的、未婚的个体组成，而在下一个瞬间就由两个已婚的、承担着权利和义务的婚姻伴侣组成了。因为一场庆典、一场仪式，两个人把（自己的）个人特征和性质转眼之间就给改变了。

在其经典著作《过渡礼仪》一书中，范热内普描述了大量的仪式。通过这些仪式，空间上的或时间上的过渡以象征的形式被表现了出来，并被实施完成。所有的仪式的关键都在于，要把转变和变化变成一致性现实的一部分——因此它们才是具有约束力的。

把孩子**变为**成人的成年仪式只是其中的一个例子而已，它说明了关于一个人的**描述**的骤然改变是如何发生的。从孩子到成人的躯体生长发育是缓慢的，是一个逐渐停止的漫长的过程；与此相反，在被范热内普称为"半开化的"那些部落中，社会发展是从一个台阶到另一个台阶（不连续地）进行的。其中的跨越是与仪式捆绑在一起的，通过这些仪式，集体一步一步地改变了受成年礼之人的**人格**和状态。

某个人现在是成熟的，还是不成熟的？要想不那么费力就对此达成一致，需要的是尺度，而人在生物学上的生长发育只能提供很少的**硬的**尺度。如果撇开月经初潮不谈，那么我们就无法或很难一清二楚地确定所有的这类变化。但是对于人与人之间的互动来说，明确下面这一点却是非常重要的：是成人在与成人交往，还是成人在与孩子交往？还是孩子在与孩子交往？而过渡仪式就是用来明确一个人的这种状态的。"一个人的生命要依次经历一些时期，这些时期的结束和开始阶段彼此都很相像：出生、社会青春期、为人父母、升入更高的阶层、职业专业化。这些事件中的每一个都有自己的庆典仪式，其目的都是相同的：即把个体从一个被定义好了的情境中带出来，带到另一个同样也被定义好了的情境中去。"[144]

210　　　这类仪式具有独特的、三段式的构造:"分离仪式"致力于与旧的身份——即迄今为止被划入其中的那个社会团体——进行告别并脱离它。"阈限仪式"或"转变仪式"标明这是个中间阶段——在两个世界之间进行摇摆。"融合仪式"致力于正式接受新的身份。伴随着融合仪式的,几乎总是有一个会留下无法消除的印记的手术:刺上纹身并行割礼,拔掉牙齿,把小拇指的最后一节给砍掉,或做做其他的、同样饱含深情的切割活计;在此过程中,人的躯体就像"一块简单的木头"那样被对待,在这块木头上,支楞巴翘的部位被切砍掉了,树皮被剥落,光滑的表面被刻上了印记[145]。

　　这类过渡仪式所具有的魔法般的作用在于,它们能够改变现实,改变一个人的存在。过渡仪式改变了对一个人的描述,改变了他的性质归属,结果是改变了这个人的行为。这原本是**软的**现实的一个方面;因为与躯体手术、纹身和断肢结合在一起,因此这就变成了**硬的**身体现实的一个不再能够逆转的组成部分。现在的这个成年人一眼就能够从他的躯体特征上辨认出来。自然界愚蠢地忽略了的东西,由社会给补上了。

　　所有的过渡仪式——可以这样来总结——的贡献在于,把交际中的背景转换一清二楚地给确定了下来。它们遵循的是社会特征的内外区分所适用的"要么-要么-模式"。他要么属于里面(跳房子格子的里面),要么属于外面。要么小拇指最上面的那一节没有了(人们是在与一个成年人打交道),要么它就(还)在那上面(人们是在与一个孩子打交道)。这样一来,不同的背景——其中适用不同的游戏规则和阐释规则——就被一清二楚地分隔开了。有关"谁到底是什么"的困惑,不可能存在或几乎不可能存在。

　　与此相关联的是含义赋予的两个方向:要么是在**没有生物**

学差异的地方制造社会的差异，要么就是在生物学差异产生的地方不去制造社会的差异。只有实施了仪式，那么几年以来在躯体范围内出现的变化，才能被社会所了解；只有实施了仪式，那么 211 当事人才会改变，尽管他在生物学上从这个瞬间到下个瞬间只表现出很少的变化。人类的这个悖论——即如果要想保持为同一个人，就必须得改变；如果想要改变，那就必须得保持为同一个人——是在"要么-要么-模式"的意义上形成的，遵循着一个在时间上不可逆转的顺序。在很长一段时间里，人们对变化置之不理，然后通过举行仪式，变化被考虑了进来，接下来重新再有一段时间对变化置之不理，诸如此类。从交际理论的角度看，这类仪式是大有裨益的，因为它们让背景的混杂变得不那么可能了。它们为一个人的变化标记了符号，不仅仅是在他的角色和状态中，而且更重要的是在他与所有其他人的关系中。

　　一个社会文明化的程度越高，这类仪式拥有的意义就越少。不过它们总还是存在着的，它们只不过不再如此普遍地具有约束力而已。它们的标志从外观上很少能被看到，也比较容易改变。虽然人们一直都在缔结婚姻，但是如今人们没有结婚证书和结婚戒指也可以生活在一起。我们不再能够一眼就从服装上看出来，某个人属于哪个职业层次（甚至不是所有的神父都穿教袍了）。我们可以把结婚戒指取下来，（出于疏忽）让它摆在盥洗室里。此外，那些成年仪式当然也一直都存在着（比如说以考试的形式），但是它们不再与躯体上的惨无人道的做法联系在一起，更多的是带有心理上的伤害和侮辱。为过渡举行的仪式越少、越不公开，这些过渡对于当事人以及他周围直接与之接触的人来说就越不容易。个体自我描述的同一性，是他与周围环境交际的结果。例如，有一个年轻人，如果无论他自己还是他的亲属都没有清晰的标准，不知道该把他看作是个成年的、能够自己负责的人，还是看作一个不能自己负责的人，那么就会产生不清不楚的、经常互相矛盾的交际。在过渡仪式中，转变阶段在时间上被明确地限制了，一般只持续几天，在这几天里，受训者被与集体里其余的人隔离开（比如说他被看作在社会上是死亡的）；与此相反，如果没有这一类的仪式，过渡阶段就会延长至几年之久。背景转换进行得越个体化，身份认同的危机也就越个体化[146]。

212

从青年过渡到成年，这是个会带来最多结果的步骤：几乎所有的关系都发生了剧烈的变化。家长的照顾，被自己获取生活费的必要性所取代；建立在不平等（成人/孩子）基础上的关系，现在必须变成建立在平等（成人/成人）基础上的关系。我们不再能够继续指望外人在评价我们的行动时表现出宽容，我们必须得自己来承担责任，必须为自己行为的后果负责，等等。

此外，还有其他一些类似的重大过渡。如果我们参与到一种——感觉上是持久的、负有责任的——二人关系之中（直到死亡……），以及/或者我们生了个孩子，那么这种过渡就发生了。所有的这些其实都是背景的转换，都与某个个体的自我描述的根本性转变联系在一起。这是发展的台阶，它们模糊不清，并不是每个人都能辨认出它们来，但是它们却都是不可避免的。如同其他的看不清高度的台阶一样，我们在这里也很容易绊倒，要么向上要么向下摔下去。

有时候，不举行仪式的过渡阶段会延长——在有些所谓的精神病性的（生命）过程中，在两个世界之间的晃荡、临时性的社会死亡、骑在篱笆墙上、在内部与外部之间摇摆，这一切要持续好几年的时间。

疯狂的个体化

所有的疯狂，都可以被理解和解释为一种偏离了一致性游

戏规则的个体化形式（以及其他）。这就是说，一个游戏者进行
自我描述的方式，与其他游戏者给予他的描述，是不相符的。

如果我们比较一下这两种描述，并把其他游戏者的描述宣
布为是正常的（这就是说，通过一致性将其宣布为是真实的），
那么疯狂的自我描述在形式层面上和内容层面上就会呈现出偏
差。这是在"我"和环境之间进行的另一种区分。一系列典型
的精神病性症状，都可以被解释和理解为在当事人的世界观中
偏离了正常的内外界限所带来的结果。除此之外，还存在着稳 213
定性及改变在时间组织上的偏差。在内容层面上，这主要是指
被感觉所严重影响的区分，主动与被动、强与弱、好与坏——
即原因和过错——之间的区分，以一种有偏差的方式被归入到
内部或外部。因此，我们所探讨的疯狂思维中的界限移置和界
限跨越，同样也——或者恰恰——是在使用"我"这个概念时
完成的。贴有"我"这个标签的跳房子格子，其界限变得模糊
不清，而且/或者它的内容也发生了变化。

例如，如果某个人听到了有人对他说话的声音，而与此相
反，他周围所有的其他人都只感受到令人印象深刻的沉默，那
么这个当事人就把事件置于外部了（这就是说，在他自己之
外），而按照所有其他人的看法，这个事件是发生在内部的某
个地方的（他耳朵里那个著名的小人，也就是说，在他自己内
部）。他把自己的想象、看法、愿望、恐惧等等体验成了外部的
东西，并把它们感受为属于外部现实的方面，认为它们是**真实
的**。这类有偏差的感受被他周围的人看作是虚假感受，并被称
为幻觉。如果他认为，要把自己的想法广而告之，要让每个人
都能接触到并听见这些声音，那么这就可以被理解为是一种自
我描述的表现形式，在这个描述中，内外的区分失去了它的明
确性，存在着自我界限消除——即自我解体——的危险。谁如
果用这种方式将他的"自我–非我–区分"付诸实施，那他就会

因为自己那滑稽的、令人担忧的——极其不安的——行为而显得异样。如果他再把自己的感受给讲出来，那他很有可能会被诊断为患有精神分裂症。

如果"自我–非我–区分"是按照一致性的规则来进行的，那么从临床的角度看，首先起到决定性的作用的，是对过错或缘由进行带有感情色彩的归因。谁如果在躁狂的自大中，沉湎于自己那令人如醉如痴的无所不能的感觉，那么他自然而然的出发点就是，他自己能够控制某些事情的发展，而根据同情他的那些人或者不得不对他进行诊断的那些人的判断（往往也是根据经验），这并不在他所能控制的范围之内。搞到钱根本不费吹灰之力，和世界上的大佬建立联系、轻而易举就能解决硕大的难题：所有的这些都是小菜一碟。同样的这个归因模式也可以用来解释那种令人无法忍受的抑郁的负罪感，在这种感觉的支配下，当事人会用一种看起来同样不恰当的方式，要求自己对所有想得到的、可怕的事件承担责任（权力的反面）。

因此，一个人的自我描述在精神病学方面可以以不同的方式与一致性的游戏规则出现偏差：内容上或形式上。我和环境之间的界限遵循了普遍适用的分隔线、因而只是在内容上有所偏差吗？还是这些边界线的走向根本就是另外的样子？这两者之间是存在着巨大的差异的。例如，如果有谁因为他自己犯下的所有的罪孽而认为自己要对世界的不幸承担罪责，那么他首先就把自己设想成一个**行动的单元**。他的那些（徒劳地）尝试着劝他放下这个念头的亲属们，也把他看作是个**单元**，但是涉及世界的不幸这件事，他们认为他是**没有行动的**。于是，双方用同样的空间界限来区分他和他的环境，但赋予特定含义（例如责任）的方式却迥异。患者体会（感觉）到自己是强的、主动的、坏的，外界却把他描述为是弱的、被动的和好的（最糟糕的情况连好坏都没有）。谁如果与此相反，感觉自己被某个信息发送者从外部操纵着，那么他虽然把自己看作是个**单元**，但是却不是**行动的**单元，他把他自己行为的原因分派到某个在他之外的行为者身上去了，而把他自己看成是个受害者。

精神分析学派的作者们经常描述的"投射性认同"[147]构成了"内外替换"的另一种情况：自己的感情、愿望、动机和想法都被归罪到另一个人身上。妄想系统总是在下面这种情况下才得以形成：即当偏离了一致性去判定原因的归属的时候。或者换句话说：这个现实被所有其他人称为妄想，而他们的妄想则被称为现实。在这个一致性现实里，原因和过错也同样是要划定归属的——只不过是用另外的划定方法。如果患者的主观现实是被如此组织的，以至于他们个人的内外界限得到了正常的划分，但内容的归因却有所偏差，那么他们不仅在行为上而且在性格脾气上都会显得非常异样。一般来说，相较于偏执狂而言，他们更有可能被诊断为情感性精神障碍。

"我"这个概念的界限在主观上可以通过某种疯狂的方式来使用的第三个范围，与不同的背景之间的过渡有关。谁如果在它们之间**不**进行区分，并且丝毫不顾及后果地试着让自己保持为同一个人，那么他就不可避免地会触犯直接互动[148]所具有的与背景相关联的规则。例如，他会在公共场合做一些只允许在他自己的四壁之内做出的行为举止，把自己当作裁判员带着尖声的哨子在商场里跑，在剧院里跳到舞台上，为了能够拯救被奥赛罗威胁的苔丝狄梦娜①，诸如此类。他因为做出了有偏差的行为举止而显得异样。

偏差的第四个范围涉及的是时间上的变化或不变。"我"的含义是从区分中产生的，这就是说，是从"环境"和"我"之间的关系中产生的。这两者都会随着时间的推移而发生变化，

215

---

①　奥赛罗和苔丝狄梦娜为莎士比亚戏剧《奥赛罗》里的男女主人公。

但是人们却普遍把世界体验为是稳定的。如果仅仅是环境——或者是注意力关注的那个部分——被体验为是变化了的，那么就会产生一种在不现实的世界里生活的感觉（现实感丧失）。但是，如果区分中"我"的这一部分被体验为是变化了的，那么就有可能会出现自我异化的感觉，即就"自己是否还是从前的那个人"这个问题产生强烈的不知所措的感觉（自我感丧失）。

正常的前提是，将上文曾经提到的那个人类的悖论——即**尽管发生所有的变化也还是应该保持为同一个人**——给消除掉，或者，即使做不到这一点，也要以一种不惹人注目的方式——目的是不被别人发现——来遭受失败。

11. 家庭的现实

鳄鱼的进退两难（一个有关试图拯救孩子的母亲
的故事及其变体）

一条鳄鱼抓住了一个在尼罗河岸边玩耍的小孩子。母亲恳
求鳄鱼，把孩子还给她。"那好吧！"鳄鱼说，"如果你能准确
预言，我将要做什么，我就把孩子还给你。如果你预测错了，
那我就要好好地把他当作午餐来享用。"

"啊，你会把我的孩子给吃了！"绝望的母亲哭着说。"现
在我不能把孩子还给你，"诡计多端的鳄鱼回应道，"因为如果
我把他还给你，这就意味着，你的预言是错误的。我威胁过你，
如果你的预言不正确，那我就把孩子给吃掉。"

"反过来正好也适用，"聪明的母亲说，"你不能把我的孩子
给吃掉，因为如果你这么做了，那我说的就是事实，在这种情
况下你曾经答应过我，把孩子还给我。我知道，你是一条正派
的鳄鱼，是会信守诺言的。" [149]

变体 I：
一个疯狂抓住了一个在正常的边缘玩耍的小孩子。母亲恳
求疯狂，把孩子还给她。"那好吧！"疯狂说，"如果你能准确

预言，我将要做什么，我就把孩子还给你。如果你预测错了，那我就要保留着他。"

"啊，你会保留着我的孩子！"绝望的母亲哭着说。"现在我不能把孩子还给你，"诡计多端的疯狂回应道，"因为如果我把他还给你，这就意味着，你的预言是错误的。我威胁过你，如果你的预言不正确，那我就要保留着孩子。"

217 "反过来正好也适用，"聪明的母亲说，"你不能保留着我的孩子，因为如果你这么做了，那我说的就是事实，在这种情况下你曾经答应过我，把孩子还给我。我知道，你是一个正派的疾病，是会信守诺言的。"

变体 Ⅱ：

一个已经相当大了的孩子——按照年龄其实已经是个成年人了——当他在正常的边缘玩耍的时候，抓住了一个疯狂。母亲恳求她那已经成年的孩子，把疯狂给放了。"那好吧！"她的孩子说，"如果你是个好母亲，并且按照我需要的那样来对待我，我就把疯狂给放了。如果你不是一个好母亲，并且按照我不需要的那样来对待我，那我就保留着它。"

"啊，你会保留着疯狂！"绝望的母亲哭着说，并且像对待一个有依赖性的、可怜的、不能自己决定自己的生活的病人那样来对待她的孩子。

"现在我不能把疯狂给放了，"成年的孩子回应道，"因为如果你对待我就像对待一个可怜的、病着的、有依赖性的人那样，那你就不是个好母亲。我威胁过你，如果你的行为举止是错的，那我就要把疯狂保留着。"

"反过来正好也适用，"忧心忡忡的母亲说，"你不能保留着疯狂，因为如果你这么做了，那我的行为举止就是正确的；一个好母亲必须为她那可怜的、病着的孩子承担起责任来。在这

种情况下你曾经答应过我，把疯狂给放了。我知道，你是一个
正派的孩子，是会信守诺言的。"

变体Ⅲ：

一个已经相当大了的孩子——按照年龄其实已经是个成年
人了——当他在正常的边缘玩耍的时候，抓住了一个疯狂。母
亲恳求她那已经成年的孩子，把疯狂给放了。"那好吧！"她的
孩子说，"如果你是个好母亲，并且按照我需要的那样来对待我，
我就把疯狂给放了。如果你不是一个好母亲，并且按照我不需
要的那样来对待我，那我就保留着它。"

"啊，你会把疯狂给放了！"充满信心的母亲说，并且像对
待一个独立的、健康的、能自己决定自己的生活的成年人那样
来对待她的孩子。

"现在我不能把疯狂给放了，"成年的孩子回应道，"因为如 218
果你对待我不像对待一个可怜的、病着的、需要帮助的人那样，
那你就不是个好母亲。我威胁过你，如果你的行为举止是错的，
那我就要把疯狂保留着。"

"反过来正好也适用，"母亲情绪高昂地说："你不能保留着
疯狂，因为如果你这么做了，那我的行为举止就是正确的；一
个好母亲必须把责任交给她那成年的、能够自己负责的、独立
的孩子，甚至在他下决心做出疯狂的行为举止的时候，也要毫
无怨言地接受。在这种情况下你曾经答应过我，把疯狂给放了。
我知道，你是一个正派的孩子，是会信守诺言的。"

变体Ⅳ（节选自一个治疗会谈）
治疗师：（问女儿[150]）："您想通过这里的这些谈话得到什
么？"
女儿："我想让我的母亲成为一个真正的母亲。"

治疗师："您从哪里能够发现，您的母亲是个真正的母亲呢？"

女儿："一个真正的母亲不会让自己的女儿来规定，她应该是什么样的。"

母亲（带着昏厥的目光）："啊……"

变体 V（在实际中经常实施的父母的教育目标）：
"我们想把我们的孩子变成独立的人！"

能让某人发疯吗？——家庭研究的难题

我们都知道，恐龙已经灭绝了。将来有一天，我们很有可能会就恐龙灭绝的解释取得共识，但是我们却不能说，哪些生物在进化的过程中会长期生存下来；我们可以确定（达尔文所说的）"不-'适应'"——即无法充分适应——的条件，但是我们却不能说，哪些现存的活着的生物，或还没出现的生物会长期满足这些条件。

出于同样的原因，我们不可能指出来，什么是健康的必要
219 条件和特征，但是我们却能够确定疾病的症状及其条件。只要是涉及生命（生存），我们就只能找出灭绝的条件，而无法找出生存的条件。我们知道，什么**行不通**，但是却不知道，都有什么可能**行得通**；我们知道，什么能致病，但却不知道，什么能保持健康。尽管如此，我们当然还是可以从对死亡和生病的了解中，为我们的生活形态推导出一些结论。不过，在这个问题上，我们只能停留在统计学和概率计算的不太可靠的层面上；那些对于大量的被调查人群的平均值而言有可能是恰当的说法，在个别的情况下可以被证明完全是无稽之谈。毕竟，作为一个

标准的消费者①，我们通常来说都不打算去开办一家保险公司，而这类平均数值对于保险公司的保费来说才是重要的。我们是想要下定决心：是不是应该停止吸烟或者开始慢跑？我们应该怀疑一切对健康做出某种承诺的建议，这不仅仅是因为我们听说，那位宣称慢跑是（大家所认为的）健康生活方式的基础的菲克斯医生，在早晨的长跑中昏倒死了。没有人知道，什么能创造健康并保持健康。那些个别的有意义的建议，即医学研究就个人的生活形态所能够给出的建议，其实是让人们**放弃**那些有害的东西："停止吸烟吧，因为吸烟者平均死得早！"

那些从家庭研究和家庭治疗的结果中总结出来的预防疯狂的建议，也同样如此。在这个问题上，开出"**不要**做这个和那个"的处方，即指导大家放弃做有害的事情，相较于给出"做这个和那个"的指示，即指导大家做有益的事情，要更容易一些。"**别**揍你的孩子了，否则他就得有淤青了（无论是在躯体上还是心理上）！"可惜，从这类智慧中我们无法得出结论：我们如果不这样做的话，那么到底应该、可以或必须拿我们的孩子怎么办？

总是不断有关于（大家所认为的）家庭错乱的研究结果发表出来，但是却很少有关于所谓的正常的、没有产生症状的家庭的研究结果，对此我们不应该感到奇怪。[151]我们必须用怀疑的态度来面对所有的有关家庭疯狂的研究结果，因为作为研究基础的，往往都是那个"原因–作用–模式"，虽然它在我们的日常生活中被很好地证明了是行之有效的，但是在对家庭疯狂的研究上，它却没什么用处，同时也是不科学的。在家庭研究中，人们在大多数情况下都对家庭进行了物化，按照物化的结

220

---

① "标准消费者"一词在原文中为 Otto-Normalverbraucher，这是一个虚拟的人名。在市场研究中，这个名字描写的是按平均计算的消费者，他有着整个民众的平均需求。

果，人们比如会说，"精神分裂症式家庭"是这样、这样的，与此相反，"身心疾病式家庭"是那样、那样的。如果我们使用这类表述，那么就存在着再一次把系统的静态当作出发点的危险，治疗师把自己误认为是个来自外部的橡皮锤，试着使出浑身力气把家庭结构中的——不像以前那样是个人结构中的——凹痕给锤打平整。

如果我们把家庭看作是个活着的交际系统，那么有关它的性质或结构特征的描述，就退到了关注的次要位置了。与此相反，关键是要回答下面的这个问题：那些在局外观察者看来显得异样的家庭特征和家庭结构，到底是通过什么样的组织过程得以产生并保持的？因为没有任何一个家庭成员能够强迫其他人做出某种行为举止（不存在指令性互动），所以没有哪个人能像个工程师那样，能去设计和塑造他自己的家庭。因此，家庭必须被理解为是一个自我组织的系统，它是从家庭成员的互相协调、互相扰乱和取得一致性中产生的。

接下来的阐述的目的在于，要对家庭的游戏规则、典型的互动模式和作为基础的世界观（规定规则和描述规则的相互影响）进行说明，它们出自家庭治疗师的（外部）视角和实际经验，可以与疯狂的产生和/或保持联系在一起来看。尽管作者在此试着从中推导出对疯狂的解释，但是这种解释不可以被误解为是疯狂的原因。这其实只是关于功能上的"如果–那么–连接"的描述。这就好比是，从"如果到了20点，电视里每日新闻就开始了"这个关联中，不能推断，每日新闻准时开始的责任可以被归到钟表上去。因此从此处所阐述的连接中，也不允许推导出某种因果关系或过错。

221　此外，我们也必须要再一次考虑到内部视角和外部视角之间的差异。对于索引患者、家庭成员或治疗师——他们作为互动系统的一部分而共同发挥着作用——来说，有关"如果–那么-连接"的中立描述为他们提供了一个良机，让他们能够对自己的、来自内部视角的描述进行改变，进而改变自己的行动（其模式是：如果你想看每日新闻，那就请在20点把电视机打开；如果不想，就不要……）。

如果有谁（正像希区柯克的某些电影里所表现的那样）坚决想让某个人发疯（比如说为了能够更加容易地触及后者的财产），那么他完全可以从以系统为导向的家庭研究和家庭治疗的经验中，找到实施他阴险毒辣的意图的方案。在这种情况下也是一样，给出有关如何可以扰动秩序（正常）的指示，要比提出建立秩序的方案更容易一些。不过——需要预先说明的是——这是生活的一个悖论：秩序是自己建立起来的，不需要参与者带着有目的的意图进行干预；与此相反，有意识地建立秩序的尝试，往往都会导致疯狂、无序和混乱。因此，最好的情况就是，疯狂所涉及的人（患者、家属，治疗师）能够总结出一些建议：为了减少疯狂产生的可能性，应该放弃做什么事情。这就是说，在希区柯克作品中的那个想让别人发疯的人所特别要做的事情，应该干脆把它给避免掉。

每一项家庭研究都会遭遇到的另外一个困难，在此必须还得重新强调着指出来，尽管这个困难其实已经是不言而喻的了，因为硬的现实与软的现实之间的差异，被观察对象对观察者的或多与或少的依赖性之间的差异，都已经解释过很多回了。我们无法（或只能非常有限地）对家庭进行测量；我们不可能获得不带有阐释说明的数据。当然了，在家庭里也会有一些硬的数据，但是当我们进一步观察时，这些数据就都变得相当软了。让我们把配偶的死亡拿来当作例子吧。对很多人来说，配偶的死亡都是个严重的丧失，伴随着痛苦、应激、悲伤，整个生活都改变了。但是，我们不能把这个含义理所当然地当作出发点，毕竟，大多数的谋杀都是发生在家庭内部的。如果有谁几年以

222

来都在处心积虑地要干掉自己的伴侣（例如通过煮蟾蜍汤的方式），那么当他得到那个"悲伤的"消息、得知他的伴侣在慢跑时突发心肌梗塞的时候，他的反应，与某个在伴侣关系中找到了自己生命的全部意义的人的反应，是不一样的。

就这一点来讲，家庭研究与人种学或政治学之间的共同点，要比与器质性医学之间的共同点更多一些。对于观察者来说，家庭永远都是个土著部落，或者也可以是个奇特的异域之邦，它们的风俗、习惯、法律和经济体制都是观察者所不了解的。然而家庭研究者有可能犯的最大的错误，却要根本得多：他天真地以为，他能听懂一个（陌生）家庭的语言。尽管这个语言与他本人的以及他自己家庭所说的语言听起来很相似，但是对那些没有讲出来的弦外之音、家庭特有的隐含意义，他却一无所知。这些含义伴随着每一个词被表达出来，赋予每一个手势以意义，在某种程度上，它们是家庭历史在当今的反映。

在接下来的段落中所呈现出来的有关家庭的描述，是家庭治疗工作的结果。在这些家庭里，一个或几个家庭成员产生了某种形式的疯狂或其他的症状。因为没有哪两个家庭能百分之百地相同，所以此处的说明是一种理想化的说明，作者试着把其中典型的和共同的东西过滤出来，而把不典型的东西搁在一旁不予考虑（这就像是在描述阿尔卑斯山时，将山里的汽车撇开不予考虑一样）。

如此长篇累牍的导言——为了在家庭动力方面对疯狂进行说明——看起来还是很有必要的，这样才能预防那些太容易出现的、可怕的简化做法：即把对家庭成员疯狂的过错推给家庭。很多精神科医生都得出了这样的结论：必须宣告家庭无罪（同意！），因此在这个领域里也根本不需要进行家庭研究了（抗议！）。如果我们听从这些当然是出于好意的建议，那么就会剥夺掉所有相关的人——患者、家属和治疗师——的良机，使他们无法利用那些只能从局外观察者的外部视角来描述的"如果-那么-规则"，也因此无法对那个疯狂地行事、思考和感觉的人 223 的命运施加影响。

　　过硬的和/或过软的现实——心身疾病的、躁狂抑郁症的和精神分裂症的模式 I

　　"接下来的便是常规的鉴定程序：取指纹，拍正面照和侧面照，最后他们把我关进了一间单人囚室里。

　　在那里我先是坐了三天之久，没什么人来关心我，除了每天两次有人从门洞里塞进来一碗稀了咣当的菜汤之外。我的房间里有一只高音喇叭，这才是最可怕的，因为这个高音喇叭无法关掉，它总是一刻不停地用刺耳的尖声重复着同样的句子：语言是明确的。谁怀疑语言的明确性，谁就是疯子或骗子。谁赋予词语另外的含义，谁就对语言群体犯下了罪行。他应该沉默、沉默再沉默。我们知道，词语表示的是什么。我们知晓所有的含义。谁这样认为，谁就生活在安全之中。他是幸福的、幸福的、幸福的。语言是明确的……" [152]

　　这幅恐怖的景象来自某个极权国家的监狱，它出自一位作家的想象。这幅景象当然与家庭的交际没有直接的关系，然而却有着间接的关系。这是因为，有这样的一些家庭，在那里，大家对语言的作用有与此类似的见解，而且这些见解在实际中得到了**实施运用**。在这些家庭里，我们找不到独裁者，找不到语言监督机构，找不到监狱，而且基本上也很少会有稀了咣当的菜汤喝。把这类家庭与小说里那个虚构的国家联系在一起的，是对语言的看法：语言——即说话和交际——**可以**而且**必须**是明确的。

　　如果在一个家庭里、一个团体里或一家机构里等等，大家遵循的是此类描述规则和规定规则，那么其中所形成的组织结构——从外部来看——就与严格限制型的、强制型的国家结构具有非常大的相似性。在这种互动系统中，一致性现实变得非常硬：只存在一个明确的、而且不令人感到纠结矛盾的真理。

224 它不能改变；每个人都必须屈从于它的价值观与强制力。谁如果这么做了，谁就被承诺了安全和幸福。这份承诺不需要由某位独裁的统治者来给出，它是从对一个明确的现实的预先设想中合乎逻辑地产生的。这份承诺给人们施加了强烈的心理上的影响，促使他们只做对的事情，并且威胁他们不能做错事。

这个硬的世界观，只有在下面这种情况下才能得以产生并保持：如果互动系统的所有参与者都遵循着这个游戏规则，即在交际中必须把注意力的聚焦永远紧紧锁定在"真正的"本质上。如果他们只遵照某个表述"客观"事实情况的指示意义的语言的样板，而试图把所有的隐含意义的方面都给排除掉，那么他们就证实了这种交际规则的有效性。在这个互动模式中，没有人能够扰乱或扰动他人，没有人可以或必须对一致性现实提出质疑。没有什么理由能引发不安。

只要人们是在与无生命的环境的硬的现实打交道，那么这种世界观就能够得以保持。例如，作为不会游泳的人，当我们尝试着在一个湖的水面上闲游的时候，就要做好这样的思想准备：我们得到的可不仅仅是湿的脚。在这种情况下，做好思想准备是明智的。硬的物理学原理（描述规则）赋予了我们发明一条船或一个木筏的可能性（如果到那时这些东西还没有被发明出来的话），这样一来，我们就能用干的脚走向湖的对岸（这就是说，发展出有益于生存的规定规则）。

如果我们把这个硬的对规则的理解运用到软得多的、人际关系和感情的领域里，那么就会产生问题，那么我们对待社会规则就会像对待自然法则那样。每天19点吃晚饭的家庭传统，就会像万有引力那样，被看成是具有约束力的、不可更改的。

于是，从内部视角出发，这个世界看起来是僵化的、一成不变的。谁如果在这个世界里感觉还不错，那么他就不会陷于麻烦之中，因为他的看问题的方法原本如此。谁如果感觉不舒服，那他也不会有什么希望，无法指望一切都会变得好起来。现实看上去越硬、越一成不变，就越会产生非黑即白的世界观，世界看起来就会越清楚地按照"全部－或－全不－原则"、按照"要么－要么－模式"来运转。

那些主观上在这样的一个硬的现实中生活着的人们，大多　225
数都很有可能作为数学家、物理学家、化学家、工程师，或者作为传教士或政党书记，在事业上非常成功地获得发展。但是在他们那混乱不堪的私人关系、家庭、二人关系中，他们往往会陷入困境：在这个硬的现实中不允许有矛盾心理——这可确实是够难的。如果他们遵守游戏规则，那么他们就必然会对自己以及他们的伴侣提出"要么完全－要么根本不"的要求。只要他们一旦进入到某种关系中，他们就永远被困在里面了。束缚是始终都存在的，对彼此忠诚的要求也是如此。伴侣关系就像是买房子一类的事情，对伴侣的占有被填进了房产证里。他们要对所有的未来都能够感到安全和幸福，他们必须负责让伴侣或其他的家庭成员也同样感到安全和幸福。改变不属于预先的计划，脱离关系也同样如此。

从治疗师的外部视角出发，我们可以确定：在这样的一种文化里，在这样的一种被硬化了的社会现实里，形成*心身疾病症状*的机会会增加很多。[153]不过，因为躯体症状总是被解释为躯体紊乱所表现出来的迹象，所以那个原本的关于世界的预想并没有遭到质疑，反而它却被极力地证实了；没有什么原因能引发不安。

不只是在家庭里可以发现这类模式，在人际交往的任何地方都可以发现它。一些慈善机构和革新性机构对自己提出的道德要求非常高，它们的成员也从工作中获得了很大程度的自我价值感和认同感。在这些机构中，工作磋商往往正是遵循着这种游戏规则的。家庭与其他组织之间的差异就在于，人们不能像对待工作岗位那样，轻而易举地从家庭中退出来或声明辞退它。家庭的束缚要更大一些。如果工作以及职位、机构、团体变成了身份认同的一个重要因素，或者如果出于某种物质的或精神的原因，不可以将关系解除或存在着终身关系的某种其他形式，那么此类大家眼中的专业性机构，如医院、公司或行政机关，在它们的组织和文化上，就会变得与家庭越来越相似。宗教派别往往从一开始就是这样的。

除了心身疾病之外，与非常硬的现实相关联的还有第二个症候群：**躁狂抑郁症的**行为。那些有某个家庭成员表现出躁狂和抑郁的行为举止的家庭，在没有人的行为举止有异样的时间段里，看起来和产生心身疾病症状的家庭没有什么两样。这些症状往往也是互相组合在一起的。

举一个例子：M家庭的两个儿子和一个女儿患有哮喘，M先生带有不明原因的心脏病，M太太因为重度抑郁被送进了医院。当她的抑郁的消极状态消退了之后，她开始变得越来越活跃，她的情绪以一种让其他的家庭成员无法容忍的程度极大地改善了。最终她重新被送进了医院，并被诊断为患有躁狂症。

这种症状的组合有很多。经常也可能是这样的：某个人一开始的时候出现了躯体上的不适，后来才表现出疯狂的行为举止；或者是在躯体的不适和行为的怪异之间进行振荡。

与纯粹的心身疾病模式相比，在躁狂抑郁症模式中可以看到一个重要的区别：在家庭成员的行为表现出躁狂的阶段里，硬的一致性现实间断性地失效了，出现了某种形式的暂停。就如同（或恰恰是）在那些通常都很古板拘谨的地区，在狂欢节期间，所有束缚民众的监管措施都取消了，现在，对于整个家庭里来说，这是日常生活的描述规则和规定规则都不再有效了的一个时期。就连患者的家属都允许自己，偶尔表现出他们否则绝对不会允许的行为方式（不苟言笑的银行行长靠着搭便车穿越整个德国，为的是去看一看他那住在某个精神病院里的可怜的生病的女儿；长年以来都把为孩子们做一切当作自己的义务的母亲，突然开始——带着深深的不知所措——也考虑起自己来，并一个人去度假了）。现在，硬的现实的可靠性遭到了质疑，没有人能准确地知道，哪种行为方式带有哪种含义？患者所说的（"你们这些愚蠢的白痴，让我安静一会儿！"）难道就是他所想的吗？或者，这是他的疾病的表现？语言的明确性不复存在了，这（至少暂时）让人感到了一种解脱。

在这个五花八门状况范围的另一面，还可以总结出下面这一类的交际和组织模式：在这种模式中，注意力很少能够集中，于是出现了交际偏差、背景混杂以及所有其他的（上文已经详细阐述过的）互相迷惑的形式。在这种情况下，**一致性现实**变得非常**软**，一切都是不可能的，并且保持着不可能。语言是不明确的，一会儿很具体、被限定，然后又重新变得模糊、朦胧，充满了云山雾罩的词汇。与此相应，大家对关系的确定也不再具有约束力了，自由看起来是无边无际的；其反面则是安全感的缺乏，关系以及整个世界的不可靠。在拥有被诊断为**精神分裂症**的成员的家庭里，可以大量地观察到这种模式。在此，我们同样也不能、不应该从中描述出某种"原因-作用-关系"。很显然，家庭成员的疯狂行为稳定了交际结构，交际结构稳定了疯狂的行为。

既然我们把与心身疾病症状和躁狂抑郁症状相关联的互动结构，与一个极权国家相比较，在这个国家里，鉴定机构、思想警察和其他的审讯机关都努力在监视和检查，是否每个人都在思考、感觉和从事正确的事情，那么我们就必然要把上文中描述的这种引发疯狂的、精神分裂症式的互动系统与发生内战的某个国家相比较。在这个内战国家里，没有人知道，谁和谁正并肩在一起为反对谁而战斗；并永远都搞不清楚，谁眼下会持续多久统治着农村或城市的哪个部分。没有人能够说，失败到底是真正的失败，还只是战术上的撤退。不存在什么可以信赖的约定，每一个灌木丛后面都有可能埋伏着一名狙击手。生活变得无比复杂。北爱尔兰或贝鲁特就是这类控制性战争的很好的例子。不同派别都试图要单方面来决定，共同生活的规则应该是什么样的，而共同生活的混乱不堪和不可预见，不安全和暴力活动，便是他们的尝试带来的后果。这是指令性互动的

228 尝试，是对人作为**组成因素**的**关系**进行控制的尝试。这是对建立在"主体–客体–区分"基础上的思考所进行的错误应用，尽管人自己就是客体（关系）的组成因素。从内外区分的瓦解中，必然也会再次产生一个**悖论：建立秩序的尝试，导致了无序和混乱**。

这两种模式，即一方面是极权的束缚，另一方面是恐怖主义的权力斗争，只是五花八门的中间形式和混合形式的两个极端（此处的夸张描写也确实是极端的）。这类模式——必须再次强调——是可以改变的。

和谐和/或冲突——心身疾病的、躁狂抑郁症的和精神分裂症的模式 II

有关极权国家或内战的比喻之所以贴切，就是因为这些比喻表明：即使是家庭的游戏规则，也与政治有关；或者反过来换个说法，即便是政治，也与游戏规则的发展、保持和改变有关。

如果我们去看一下在上一个章节中所描述的心身疾病的、

躁狂抑郁症的和精神分裂症的游戏规则，那么从中就会得出其他的描述的可能性。例如，我们可以把特别强调冲突的、把冲突升级的家庭，与为了追求和谐的缘故而否认冲突的、把冲突压制下去的家庭，与这两种情况都存在的家庭互相区别开来。

　　为了能够更清楚地对差异和共性加以说明，我们不妨再一次把情况搞得更尖锐一些，以便把典型的东西突出出来：在那些主要形成心身疾病症状的家庭里，我们可以说，保持和谐是大家都认可的、至高无上的价值。没有人注意到每个家庭成员之间的差异，这就是说，这些差异不造成差异。统一和一致、完全献身于更大的集体，这是每个人都努力遵守的最高准则。个人为大家，大家为个人，同心同德。每个人都爱着其他人，爱别人所有的一切，爱的程度也都一样，没人更多也没人更少。为了能够实现这么崇高的理想，就必须要否认或避免那些有可能发生的冲突、和别人不一样的愿望、不同的感情和想法。即使是关系中的差别，组成组合、同盟和派别，这也都是不允许的。

　　在这类家庭里（或者在其他的政治体制中），正常的界限被限制得非常严格，它们不允许被跨越；不得表现异样而惹人注目，这是命令。改变只有在非常小的程度上才是可能的。"我们一直都是这么做的"以及"我们从来都没这么做过"，这就是做决定时的准绳。永远的真理怎么能够改变呢？表决总是以99.9%的多数来通过的。为个人主义的发展以及试验的实施只留有很小的余地。因此，要想适应变化了的环境条件，这是非常困难的。

　　在家庭研究中，戴维·赖斯①根据他所做的有关家庭决定程序的试验，创造了"一致性敏感"这个概念。[154]每个家庭成员单独解决问题的能力，要远远好于有旁人在场的时候。

————————

　　①　戴维·赖斯（David Reiss，1937—　），美国心理学家。

因为他要能够敏感地体会到别人有可能在想什么、感受如何，这种必要性妨碍了他在与其他人的合作过程中，迅速而实事求是地对解决方案做出选择。当出现疑虑的时候，寻求与他人的统一永远处于优先地位。每个人都在阻挠着其他人发挥各自的能力。

与此相反，"**疏远性敏感**"的互动模式构成了另一个极端。在这种模式中——从外部来看——避免一致性是最重要的规则。强调冲突并使之升级彰显了个体的独立性。通过带有攻击性的感情表达，参与者之间的界限被明确地划分出来，彼此间的距离也得到了确定。大家要避免表现出好感来，因为这么做会强调共性，会导致暂时性的统一，在最糟糕的情况下甚至会导致彼此界限的瓦解。个体的独立性，即不屈从于任何外界的压力，强调自己不依赖于他人，这是这种模式下的崇高目标。这种疏远性敏感模式主要可以在下面这类家庭里看到：某个家庭成员表现出了有偏差的、能够引发与警察和刑事追捕机构的冲突的行为方式。谁遵循着这样的游戏规则，谁就会触犯（家庭外部230 的）社会的一致性规则。因为他在人们眼中是个能够自己负责的人，而不是病人，所以他很有可能被称为犯罪分子，并被如此对待。

在互动模式的这两种极端形式中，每一种都分别把有可能出现的亲近和疏远之间的、依赖和独立之间的矛盾感情中的一个方面列为禁忌。在一致性敏感模式中，表达负面的、带有距离、分离和独立意味的感情，这看起来是不可能的；而在疏远性敏感模式中，表达正面的、带有亲近、融合和依赖意味的感情，这看起来则是不可能的。

与此相反，在那些某个家庭成员表现出疯狂的行为举止的家庭里，矛盾心理的这两个方面，即疏远性敏感和一致性敏感，都能够看得到。它们只不过在疯狂的各种形式中，以不同的方式互相组合在一起而已。

在躁狂抑郁症模式中，家庭里存在着不同的派别，家庭成员拥有不同的成长经历和不同的价值观。其中的一方（经常只是一个家庭成员、父母中的一个、一个婚姻伴侣）直到这个家庭或这段伴侣关系建立之前，都过着一种无拘无束的、自由的、有时候甚至是放纵的生活。如果他或她现在不这么做了，那他/她就会觉得自己有种追求独立的愿望。而在他的/她的伴侣的眼里或在另一方（往往是几个人）的眼里，这种趋向和冲动是无法无天的表现，必须要受到严格的控制。一般来说，平静、亲近、有序和和谐的一方能够获得胜利，因此在通常的时间里，大家还是按照一致性敏感的规则在生活。但是，在这个时间里偶尔也会出现一些阶段，少数派取得了胜利，由他们来决定互动的规则。于是，冲突占据了日常的秩序，而秩序的一方就会努力去掌控局势。这样一来，就出现了权力斗争。与个体的矛盾心理一样，在家庭里，一致性敏感和疏远性敏感的彼此相反的趋向交替排列着。[155]对于时间上的分割来说，索引患者的行动是非常具有典范性的。他要么彰显出自己的独立性，追求距离（在躁狂发作时），要么表现出自己的依赖性，并且借此来招致其他人的亲近（在抑郁发作时）。

在观察者看来，精神分裂症模式是按照另一种方式来分裂的；彼此相反的努力，或矛盾感情的两个方面，是同时经历的。这不仅意味着，感情和行动可以在亲近愿望和距离愿望之间、爱与恨之间以及冲突与和谐之间快速地摇摆；而且也意味着，同一个家庭里的不同的人可以承担不同的任务。例如，如果在家庭里出现了过多的亲近与和谐，参与者的独立的感觉受到了威胁，那么任何一个家庭成员都可以承担起疏远性敏感的角色，故意挑起争端；通过这种方式，他可以帮助所有的人来确保各自的界限划分和独立自主。而在下一刻，他有可能做出完全相反的事情，如果冲突有过激的危险，那么他就会来承担调停与和解的角色。于是，通过在不同的人之间的回旋原则上进行某种形式的分工，家庭的平衡总的来说就可以得到保持。在躁狂抑郁症模式中，除了患者以外，在其他人中，总是由同一个人来承担同一种角色；但是与此相反，在精神分裂症模式中，任何一个人都可以承担任何一种角色，因此也不可能形成固定的派别。

针对在这类家庭中可以观察得到的和谐阶段或敌意阶段，莱曼·温尼创造了"假性和谐"和"假性敌意"的概念，以此来明确说明：无论是敌意的行为还是和谐的行为，都是不明确的。和谐只有在敌意的基础上、敌意只有在和谐的基础上才是可以理解的。[156]

从外部来看，所有的这三种模式，即心身疾病模式、躁狂抑郁症模式和精神分裂症模式，看起来都是稳定的和持久的。心身疾病模式给人造成的印象是连续的、僵化的呆板；躁狂抑郁症模式也符合这种印象，但是却被无法控制的、过度的活跃阶段所打断。家庭成员的角色模式被固定了下来，而且很难把232 角色和个人性质分开。在来自外界的看法与从内部视角产生的印象之间并没有本质上的区别。而精神分裂症模式则完全不同。在精神分裂症模式中，从外面也同样可以看出一个稳定的模式：永远都有那么一个人，承担起确保距离和确保一致性的功能，但是这个人每次都是谁，则是不固定的。总是有任意一个第三方来进行拯救性的或扰动性的干预。系统的稳定性是超个人的，它只有通过外部视角才能被看出来。与此相反，如果从内部视角出发，就无法持续地把对不同任务和角色的承担作为个性特点给归到某个固定的人身上去。个体的身份形成和身份归属是很困难的，因为没有哪个参与者看起来可以在较长的时间里与自己保持等同。

有权和/或无权——谁来决定，什么是正确的和真实的？

人们说"知识就是权力"。谁如果没有好好做学校布置的作业，在考试的时候答不出他应该知道的内容，那么大家就会说，他"没有掌握这些内容"。谁知道如何修理汽车，谁就**能够**修理汽车；谁**能够**修理汽车，谁就**知道**如何修理汽车。有关知识的想法，与有关能力、潜力、做成某事的可能性的想法是息息相关的。说知识就是权力，就等于说，人可以赢得对他所在的环境的控制。如果我们**了解**自然法则，那我们就可以预测它们，并目标明确地采取行动。"让世事听命于你们吧！"这意味着，"去学习掌握它们、操控它们！"只要我们与像汽车那样无生命的系统打交道，那么这种有关权力的想法看起来就是非常实用的。谁如果驾驶着他的车突然驶离了马路，那他就失去了对车的控制，因此也就不再能够正确地驾驶它了。

如果把这类想法转移到人际领域，那么就会产生几个典型的——往往与疯狂和躯体症状的形成联系在一起的——互动模式：即"等级制-极权式"的权力结构、权力斗争，或这两者的周期性更迭。在第一种情况下——即心身疾病模式——控制模式**看起来**成功地转化成了现实；在第二种情况下——即精神分裂症模式——大家为争取当权者的地位而斗争；在第三种情况下——即躁狂抑郁症模式——两者互相交替：控制和控制性斗争互相交替[157]。

如果我们再一次清楚地看一看有生命的和无生命的系统之间的差别，硬的和软的现实之间的差别——其差别就在于不存在指令性互动——那么显而易见的是：这种直线型的"原因-作用-思维"的使用，势必会导致上述那些互动模式的形成，　233

为这种想法与可以像驾驶汽车那样去操纵周围的人（或他自己）的想法并没有什么两样。我们无法提前预见自己的行为方式对其他生命体及其内部结构和行为所产生的影响，因此我们也就无法有目的地去操纵他们/它们。就连对猫这都行不通，更别说对人了。我们对别人说一些话，但却并不能左右，他会赋予他所听到的内容什么含义。但是看起来——从外部来观察——**好像**这种操纵往往是可行的似的，**好像**人也可以被他人控制、其行为也可以被他人操纵似的。从内部来看，这种解释似乎也能得到证实：有些人感觉自己是强大有权的，另一些人感觉自己是软弱无权的；有些人发号施令，另一些人俯首听命。"我只是依照命令行事"，在战争罪的诉讼中，经常可以听到这种申辩。有权和无权是可以被体会到的。某些人表现出来的行为举止，就好像他们能操纵别人或可以被别人操纵似的，有权和无权其实是对他们的（自我）描述。

这种貌似可操纵的结构能够产生，这该如何解释呢？为了能够手握大权、能够确定方针路线而进行斗争，这种斗争的产生又该如何解释呢？因为从系统论的外部视角出发，我们可以确定的是：在人与人之间的互动中，不存在有目的的行为操纵。归根结底，每个人都在左右所有其他人的生活条件；秩序是从所有参与者的共同作用中产生的，而不是产生于某个统治者的发号施令。每个人都是自主的，并表现出符合其内部结构的行为举止。环境条件（所谓的统治者同样也属于环境条件）只是能够进行扰乱、扰动或刺激而已，并借此把可能的行为方式的活动空间进行缩窄。生物体总是由自己来确定，他应该表现出什么样的行为举止。谁如果想赢得针对其他人的权力，那他就必须得用某种方式让他们自愿去做那些他命令他们做的事。这乍听起来当然是个奇谈怪论，但却是行之有效的。

　这种可能性让"权力"这个概念看起来非常适合于从系

论的角度来描述人的系统。不过在此过程中，不可将权力和操纵混为一谈。在人际领域里，权力关系的基础不构成**指令性互动**的可能性，而是构成**破坏性互动**和**建设性互动**的可能性：这就是人所具有的互相扰乱、互相限制或扩展对方的生活（生存）空间以及在必要情况下互相干掉的能力。因为我们不能直接去操纵他人，所以就只剩下了一种选择：我们间接地让他们做出我们所希望的行为举止。第一个权力策略可以通过"要钱还是要命"这个公式来描述其特征。拦路劫匪手持匕首，让他的受害者面临选择：要么交出钱包，要么把命和钱包都交出来。受害者作为一个自主的生命体——如果我们按照自由意志的概念模式来描述这种情境的话——拥有决定要命或不要命的自由。说得极端一些：他把钱给了歹徒，是因为他**想**把钱给他。他也可以让歹徒杀了他，但很显然他不愿意这样，或者觉得这样做很蠢、不划算、太早了……

拦路劫匪的权力策略或暴力的权力策略的基础是：对另一个人的决策空间进行极度的缩窄。谁想保命，谁就必须与他的小钱包分道扬镳。强盗的匕首带来的是威胁，威胁的目的是让现实硬化。它导致了为自己的钱包和性命担忧的行人，只能用一个完全无法混淆的"如果–那么"、"如果不–那么"、"如果–那么不"、或者"如果不–那么不"规则来描述他的处境，并从中为自己的行动推导出规定的规则。是未来的征兆和可预料的后果最终导致了，他**愿意**把他的钱包交出来……

国家的强权也是按照同样的（拦路劫匪）原则来实施的：谁如果不想在交通违规卡上被计分，不想付罚款，或者根本不想被投进监狱，那他就应该在监管不那么严格的小地方不把他的车子开得比允许的速度快很多，即使开得快了，也不能让自己被逮住。

只要在互动中，一个人可以限制另一个人的选择权，以至于后者只剩下非常少的选择的可能性，那么从中会产生一种权力关系。无论是从外部还是从内部看，都会形成一种印象，让人觉得人们可以互相进行操纵。有权的和无权的感觉也会滋生出来。

这种建立在使用暴力或用暴力来威胁的基础上的获得权力的方法，其出发点是限制和缩窄个体的行动空间。因此，用这种方法来阻止某人做什么，要比用来促成某人做什么有效得多。所以这种方法更多地用来**压制**个体的主动性，用来让那些感到自己处于软弱无权地位的人变得消极被动。这样一来，就会形成一种社会体制，在这种体制下，每个人都想着**避免**做错事。创造性、个体的主动性和承担风险的意愿，这些都不属于期望的内容。

然而，这并不是唯一"有效的"权力策略；除此之外还有另外一些考究得多的策略。它们全都产生于同一个机制，该机制也使一致性现实的发展成为了可能：这就是相互间的体会和理解。用夺走自由进行威胁，或使用躯体上的暴力，它们得以实施的基础是：作为对痛苦敏感的人，我们可以想当然地认为，其他人和我们自己一样，会有相似的反应，在遇到疑惑的时候更情愿选择一条没有痛苦的或能够拯救生命的道路。只要我们准备好了承受痛苦和死亡，那么暴力就失去了它作为权力工具的作用。甘地所领导的反对英国统治者对印度的统治的运动，就是这方面的一个典范。[158]

去体会别人的恐惧和担忧，去体会他们避免不舒服的感觉和经历的愿望，这会创造出一个建立权力关系的良机；不仅如此，他们向往舒服的感觉和经历的愿望，以及所有其他的个人价值观都可以充分加以利用。除了**压制**之外，**诱惑**也是一个久经考验的权力策略。人是可以通过金钱、富裕、名望、理智、知识、性满足以及其他类似的东西来贿赂的。在诱惑者的模式

中，被普遍认可的社会价值观也可以取得不错的效果。如果有
人心甘情愿拼死拼活地工作或舍己献身，那么他之所以这么做，
是因为有人向他许诺了名望、荣誉、金钱、天堂或其他的什么
对他来说有价值的东西——或者换个更好的说法：是因为他自
己指望这些东西。与压制的模式相反，在诱惑的模式中，未来
的征兆不是黑色的，而是粉色的。给人们的期待打上了烙印的，
并不是恐惧，而是希望。因此，在一个以诱惑为基础的权力系
统中，我们可以让别人变得积极主动、充满活力。他们会充分
发挥他们的创造潜力，以便能够实现被允诺的目标。只要人
们不受制于这类价值和愿望，那么作为权力策略的诱惑就不再
（如此轻而易举地）行得通了。

　　了解其他人的恐惧和愿望，了解指导他们行动的描述规则
和规定规则，无论是在压制模式中还是在诱惑模式中，都让施
行权力成为了可能。因为每个人的行为举止都是依照自己的内
部结构做出来的，都是自主的、不依赖于他人的，所以任何一
种权力都必须要建立在利用这类描述规则或规定规则的基础之
上。在诱惑和压制的过程中，经常会充分利用一些预先确定下
来的、受制于硬的（生物性）现实之必然性的规则。不同的人
对疼痛、饥饿、干渴或性欲望的反应具有足够的相似性，因此
这些反应是可以揣测的。

　　此外，还有第三种方法可以赢得权力，它是以确定描述规
则为基础的。谁如果能决定，什么应该被看作是正确的、真实
的，那他就不需要对任何人进行人身压制或诱惑了。能够促成
他人心甘情愿顺从的，其实就是人们所谓的事实强制力。在存
在着上天宣告的真理和神圣文字的地方，那个把这些真理据为
己有的人就是权力的拥有者。教皇和阿亚图拉就是通过这样的
方式，来确定一致性现实都拥有哪些内容。不过，他们的权力
之所以得以建立，是因为他们的信徒和臣民给予了他们权力。

如果一致性遭到了摧毁，那么就会爆发信仰战争。如果上帝的启示的有效性遭到了质疑，那么权力要求就会通过（大家所认为的）由科学来解释的真理宣布其合法。不再是某个不会撒谎的高高在上的人，而是某个（据说）不会撒谎的（科学）方法，宣布权力为合法。如果此类真理没有作为一致性真理的一部分而获得承认，那么就会出现学派之间的争端，它与信仰战争之间的区别仅仅在于所使用的武器不同而已。

在本书中，之所以给予有关权力结构及其动力的阐述这么大的空间，就是因为在那些造成疯狂的家庭里，也同样可以看到这些权力结构及其动力；反过来也一样，之所以这么做，就是因为这些家庭的互动模式从权力结构或权力斗争的角度可以很好地加以解释。

在硬化现实的心身疾病模式中，所有的人都认可同样的真理。不存在有关什么是真或假的冲突。每个人都努力不做错事或不说错话。真理是从哪里来的？它是由谁来确定的？这些都不得而知。在这些家庭里，通常都没有当权者，没有政治局，没有永远正确的那个派别。因为所有人都屈从于家庭里预先规定好的、不可更改的关于现实的观点，所以每个人既限制了自己的、也限制了其他人的选择自由。如果家庭里滋生了权力斗争，那么它的表现形式便是回避行为的加剧。在这种模式中，大家相互摆布的最好方式，就是引发别人的负罪感。躯体上的疾病可以赢得如此强有力的互动含义。这其实是个建立在（自我）压制基础上的家庭文化。

在观察者看来，精神分裂症模式提供了一个相反的画面。在这种模式中，每个人看起来都在与其他人就"到底什么确实是真的"而进行斗争。一致性是不可能形成的，或者换个更好的说法：一致性处于一种模糊的、悬而未决的状态。任何一种对一致性的确认都会导致，某个参与者感到自己强大有权或软弱无权。对放弃自己独立性的担忧，妨碍了大家就一个明确的真理达成统一。精神分裂症模式的这种多义现实，让每个人在与其他家庭成员的共同生活中，都能感觉到自己强大有权，或至少感觉不到软弱无权。无论如何都不会出现明确的关系定义。因此从外部来看，对家庭里发生的事情可以进行如下的阐释："这是一场荒谬的游戏，游戏者都下决心要赢，但是与此相反，游戏的最高规则是禁止赢或输。不过，它还是允许、甚至偷偷地从心理上促使大家（一个接着一个地，以便不会有人感到沮 **238**丧）去**相信**，他自己赢了，尽管大家只能私底下这样认为，而不可能去证明这一点。

　　这是一场永远也不会结束的游戏，因为每个参与者都被迫陷于一种极端的敌对状态，这种敌对状态确保了游戏得以不断地重复。每个单独的游戏者都被那个狂妄的幻觉给拴住了：'只要游戏还在进行着，我就有赢的可能'——同时他还得忍受禁令，不能公开宣称他想赢或确实已经赢了。"[159]

　　这场游戏之所以无法结束，是因为每个参与者都拥有否决权；他把否决权捏在手里，可以拒绝赞同某些真理。精神分裂症模式的权力斗争，其实是针对决定者的地位的斗争，什么是真实的、正确的，这是由那个决定者来决定的。因此，这种与信仰战争和内战的形势相类似的情况，很有可能并不是偶然的。

　　在躁狂抑郁症模式和心身疾病模式中，家庭里有关现实的观点是强硬的，不可更改的，所有人都臣服于高高在上的真理的权威。只有阶段性的更替才能够偏离这个僵化的模式:（自我）压制被（自我）诱惑所取代。从与某人（或某几个人）（例如原生家庭，母亲，父亲）的关系束缚中脱离出来的道路，由于受到另一个人（例如伴侣）的引诱而被开辟出来了。谁如果参与到两种互相竞争的关系之中，那么他根本就不需要把自己引渡给其中的任何一种关系，根本不需要感到自己软弱无权。只要心身疾病模式中的被硬化了的现实变得稍微软一些了，关系的定义就变得——如同在精神分裂症模式中那样——比较模糊，具有较少的限制作用和约束力。通过这种方式，大家对失去自主性的担忧就会有所减少，同时并不会遭受到关系破裂的威胁。

所有这三种在此通过典型化的方式加以描述的模式，（也）可以被理解为是权力策略的结果；这是尝试着让其他人做出他所希望的行为方式的结果，是尝试着单方面来确定关系现实的结果。

239　思想是自由的（18世纪的抵抗歌曲）

1.
思想是自由的！
谁能把它猜出来？
它在身边消失，
就像阴影在深夜里。
无人能知晓它，
没有猎手可将它射死，
它就在那里：
思想是自由的。

2.
我思考，什么为我所愿
什么可带给我福祉，
静静思考这一切，
什么会进展顺利。
我的心愿和渴望
无人能够阻止，

它就在那里：

思想是自由的。

3.

把我关押进

一间阴森的地牢，

所有徒劳的手段

都在那里；

因为我的思想

将柜子和墙壁

撕成两半：

思想是自由的！

4.

我愿永远

放弃忧虑，

也永远不再

受奇思怪想的折磨。

我可以在心底

一直笑着、开心着

同时也在思索：

思想是自由的！

打开和/或关闭——爱和其他的界限侵犯

我思故我在，我们不妨借助于笛卡尔的这句话来玩玩文字游戏，以便能够总结一下不被人理解所具有的积极的一面。思想（和感觉）只有在没有人能猜出它们来、没有人能知晓它们的时候，才会是自由的。个人的经历和思考所拥有的那个只有内部视角才能到达的领域，保证了我们能够自由感觉。谁如果让别人把他给看透，那他就是把自己拱手交出去，让别人对他施展权力，因为这样一来，他就变成是可揣度的了，这就是说，是可被诱惑的和/或可被压制的。个体的自主权存在的基础是：因为划定了内外的界限，所以没人能知道他的内心发生了什么。

在任何一种关系中，如果其中的一个人允许另一个人了解他的内心，那么当他考虑到自己的独立性的时候，一定会带着矛盾的感情。如果我们对另一个人敞开心扉，那么随之而来的总是把自己引渡给这个人的风险，他会把自己了解到的内容厚颜无耻地为己所用。这不仅涉及与自己所爱的人之间的关系，同样也涉及与心理治疗师之间的关系。因此，有些人只允许自

240 己在面对陪酒女郎时才开诚布公地谈论自己；因为在陪酒女郎那里他们可以肯定的是，自己将来再也不会遇到她们；未来的威胁征兆只是暂时的。

在紧密的情感关系中，将自己的心扉完全敞开，让他人对自己过于充分地理解，这并不是对自己的独立性所构成的唯一的危险。谁爱上了别人，谁就变成是可以被诱惑的和被压制的了。谁想从他人那里得到些什么（温柔、爱情、性、认可），谁就把自己的权力给拱手交出去了。因此，爱上别人永远都会带来对自己的自主性的威胁。

谁如果惶惶不可终日，担心被人抛弃，担心一个人孤独地生活，那他就不能把感情给表露出来，而要把所有那些他认为会把自己的伴侣吓跑的行为方式给压制下来。他得把自己给"关闭"（心理学的行话说得多么好），同时竭尽全力去体会别人的感觉，以便能够满足别人所有的愿望，并因此让自己变得更有魅力，也就是说更有权力。体会他人也还具有另外的一面：

它能够防止出于疏忽而做错事。在心身疾病模式中，我们就可以看到这类划定界限的规则。每个人都试着让其他人敞开心扉（"撬开"别人），同时却把自己给关上。如果所有人都这么做，那么就会滋生一种被压制的感觉的气氛。在这种气氛中，每个人都去解读别人的想法，并且以为别人也和他一样是这么想的。谁如果无微不至地只想为所爱的人做最好的事情，并为了理解他人动用了自己所有的敏感的体会能力，那么他就会触犯自己的界限，而且其他人（伴侣，孩子）往往也会把这种做法感受成是一种侵犯。想要理解他人，他人却不想被理解，我们可以对这种事态升级的动力进行如下的描述：某个人凑到他人边上，凑得太近了，因此遭到了拒绝。只要他的预先假设是，他必须得去理解他人，并以此为出发点，那么他就会把这种拒绝解释为是缺少理解的标志，因此便会更加努力地去理解他人，也因此遭受到了更多的拒绝。

在观察者看来，没人能够谈论自己的感情，甚至感受不到感情[160]，观察者之所以会产生这样的印象，是因为人们具有把自己的内心变成强盗窝以及守口如瓶的能力，是这种能力的彰显让观察者产生了这个印象。人们互相体谅，不愿意给对方制造负担。通过体会别人，可以确保自己把所有的事情都做对，避免犯错误。

一方面担心孤独、孤立、形只影单，另一方面又担心不自由、有依赖性和受约束，这两方面之间的矛盾心理便是精神分裂症模式的决定因素。它导致了，个人的界限轮流地、对于他人而言不可预测地被打开或被关闭。在**打开**和**关闭**之间折腾，这造成了普遍的不确定性，不知道某人确实是怎么样的，他是如何感觉的，或他是怎么想的。亲近和相互理解的那一刻，有可能转瞬之间就突变成了不理解和疏远，针对他人的强大有权的感觉非常荒谬地就被替换成了软弱无权的感觉。

索引患者的疯狂的自我界定和对交往的拒绝——这被称为自闭症——可以被理解为是他的一种极端的努力，要把所有的自己都给关上，让自己摆脱其他人的侵犯。至少——在外界看来——他取得了这样的效果。

在躁狂抑郁症模式中，我们又可以发现，不同的界限划分的情况呈现出一种周期性的、在时间上前后排列的（历时的）更替。在没有症状的间歇期，即没有表现出疯狂的行为举止的时间段里，躁狂抑郁症模式与精神分裂症模式相符。在症状显现的发作期，界限的划分变得模糊不清。在躁狂发作期，索引患者表现出积极主动与他人划清界限的行为举止，而在抑郁发作期，他看起来是把自己给敞开了。在这两种情况下，患者提供给他人的关系都是模棱两可的：这些关系取消了自己的资格，因为它们脱离了他人能够体会的、正常的行为的框架。同时，在这两种情况下，患者都向周围发出了对自己进行控制的呼吁：制止他的过分活跃或提升他所缺少的主动性，抑制他那极度兴奋的人生乐趣或点亮他的低落情绪。这是为权力斗争而发出的邀请。

基本上可以确定的是，每一种束缚，每一种关系——在其中某个人感觉自己对另一个人负有责任，爱他，与他视为等同，为他操心，替他承担责任——都会陷入一种进退两难的境地：要想正确对待其他人的需求，这需要高度的理解；而高度的理解总是会带来剥夺他人行为能力的危险，因此往往并不能正确对待他人的需求。

242   责任的悖论——对父母、孩子和/或伴侣的双重束缚

"家长应为孩子承担责任"，公共汽车站的黄牌子上这样写道。如果他们那亲爱的宝贝把汽车玻璃砸坏了，那他们就必须

得为此买单。如果孩子有朝一日长大了，做出了违法或疯狂的事情（例如干了坏事），那么"这总是重新被归咎到父母身上"。

　　家长们面临着一个不可能完成的任务：首先他们要为那些他们并没有做出的决定而承担责任，然后那些并不是他们做的事情的过错也还要归咎到他们身上。没有人能够像操纵汽车那样来操纵另一个人——即使是对自己的孩子也不行。但是尽管如此，大家还是从父母身上来寻找他们孩子所走的发展道路的原因（这就是说，过错或功劳），而且——谁会奇怪呢——总是能够把原因给找到（换个更好的说法：把原因给发明出来）。假如孩子像汽车那样是没有生命的，那么我们就可以不费吹灰之力地要求某位或某几位车主，不仅要仔细清洗并修理他们的汽车，而且还要小心谨慎、考虑周全、负有责任地驾驶它。但是孩子（可惜，谢天谢地）是难以驾驭的，他们不是那么容易照顾的，他们要比汽车倔强和执拗。

　　如果父母（以及/或者所有其他的教育工作者）仅仅对能正确行使他们的监护义务就感到满足，那么他们就只需要为他们的孩子划定界限。只要他们能阻止自己的寄宿生胡作非为，这就足够了。比如说，他们可以对孩子实行禁足，关他们禁闭，或用某种其他方式来限制他们的行动空间。父母拥有的选择与其他社会监督人员的一样，他们的权力是建立在限定和排除的可能性的基础之上的——这就是说，他们的权力是建立在某种形式的压制的基础之上的。在很多大的政治企图中，压制都经受住了考验，被证明是一种用来制止某种不为人所愿的活动的权力策略。这样的一种亲子关系可以在多大程度上令人感到满意，不需要在此进行推测。不过应该警告性地指出："压制"这个口语中使用的概念带有非常负面的含义，但是在此它只是用来描述界限的划定而已。在界限内部，存在着完全的决定自由。至于说这种社会权力执行的形式应该被评价为正面的还是负面的，这不仅仅取决于我们从什么角度去看这个问题，而且还取决于剩下的自由空间有多大。如果在亲子关系中与在政治企图中使用的是同样的这个压制原则，那么个体的自由界限在哪里划定，以及对不合规范的行为方式的压制从哪里开始，这就构成了一个会造成巨大差异的差异。

谁如果打算教育孩子，那么一般来说他不会满足于仅仅是制止了孩子的粗野行径。他打算教育，这意味着：他要培育。至于说他想把孩子朝哪个方向培育，这取决于他对完全被教育好了的孩子设想了一幅什么样的图画。父母爱他们的孩子，他们感觉到有照顾孩子的义务，因此通常来说他们只想让孩子变得尽善尽美：孩子今后拥有的要比父母的好，孩子不必重蹈父母的糟糕的覆辙，孩子要经历所有的善和美，要培养特定的价值观，不会遭遇不幸，有朝一日变得独立等等。

这是一种爱的形式，内尔托·布莱希特①曾经用下面的语句描述过它：

"您会怎么做，"K先生被问到，"如果您爱一个人？"——"我会为他设计个蓝图，"K先生说，"我会努力让他与它相似。"——"谁与谁相似？让那张蓝图与人相似吗？"——"不，"K先生说，"让那个人与蓝图相似。" [161]

这种形式的爱经常可以在那些严肃看待自己的任务和责任的父母身上看到。他们的教育目标越具体越明确，他们的教育成功的界限就被限定得越狭隘，父母和孩子失败的可能性就越大。大多数的孩子都要学习读和写，但是不仅如此，有些孩子将来还要在柏林爱乐乐团演奏第一小提琴，要在奥运会上夺得铅球比赛冠军，或者成为心血管疾病的主任医生[162]；而另一些孩子无论如何都不应该与父亲一样成为泥瓦匠；有些女孩子应

---

① 贝尔托·布莱希特（Bert Brecht，1898—1956），德国著名戏剧家和诗人。

该成为虔诚的基督徒，而不该成为一个成功的左翼知识分子政客或者甚至成为一名成功的妓女；他们应该继承家族的运输公司或建筑公司，或者把被逐出家园者青年团的首席吹号手的角色也承担下来。有时候这幅图画被描绘得很清晰，有时候它们只是模糊地指出了方向。用一位父亲的话说："儿子，你想成为什么都行，神职人员也行——但至少得是个主教。"用一位母 244亲的话说："我始终都知道，你要么成为一位了不起的大人物，要么就会在巴黎的桥底下终其一生。"

　　而那些对孩子的发展没有形成这么明确的想法的家长，要做的事情就简单得多了。他们只需要知道，不允许孩子做什么，以及界限应该在哪里划定，这就行了。谁如果对自己孩子的生活有具体的目标，那他就必然得使用某种形式的诱惑策略，或者试着在他自己的价值观和目标的意义上对现实做出规定。如果他——就像在某些牧师、精神科医生或法学家的家庭里能够好得不能再好地观察到的那样——把某个高高在上的、不容置疑的权威（亲爱的上帝，科学，法律）把持在自己的这一边，那么他就会作为这些权威在人世间的代表，要求并进而赢得针对其他家庭成员的强有力的定义权力，要由他来下定义，什么**确实**是真的，**确实**是善的，**确实**是美的。对此他根本就没必要有个人的权力欲，他只需要为他的孩子做最好的打算，并且认为，他自己知晓通向目标的道路，这就完全够了。在这样的前提条件下，有关他的世界观和价值观的冲突不可能在一个平等的层面上得到解决。这涉及的并不是不同的意见，而是真理，是客观上正确的、理智的和道德的行为。这里便产生了一个权力的落差，它与所有的个人的权力要求都没关系。有责任意识的家长们，除了在与孩子交往的过程中以父母们的价值观和真理作为行动的准绳之外，还有什么其他好做的吗？谁认为自己知道，哪条道路对于他的孩子来说是正确的人生道路，谁就必然会——家长们的关心照顾和责任的不可避免的逻辑看起来也是这么规定的——试图去操纵孩子往那条路上走。

　　因为孩子在他们最初的人生岁月里在很大程度上要依赖于父母，所以在一开始的时候这么做看起来好像也没什么问题。家长们把硬的现实掌握在自己的这一边：婴儿或小孩子们身体上的生存就被掌握在他们的权力之中了。随着孩子或者甚至是青年在躯体上和精神上的独立性不断增强，这种权力关系就被颠覆了，现在父母（以及他们在教育上的成功）就要依赖于他们的孩子了。如果他们为自己的孩子确定了目标，并且因为他们被（外人、自己的孩子，不过首先是他们自己）描述为"好父母"而能够赢得更高的价值感，那么他们就让自己变得依赖于他们的孩子了。与那些无所谓的或漠不关心的父母相比，也与那些有意识地留给孩子们很大的自由空间的父母相比，他们给予孩子们的权力要大得多。在那些无所谓的家长们那里，要么他们认为，他们的孩子今后成为什么样的人，这并不很重要或根本就无所谓；要么他们认为，他们无法去过孩子们的生活，并顺从自己的这种认知。因此，无所谓的父母并没有与那些目标明确的父母在同样的程度上倚仗自己孩子的合作。毕竟是孩子自己必须为奥运会刻苦训练，必须过一种在道德上无可挑剔的生活，或必须为能够学医而努力奋斗。

　　如果父母过于把自己与孩子的幸福和痛苦等同起来，那么就存在着巨大的危险，这会导致一场有关孩子的自主性的权力斗争。无论是从外部看还是从内部看，都无法从长远上来判定，谁更有权一些，是孩子还是父母。父母感觉自己至少在同样程度上被引渡给了孩子，就像孩子被引渡给父母那样。特别糟糕的是，个体的内外区分在此也有可能产生混乱。就下面这个问题——即谁出自什么样的动机而行动——双方无法取得一致性。父母认为，他们这么做只是为了孩子的利益，而孩子们则确信，他们做的所有的事情，都只是为了讨父母的欢心。因为双方从各自的观点出发都是正确的，所以就必然会产生关于现实的权力斗争，如果他们认为只存在一个不可分割的真理的话。

可惜的是，这类权力斗争在绝大多数情况下都会经历一个自我毁灭的进程，按照这样的说法："我把手指冻坏了，我母亲活该，为什么她不给我买手套"。因为父母与孩子彼此之间的认同太大了，所以双方的界限就变得模糊不清，在这种情况下，自我毁灭——甚至自杀——就会演变成为更大的、可以想得到的对他人的攻击。

一般来说，从不用负责的小孩子的角色发展成为能够自我负责的成人的状态，这是一小步一小步向前进展的。在每天的共同生活中，总是不断有小的界限冲突得到解决，总是不断有试验被实施，有时同意孩子拥有更多的自我责任，有时让他们拥有少一些的自我决定。在一个没有明确的过渡仪式的社会里——正是这些过渡仪式把从孩子到成人的身份改变以对所有人而言都具有约束力的、分阶段的方式给确定了下来——这种从孩子到成人的大跳跃就会变成一个持续的危机，变成一个持续经年的、不断重新商定亲子关系的痛苦的过程。

在父母与孩子之间的这场吵吵闹闹中，令人感到惊奇和悲哀的是：他们之间情感上的束缚越大，争吵就越会陷于困难和心力交瘁的境地。对父母感到无所谓的孩子，以及对孩子感到无所谓的父母，从来都不会试图去互相拯救或为了对方的好而互相摆布。因此，他们对对方的界限要尊重得多。从一种紧密的束缚中解脱出来的过程必然是极其纠结矛盾的：与关怀备至的、充满爱心的父母——完全可以信赖他们的好意——分开，要比摆脱漠不关心的或虐待孩子的父母困难得多。因此就会产生这样一种自相矛盾的情况：为孩子们开启一条通往独立的道路，把这个任务完成得"最好"的父母，正是那些不那么"好"

的父母。坏的父母恰恰是好的父母，而好的父母恰恰是坏的父母。最好的（这就是说，对于孩子的发展从长远来看最有益于健康的）很有可能就是那些中等"好"的或"坏"的父母，他们在一种健康的程度上给予孩子忽略——既不多也不少。问题只是在于：谁能告诉那些可怜的家长们，过多与过少之间的界限在哪里？

如果孩子在很小的时候就成了一个令人操心的宝贝，那么在抚养孩子时给予他们不那么多的关照，这对于父母来说会特别的困难。比如说，如果孩子一生下来就体弱多病，或者带有某种哪怕是极小的天生缺陷，那么从一开始就形成了下面这种亲子关系：互动并不是由对孩子正常发展的自然而然的期待来决定的，而是由对疾病和偏异的焦虑和担心来决定的。这样一来，就存在着一个危险：孩子们的为夺取独立而通常所使用的蚕食策略无法生效了；与此相反，在很长的一段时间里，不纠结矛盾也不冲突的照顾关系左右了父母与孩子的交往以及孩子与父母的交往。在家庭的现实中，大家就相互间的界限无法取247 得一致性。这个由于划分界限而引发的冲突会在青少年期和青春期给弥补上，因为到那时，社会环境及其准则会对家庭提出要求：年轻的成年人现在终于应该与家庭剪断脐带了。从外部来看，此时所产生的在父母与孩子之间的争吵看起来就像是一场独立战争。阵线派别看起来一清二楚：一方面是可怜的、被压制的、被剥夺了自由的孩子，他们看起来要为独立的合法权利而斗争；另一方面是不对他们放手的父母。不过，这样的一种描述并没有正确反映形势，它制造出了一种假象，好像阵线双方的目标都非常明确似的，但是这种明确性事实上却并不存在。两方面都极其纠结矛盾，孩子想让自己作为成年人被对待，但是却并不愿意放弃作为孩子的好处，不愿意放弃家庭带来的安全感和呵护；父母非常愿意把为孩子负责的负担给拱手交出去，但是只有当他们确信，孩子具有独自生活的能力时，他们这么做才会心安理得。这种表面上的清晰和明确之所以能够产生，只是因为矛盾心理按照"要么-要么-模式"被分派到两个阵营了。只要父母看起来想牢牢抓住自己的青少年，那么后者就不需要去发觉自己有想留在家里的愿望；只要这个青少年或年轻的成年人想摆脱家庭，那么父母就不需要去发觉自己有要卸掉责任的愿望[163]。不仅如此，这种立场还随时都会更换：如果父母试着把孩子给撵出去，那么孩子就会为了能够留在家里而抗争；如果父母试着把孩子保留在家里，那么孩子就会为了离开家庭的权利而斗争。从外部来看，矛盾心理的两个方面好像是同时（或至少是非常快地振荡着）按照"既-又-模式"在作为一个整体的家庭里摇摆不定。家庭成员之间互相拥有何种形式的关系，则总是含糊不清。

这就导致了没有人能成为赢家，因为冲突的任何一种结局都只能有利于这一边或那一边，都只能适应矛盾心理的某一个方面。如果这类争吵永远都不会有个决断，那么矛盾心理也就不需要决断了。于是，**为独立而战**就变成了一场最佳的妥协，因为在妥协中矛盾心理的两个方面都能被体会到。

这就是由于脱离而引发的和由于划分界限而引发的冲突所具有的模式。在那些拥有表现出疯狂的行为举止、因而最终被诊断为精神分裂症的年轻成年人的家庭里，就可以看到这类冲突。因为没有人认输和投降，所以就有可能出现事态的升级，直至产生恼怒并发生暴力行为。情感的气氛非常紧张，负面的和正面的情感都可以在感情洋溢和过度激情中得以表露。如果充满爱意的感情表达并没能达成诱惑的效果，那么最终大家则只能无助而愤怒地尝试着，通过贬低来互相影响。[164]对个体的界限及个体的自我价值互相进行瓦解则愈演愈烈，直到最终精神病爆发，不再能够在一致性现实的意义上在内部和外部之间

248

进行区分，从而导致权力斗争的（暂时性的）停歇。

　　孩子（其实从年龄上看已经相当于成人了）的疯狂行为导致了关系的不清不楚。如果他们的疯狂行为能够明确地被归纳到恶劣的一类，那么病人就应该被当作成人来对待；如果他们的疯狂行为能够明确地被认作是病态，那么病人就需要家长的呵护。因为是坏还是疯这个问题悬而未决，所以就导致了过渡期——即童年和成人之间的社会死亡阶段——被慢性化了。童年没有真正地结束，成年期也没有真正地开始。

　　精神分裂症模式的逻辑产生于家庭成员的描述规则和规定规则之间的自相矛盾式的结合。父母试图让孩子变得独立，而孩子则通过表现出依赖的方式来证明自己的独立性。一个本来是由自我控制的人如果感觉到被别人操纵着，那么他找回自控的方式就只能是放弃对自我的控制。这是一场无法结束的游戏，如果那种"人们可以互相操纵"的想法不摒弃掉的话。

　　在心身疾病的和躁狂抑郁症的互动模式中，可以看到差不多同样程度的相互间的呵护、爱、承担责任以及——随之而来的——对界限的践踏。它们不仅仅局限于父母对子女的关系上，而且在彼此有着强烈的情感束缚的伴侣之间也可以看到。因为在这种模式中，交际方式要清晰一些，共同发展出的一致性现实也要硬一些，所以界限的冲突就会有另外的一种进程。施展权力时较少用到诱惑的方式，更多的是通过约束、通过明里暗里的道德上的禁忌和戒律来完成。每个人都让自己的幸福安康取决于所有其他人的幸福安康。"只有当你感觉好的时候，我才会感觉好"，规定规则和描述规则差不多就是这个样子的，看起来所有的人都必须要遵守它们。为自己提出要求，这是不允许的："要比爱自己**更多地**去爱身边的人"。因此，要想实现自己的、与他人的有所偏差的利益，就只剩下了一种可能性：为自己着想的权利永远都恰恰是那个"客观上"感觉最糟糕的人才拥有的。这种游戏规则导致了，其实只有那个感觉足够糟糕的人，才能够变得感觉好起来。因此，为了争夺"病得最厉害"的这顶桂冠，大家之间的竞争屡见不鲜。然而，在家庭里也存在着所有人确实都感觉不错的阶段，只不过在大多数情况下，这个阶段持续的时间非常短而已，因为任何一种忧虑都会蔓延着超出所有的个人界限，每个人的每个问题都会被任何一个其他人给夺走。于是就会出现"让自己感觉糟糕"的进一步升级：如果先生感觉糟糕，那么太太也会感觉糟糕，因为她发现，自己的先生感觉糟糕。当先生发现，自己的太太因为他感觉糟糕而感觉糟糕时，那他的感觉就比原来还要糟糕。如果他的太太看到，自己的先生感觉更加糟糕时，那么……诸如此类。因此，即使是出于自我保护的原因，每个人也要努力把自己的感情给隐藏起来。

　　在躁狂抑郁症模式中，这种硬的呵护模式也同样有效。未来的患者通过下面这种方式来脱离原生家庭：他为自己寻找伴侣，这个伴侣要对现实拥有同样硬的观点，而且要对伴侣关系拥有同样的想法：要求并承诺百分之百相亲相爱。于是，两个人就会为了完全的团结和忠诚而相互竞争，在这种情况下，与某个人划清界限总是要用另外一个人的要求来说明原因。拒绝先生的占有欲，理由是还要同时满足来自母亲的并不比先生的减轻多少的愿望，反过来也一样。跟提出结婚的情人一刀两断，理由是要与太太同仇敌忾，反过来也一样。在这种三角关系里，在构成原本的二人关系的两个伴侣中，如果有一个人试图获得一个明确的关系定义，并且为了争取纯粹的二人关系而斗争，那么这种三角关系的平衡就会遭受到威胁。比方说，如果先生试图强迫太太就"要么是你妈要么是我"做出决定，或者太太试图强迫先生就"要么是另一个女人要么是我"做出选择，那么也会产生以操纵他人为目的的斗争。在随后出现的事

250

态升级的框架下，在躁狂抑郁症模式中同样也会因为病人的疯狂行为而出现斗争平息的状况。现在只不过再也无法判定了：病人如此这般的行为举止到底源自他的本身，还是源自他的疾病？

因此，疾病就变成了一个新的互动对象，它能够让大家超越所有的阵线，针对一个共同的敌人而结为同盟。大家可以同疾病作战，这样他们就重新又拥有了一部分硬的现实——他们就是这么认为的。只要疾病作为一个新的家庭成员被保留在家里，那么就不需要去应付旧的界限冲突。只是有个问题始终悬而未决：病人是否就是应该把对他行为的责任给归咎到其身上去的那个人？

令其他人无法体会的行为方式构成了一个不可逾越的界限，一个进行内外区分的方法：这就是个体化的一种疯狂的形式。

后续说明：一个家庭＝多个家庭

有多少个家庭成员，就有多少个家庭。每个人都生活在完全私人的、各自的家庭里，他自己的家庭完全不必与他伴侣的、兄弟姐妹的、孩子的、奶奶的、爷爷的、叔叔的或阿姨的家庭相似。每个人的家庭环境都是独一无二不可混淆的、非常个体化的。

一个不可分割的迈尔家，这是不存在的。存在的只是从迈尔先生的内部视角来看的迈尔家，从迈尔太太的内部视角来看的迈尔家，从迈尔家的女儿的内部视角来看的迈尔家，从儿子的内部视角等等。每个家庭成员的生活（生存）条件都是各不相同的，每个人所形成的家庭图画，与其他人的相比，并不需要显现出很大的相似性。它只是需要与其他人的家庭图画相配而已，这意味着，它不得过多地被其他家庭成员的出乎意料的行为方式所扰动。

　　在本章中，有关家庭互动模式和交际模式的描述在不同的 251
段落中呈现了出来，它们由于来自观察者的外部视角，所以与
家庭成员所做的描述有所不同。此处所阐述的心身疾病的、躁
狂抑郁症的和精神分裂症的模式之所以能够形成，是因为每个
家庭成员都从自己的内部视角来看待家庭，就如同他所看到的
那样，都从自己的内部视角来表现行为举止，就如同他所表现
的那样。这些模式并不是静止的、一成不变的，它们可以发
生变化，而通常来说它们确实也在变化着。一个家庭里的互
动——再次从外部来看——可以在很长一段时间里遵循着心身
疾病模式，然后——不管出于什么原因——骤变为躁狂抑郁症
模式或精神分裂症模式。能够拿来当作例子的此类家庭比比皆
是，例如，在很长一段时间里，心身疾病模式决定了家庭里的
游戏规则，直到某个女儿开始绝食，成了厌食症患者。现在，
之前那么硬的家庭现实被软化了，所有的人都不知所措，不知
道该拿这个女儿/姐妹怎么办，不知道该如何评价她。她是能自
我负责的呢，还是生病了的？日渐消瘦的女儿所发出的求助呼
唤，把父母带入了双重束缚之中，因为每一个为女儿承担责任
的尝试，都被女儿感受成是种暴力压制。其产生的后果就是，
交际变得越来越模糊，越来越不明确，带有权力斗争的家庭互
动越来越接近精神分裂症模式，而且有时候症状也确实会发生
突变：女儿表现出了精神病性症状。

　　然而，症状的形成并不是在任何情况下都会导致模式的改
变，它也可能会对模式产生证实和强化的作用。如果在某个按
照心身疾病游戏规则运转的家庭里出现了躯体上的疾病，那么
这些疾病不会扰乱这种模式，也不会对它进行扰动，也不会刺
激它继续发展。完全相反，这些疾病让每个人都在规则的意义
上更加多地关心那个可怜的病人，更加多地对自己的需求置之

不理，更加少地表达自己的痛苦的心理状态，诸如此类。

每个人都生活在他自己的、极其私人的家庭里，用这一事实便能够解释：为什么在同一个家庭里（这个表述当然已经又一次以外部视角为前提）会出现不同的症状。一个家庭成员表现出心身方面的紊乱，另一个家庭成员一会儿表现出躁狂的、然后一会儿又表现出抑郁的行为举止；一个人刚刚放弃了自己躯体上的不适或行为上的怪异，而同时另一个人却又重新发展出一些症状来。在这种情况下也同样只能说，症状和对症状的评价，以及症状对行为所产生的后果，必须彼此相配，这就是说，它们不得互相扰动。它们之间有些匹配得糟糕一些，有些匹配得好一些（例如心身疾病模式与躁狂抑郁症模式就匹配得好一些）。

还有一个重要的因素必须加以补充说明：家庭针对家庭之外的社会环境的外部界限封闭得越厉害，此处所描述的模式对个体的发展来说就越重要。如果在核心家庭的外部只有很少的、或根本就没有什么重要的情感交流，如果家庭内部的价值观无法通过外部世界的价值观遭到质疑，那么家庭成员、他们的看法、他们的认可、他们的评价就会被过分地高看了。于是，家庭就成了那个唯一重要的生活（生存）世界，每个人都必须让自己适应它的规则。家庭内部的规则与家庭外部的规则之间的差异越大，当某个年轻的成年人参与到或必须参与到与原生家庭之外的另一个人之间的紧密的、在情感上非常重要的关系之中的时候（比如说他恋爱了，或者进入职业生涯想证明自己），所产生的危机就势必会越严重。

通往疯狂的道路往往会开辟出一条回归原生家庭的道路。按照年龄来看已经是成年了的儿子，或成年的女儿，被鉴定为有病，可以/必须继续扮演原来那个熟悉的、未成年孩子的角色，病孩子的父母可以/必须承担起负责任地对孩子进行呵护的角色。在过渡阶段里，没有人知道自己应该扮演什么角色，没有人知道自己应该怎么做，于是现实就被软化了，这便导致了，疾病的硬的现实的明确性和可靠性遭到了排挤。所有的参与者都不得不动用老的亲子互动的模式；老的模式得到了增强，慢性化的过程也预先就确定好了。随着几年时光的流逝，在最好的情况下，父母和孩子都顺从了他们命运的安排；他们一起坐在家里吃着蛋糕。在最坏的情况下，病人被送进医院和回到家里以转门式的节奏不断上演，而伴随在其中的权力斗争也会永远进行下去。　253

　　这类慢性化的模式也会遭到阻止，如果某个发展过程（突然间地——通过事故，通过随着时间的流逝参与者屡屡表现出的疲倦，通过无法预测的外部事件，或在治疗的框架下）重新启动了的话。在这个发展过程中，家庭的和个体的互动及交际模式，以及家庭的和个体的思维、感觉和行动模式，受到了扰乱，这意味着，它们受到了扰动和刺激。

12.混乱和秩序——正常与疯狂的发展公式

一条狗蹑手蹑脚地溜进厨房——探求根数（歌曲和计算题）

您很有可能知道下列歌曲中的一首：

1.

一条狗蹑手蹑脚地溜进厨房

偷了厨师的一个鸡蛋。

厨师操起了长把勺

把狗打成了肉酱。

所有的狗都跑了过来

把它在坟墓里安放，

坟墓上写着：

一条狗蹑手蹑脚地溜进厨房

偷了厨师的……（等等）

2.

一盏灯突然倒了，

到处都沾满了灯油。

当油灯倒下来的时候，

人们听到了一声响亮的呼叫：

一盏灯突然倒了，

到处都沾满了灯油……（等等）

这是一种永远都无法结束的诗歌段落，下面的计算题也是以同样的原理为基础的：

请您拿来一个计算器，把电源打开，请您输入一个数字，这个计算机允许多少位数字，您输入的这个数字就有多少位。我们把这个起始数称为X_0，例如：

X_0：7536，9521

现在请您按开根号键，这时计算器的屏幕上就显现出了开根号的结果。我们把您原来输入的数字的根数称为X_1，在此处给出的例子里，您得到的是：

X_1：8681，5621

请您重复这个步骤，这就是说，请您对这个根数进行开根号。您得到的是：

X_2：93，1749

请您重复这个步骤，这就是说，请您对根数的根数进行开根号。您得到的是：

X_3：9，6527146

请您重复这个步骤，这就是说，请您对根数的根数的根数进行开根号。您得到的是：

X_4：3，1068818

请您重复这个步骤，这就是说，请您对根数的根数的根数的根数进行开根号。您得到的是：

X_5：1，7626349

请您一直这样做下去，这就是说，请您对开根号的结果进行开根号。在我们的例子中，您会得到下列数值：

X_6：1，3276426

X_7：1，1522337

X_8：1，0734214

X_9：1，0360605

X_{10}：1，0178705

X_{11}：1，0088956

X_{12}：1，0044379

X_{13}：1，0022164

X_{14}：1，0011075

X_{15}：1，0005535

256   X_{16}：1，0002767

X_{17}：1，0001383

X_{18}：1，0000691

X_{19}：1，0000345

X_{20}：1，0000172

X_{21}：1，0000085

X_{22}: 1, 0000042

X_{23}: 1, 0000020

X_{24}: 1, 0000009

X_{25}: 1, 0000004

X_{26}: 1, 0000001

X_{27}: 1

现在，如果您把根号继续开下去，那么您反复得到的永远都是这同一个值：

X_{28}: 1

把开根号的步骤没完没了地继续下去，这再也不会得出不同的结果了，我们得到的值是不变的：

X_{∞}: 1

即使您以一个小于1的起始数来开始，您对根号的根号的根号……进行开根号，在这个过程中，您或早或晚总归要抵达：

X_{∞}: 1

唯一的例外是，如果您以$X_0=0$来开始，那么您会一直都得到0，这是一个不变的值。即使起始数与0有最最小的偏差，那么必然而且无一例外地最终都会得到1这个值。

现在请您还要想象一下，您的计算器的供电是与开根号连接在一起的（例如，每按一次开根号的键，电池都会被充电），那么您现在就拥有了一个过程模型，通过这些过程，活着的——躯体的、精神的、互动的——结构就得以产生并保持。这些结构看起来保持了静态（屏幕上显示的永远都是1这个不变的值），但是这种静态是一个发展过程的结果，在这个发展过程

257　中，同一个操作（开根号）总是反复地紧接着这个操作的结果来实施（对根号的根号的根号……进行开根号）。从任意一个起点开始，经过一系列的中间阶段，最终总是会到达一个不变的发展终点。但是，过程的动力并不会因此而结束，因为如果不继续执行这个操作，那么已经得到的最终数就会逐渐消失（计算器没电了）。

　　这个——必须承认——被极度简化了的试验，形象地说明了那个已经被多次诠释过的操作性封闭的原理，即自主性结构的发展原理，这是正常与疯狂的基础。[165]

特征值、特征行为、特征结构、吸引子

　　对大多数的普通人来说，数学公式里总是含有一些令人感到极其恐怖的东西。正如同在广告里那样，汽车轮胎、抹布、公文包这些东西，通过女孩子的美腿就能传递出一定的性吸引力，那么在阅读书籍的时候，所有能够唤起数学印象的东西，都极有可能招致读者的惊慌失措，并促使他们落荒而逃。尽管意识到了这个风险，在此还是应该尝试一下，对疯狂和正常的产生给出一个公式化的解释。

　　这么做的理由源自数学的特征：数学研究的不是什么专门的内容，而是形式、关系、功能和行动指示。疯狂指的是，思考、感觉和行为的**形式**与正常的有所偏差，**功能**发生了变化，用不一样的方式置身于**关系**之中，遵照另外的**规定规则**，因此，数学的看问题方式看起来就很适合用来研究疯狂，这样的话我

们就不会遭到危险，不会让自己过多地从疯狂思考的各种各样的内容上分心。数学的方式提供了一个良机，让我们可以从公式化的原理中推导出正常或疯狂的公式化特征。（读者不必惊慌：此处所呈现的形式主义的东西，只要学过读和写的人就全都能理解。）

我们还是从开根号的例子开始吧。活着的系统的发展——此处令人感兴趣的情况是：精神结构的发展和保持——遵循着一种与开根号的例子相类似的方案。人对自己实施某种操作（不用那么吓人的数学方式来表述：人在思考和感觉），再对思考和感觉产出的结果，以同样的规则进行思考和感觉。自己的思考和感觉的结果，连同关于自己的思考和感觉的思考和感觉的结果，都位于自己的思考和感觉的范围之中。

这个现象可以用数学概念"操作性封闭"来表示，它可以被看作是精神过程所具有的自主性的基础。这是个公式化原理，通过它可以把生活过程的自我组织给描述出来。海因茨·冯·福尔斯特[166]①引用了数学家大卫·希尔伯特②的观点，并把这个过程通过下面的公式给展现了出来：

X_0 代表一种行为方式、一个结构、一个功能、一个数值、一种情境（这就是说，它是个"自变数"——在我们的例子中就是75369521这个值）；Op表示一个运算上的操作，在每个X值上都要实施这个运算操作（例如开根号）；X_1、X_2、X_3、……、X_n代表前后相连的运算操作的结果。

---

① 海因茨·冯·福尔斯特（Heinz von Foerster，1911—2002），奥地利裔美国控制论学家，控制论的创始人之一，激进建构主义的代表人物。

② 大卫·希尔伯特（David Hilbert，1862—1943），德国数学家，发明和发展了诸如不变量理论、公理化几何、希尔伯特空间等思想观念，为形成量子力学和广义相对论的数学基础做出了重要的贡献，他还是证明论、数理逻辑、区分数学与元数学之差别的奠基人之一。

258

从这个定义中得出下列方程式：

$X_1 = Op（X_0）$

（这就是说，X_1是对X_0实施运算操作后的结果）

$X_2 = Op（X_1）= Op（Op（X_0））$

（这就是说，X_2是对X_1实施运算操作后的结果，而X_1是对X_0实施运算操作后的结果）

$X_3 = Op（X_2）= Op（Op（Op（X_0）））$

$X_n = Op（Op（Op（Op（Op …X_0））））$

如果现在我们把对运算操作的运算操作的运算操作……实施运算操作的无穷无尽的结果用X_∞来表示，那么得出的就是一个自身关联的函数：

$X_\infty = Op（X_\infty）$

259　　如此得出的X_∞的值，就是所谓的运算操作Op的特征值。除了特征值之外，也可以使用特征函数、特征行为、特征结构这些概念，只要根据是否以一个功能、一个行为或一个结构作为出发点来使用就行了。在最新的文献中，"吸引子"这个概念被使用得很多，然而它会导致某种误解，因为它给人带来的心理暗示是，好像可以从某个值（开根号中的1）中发散出某种令人倾倒的吸引力似的。这其实并不是与某种神秘的力量或原因的作用有关，而只是与特定的（这就是说，不是全部）自身关联的函数（所谓的递归函数）的特征有关。

任意一个数值或结构都可以通过某个过程得出它的自身，上面的公式便把这个过程的逻辑给描述出来了。自我组织的系统能够实施拥有相同的起始点和结果（开根号中的1）的操作。

并不是在所有的自身关联的函数里都可以得出特征值。有些函数有几个不同的特征值，有些则一个都没有，还有的函数在不同的结果之间振荡。在行为的层面上，与特征值的原理相符的情况是，在一个变化着的环境中稳定的行为模式得以创造并保持；在精神的层面上，则是特定的感觉及思维模式的稳定性。通过这个原理，现实——无论是疯狂的还是正常的——得到了证实。

活着的形式的法则或：跳房子格子的演变

数学公式和方程式其实就是菜谱之类的东西：人们取来一定量的配料X，用它来这样或那样做，最终出炉的就是菜肴Y。这同样也适用于对我们的现实进行建构：我们取来一个起始情况，一个神经系统活动的模式，一个含义；现在我们进行一个区分，最终完成了的就是神经系统的新的活动，新的含义。我们可以不断对此进行重复，直至再也没有什么能发生变化。如果尽管区分不断在继续，可还是什么都没有改变，那么就产生了一个稳定的含义，一个稳定的、看起来是静止的现实。让含义系统和符号系统得以结构化的这一操作，就是区分，是对区分的区分，对区分的区分的区分等等。

260

一个符号的、一个概念的、一个词语的或一个标志的含义，可以被理解为是个自身关联的、无穷无尽继续下去的区分过程所拥有的特征值，或者换个更好的说法：特征含义。

利用公式可以对其进行如下说明：

X_0代表某个起始含义；Unt代表一个区分，这个区分对每一个含义（X）都要实施；X_1、X_2、X_3、……、X_n代表每次新产生的、被限定得越来越狭窄的含义，即区分的结果。

于是得出下列方程式：

$X_1 = \text{Unt}(X_0)$

（这就是说，X_1是对X_0进行区分的结果）

$X_2 = \text{Unt}(X_1) = \text{Unt}(\text{Unt}(X_0))$

（这就是说，X_2是对X_1进行区分的结果，而X_1是对X_0进行区

分的结果）

$$X_3 = Unt（X_2）= Unt（Unt（Unt（X_0）））$$

$$X_n = Unt（Unt（Unt（Unt（Unt\cdots X_0））））$$

如果我们把对区分的区分的区分……的无穷无尽的结果用 X_∞ 来表示，那么就得出一个自身关联的函数：

$$X_\infty = Unt（X_\infty）$$

每进行一次区分，含义范围都会被限定，这就是说，我们的那些著名的跳房子格子中的某一个格子被画了出来。特定的特征被归入到了特定的事件、现象或客体上（该特征位于跳房子格子的内部），或没被归入（该特征位于跳房子格子的外部）。

261 所有位于区分的界限内部的东西，都被捆扎在了一起，形成了一个含义包。在这个含义包里，整个包裹的任何一个组成部分，都把它自己的含义作为隐含意义派送给了所有其他的内容（这就像是一个同时寄送巧克力和腌鱼排的包裹，巧克力最终总是会掺杂上一些鱼的怪味）。

含义是在对跳房子格子（含义场）不断进行缩窄和限定的过程中产生的，这个过程一直持续着，直到达到了一个度，在这个度上，交际（由于对含义场的界定比较相似因而能够互相理解）变得可能了。从不计其数的区分特征中，挑选出了几个对互动而言非常重要的特征，其余的那些就作为无关紧要的被摒弃掉了。通过这个过程，每个含义场的界限都被划定得越来越狭窄，但是却永远都不会有哪个含义具有明确的"单义性"。

一般来说，对含义范围进行界定的可能性位于"某个标志表达了所有的意思"（=所有的都在跳房子格子的内部）与"某个标志什么意思都没表达"（=什么都没在跳房子格子的内部）之间。如果我们打算对可能的含义分派（或者换个更好的说法：含义限制）的宽度用数学的方法来表示，那么我们就可以把一种极端的情况——即对某个标志或符号的含义没有任何限定——设为1（极端的多义性，整个世界都融合在了唯一的一个跳房子格子里），而把另一种极端的情况——即把每个含义都排除了出去——设为0。通过这样的方式，我们就可以把握"过多含义"与"过少含义"（即过度包含与过度排除）之间的所有丰富多彩的内容了。

如果X_t代表某个标志在时间点T时的含义范围（跳房子格子的规模），那么（$1-X_t$）就代表所有不属于该标志的含义范围的内容。

这样的一个跳房子格子在时间点T时的含义范围有多大，取决于它在时间点T–1进行最后一次区分之前有多大，这就是说，哪些含义被限定了（X_{t-1}），哪些含义被排除了（$1-X_{t-1}$）。

这可以用数学的方法通过下面的方程式来表示：

$$X_t=F（X_{t-1}（1-X_{t-1}））$$

如果涉及在未来的（T+1）时所产生的含义（X_{t+1}），那么 262
这个方程式也可以进行如下改写：

$$X_{t+1}=F（X_t（1-X_t））$$

从中得出的这个或这些长期有效的X_∞值，就是这个函数的特征值，是它的吸引子，是一个词、一个符号或一个标志的**特征含义**。

对于某个人来说，一个标志或符号所赢得的单义性或多义性，取决于他与他周围环境所进行的互动的单义性或多义性。他周围那些或多或少有些友好的人们，以及有生命的或无生命的自然，**限制了**画跳房子格子的可能性；这些格子的现实有不同的硬度或软度，并不是所有的含义都可以被一起捆扎成一个包裹。现实越硬，跳房子格子就越狭窄越清晰；现实越软，这个含义场的边界就越宽泛越模糊。

有生命的和无生命的环境所表现出来的行为方式，例如人们在日常生活中必须与之打交道的那些环境的行为方式，发挥着扰乱和扰动含义分派以及刺激其继续发展的作用。至于说这个影响有多大，则取决于是否、在哪里、如何激起了反响非议，也就是说，哪些界限变得可以被察觉得到。

如果我们以下面这个理想化的情况为出发点，即其他人的交际方式在一段较长的时间里保持清晰或模糊，那么互动的效果就可以用**扰动因素W**（代表"柔软"[①]）来表示。因为它具有限制含义的作用，所以它必然是0与1之间的某个值。如果它接近0的方向，那么这就关系到在一个非常硬的一致性现实里（心身疾病模式）的互动和交际；如果它接近1的方向，那么这就代表了一个非常软的一致性现实、一个非常模糊和混乱的交际（精神分裂症模式）所具有的作用。

个体的含义发展与交际方式之间的关联，符号或其他标志的私人的和公共的单义性和多义性之间的关联，硬的现实和软的现实之间的关联，可以用数学的方式通过下面这个方程式来描述：

$$X_{t+1}=4WX_t(1-X_t)$$

263　　（其中插入因数4，用来确保X的值位于0和1之间）

如果W的值较低（小于0.5），那么在语言交际的范围内，它表明，词语或其他在交际中用到的信号在使用时朝着具体化的方向进展。在这种情况下，隐含意义的内容相较于指示意义的内容，就退到了次要的位置。如果W的值较高（大于0.5），那么它表明，在词语的含义上承载了较多的隐含意义，词语的使用是更加多义的。注意力的共同聚焦可以被看作是一种互动的机制，对含义的限定就是通过这个机制来完成的。较高值的W表示一种宽泛的、很少被限定的注意力的聚焦，而较低值的W则表示一种狭窄的、被严格限制的注意力的聚焦。

---

① 在德语里，"柔软"一词为 Weichheit。

如果没有这类来自外部世界的扰动和/或刺激，那么就根本不会有含义或意义产生。如果在方程式中把扰动参数W给去掉（W=1），那么这个计算的结果从长远来看永远都是0，这意味着没有含义。在不同的研究领域里，我们都可以利用这个方程式来对动力系统进行描述；例如可以用它来描述特定的动物种类中的动物数量增长或下降的波动，在此W表示的是作为限制因素的食物的供应量[167]。这是一幅美妙的图画：注意力所共同投射的范围，注意力聚焦的宽度或窄度，以及赋意的食物供应。

混乱的含义

为了能够欣赏自身关联的方程式和函数所具有的美学魅力，我们需要发明计算机。在此之前并没有人想到，这种无休无止的计算居然会产生有意义的结果。自身关联性在那时就是个被多疑地打量的现象，它导致了悖论，因此最好能够禁止它，而不是去研究它。然而，让机器不知疲倦地来进行这类没完没了的计算，这种可能性为我们提供了一个良机，让我们能够去研究计算的特征，并实施机械的思维试验。

如果在上一个章节中推导出的自身关联的方程式，能够用作个体的含义发展的过程模型的话，那么那些（依据临床观察）被断言的交际与疯狂之间的关联，就肯定能够在这个模型中得到证实。证实的过程是这样的：只要在这个方程式中，代表被交际的含义所拥有的硬度或软度的W超过了某个特定的临界值，那么就会得出混乱的X值。如果将其转换到思考和感觉的层面，那么它表示的则是任何人都根本无法预见的含义分派，而疯狂的思维正是以此为特征的。[168]

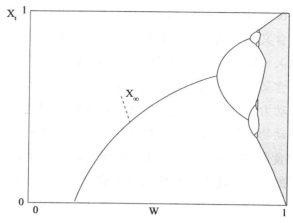

X$_t$：某个主观标志在时间点T时的含义范围
W：交际对象所使用的标志的含义范围

图 30

在图30中，个体的含义场的限定标尺（X$_\infty$=跳房子格子的大小）对W的依赖关系被展现了出来。

该图形显示，X$_\infty$（某个标志、符号或概念的稳定的含义）在W值的一个较大的范围之内持续地变化着。来自互动对象的较为清晰的和非常模糊的行为之间的各种差异（即W值位于0.3和0.71之间的范围），在个体的层面上则分别与或高或低的隐含意义的含量、某个符号的或狭义或广义的含义、对现实的或硬或软的看法相对应。

从W的临界点开始（如果W变得大于约0.72），就出现了分岔（分支），这意味着，含义进行了分裂，并且在两个不同的范围之间振荡。含义范围从一个时间点到下一个时间点发生了变化，以至于产生了不同的含义，它们所带有的隐含意义的含量一会儿很高，一会儿很低，交替变化着。如果交际变得更加模糊（即W接近1），那么就会出现特征值的进一步分裂，就会在彼此分裂成4、8、16等等个含义场之间进行振荡，并且最终会形成一个完全无法预见的、无序的、混乱的后果：产生几乎不计其数的一会儿（过于）狭窄、一会儿又（过于）宽泛的含义；主观现实的结构也就随着符号含义一起瓦解了。于是主观的含义范围就从一个瞬间到另一个瞬间在过度包含和过度排除之间摇摆。从长远来看，主观的含义范围是以一个混乱的吸引子、一个混乱的特征值为特征的。

从临床上看，这个公式一方面符合矛盾心理的情况，另一方面符合在急性疯狂发作时，在具体化的、被过度缩窄的、带有很少的隐含意义含量（这就是说，X_∞ 接近0）的思维与含糊混乱的、被过度模糊化的、带有很多的隐含意义含量（这就是说，X_∞ 接近1）的思维之间的更替。

这类功能上的关联所具有的临床意义，可以说是有目共睹的。只要我们注意到，双重束缚构成了高W值的极端情况，那么这种意义就一目了然了。W值为1时会出现一种自相矛盾的交际，所有的内外区分都消除了，"禁止矛盾"的定理不再适用了，任意一个含义分派都是有可能的。

也许我们可以假定，对于疯狂的产生来说，并不是每个标志、符号或概念的含义都具有同等的重要性。不过我们可以想象一下，比如说有两个相爱的、互相依赖的人在交际，交际的 ²⁶⁶ 内容关于他们的身份认同、他们的"共同-相互-界限"，关于在自我和非我之间的各自的内外区分，关于在"我"和"我们"之间划分界限，关于在对别人负责与不对别人负责之间划分界限。如果这个交际非常模糊，或者甚至还自相矛盾，那么个人的内外区分就会发生混乱的——也就是说，精神病性的——振荡。个体界限的融合与消除，也会威胁到交际的瓦解。

躁狂抑郁症模式与精神分裂症模式之间的差异，可以通过一个不同的时间节奏来解释：如果（当W值较高时）振荡的速度非常快，以至于在很短的时间内在不同的含义之间跳跃，那么这就是精神分裂症模式。如果（同样当W值较高时）振荡的速度非常慢，比如说不是以秒计而是以月计，那么当事人的含义赋予，看起来在一段较长的时间里——就如同在心身疾病模式中那样（W值较低）——在硬的现实的范围内（X_∞值比0.5小得多）保持不变，然后突然之间又跳跃到软的现实的范围里（X_∞值比0.5大得多），并在那儿停留。因此，矛盾心理和二义性在"要么–要么"的意义上按照时间进行分裂。

从数学的角度来看待对区分的区分……进行区分的过程，其中引人入胜之处就在于，人的世界观的复杂多样，疯狂的和正常的种类的五花八门，都可以从唯一的一个结构化原理中推导出来：这就是**区分**。因此，正常和疯狂所展现出来的样子，表明它们是使用了同一个方案（同一本菜谱）的结果。同样的规定规则，不仅使一致性和人与人之间的交际成为可能，同时也负责中断交际及摒弃一致性。如果某个人的精神过程在原则上进展得与其他人的不同，那他并没有发疯；只有当精神过程与其他人的运转得一模一样的时候，他才是疯了。疯狂的产生并不是因为放弃了正常思维和感觉的规则，而是因为使用了它们[169]。

也许吧（一个有关马的故事）

这是一个农民的故事，他的马跑了。

晚上，邻居们都聚拢了过来，他们非常同情他，因为他遭遇了这么倒霉的事情。农民说："也许吧。"第二天，那匹马回来了，而且还一起带回来了六匹野马。邻居们赶过来惊呼，他的运气多么好啊！他说："也许吧。"接下来的一天，他的儿子试图给其中的一匹野马套上马鞍并骑上它，结果被甩了出去，把腿给摔断了。邻居们又来了，为他的不幸表达了自己的同情。他说："也许吧。"另一天，军官来到了村子里，把年轻的男人都当作新兵征召入伍，只有这个农民的儿子因为断腿而被放过。邻居们走过来对他说，这一切转变得多么幸运啊！他说："也许吧。" [170]

人孰无过——一张关于世界的不恰当看法的列表

"在作为一方面的科学的真、与作为另一方面的善和美之间，至少存在着下面的这个关联：如果一个人对他自己的本性抱有错误的观点，那么他就会因此进入一些从深层意义上看会变得不道德或丑陋的行动进程中。"[171]针对这类关于世界的"错误的"看法，格雷戈里·贝特森创造了"认识论谬误"这个概念。这些看法之所以是错误的，就是因为它们以人和作为整体的世界所具有的非常独特的特点——错误的，也就是说是与其本身不相符的特点——作为出发点。尽管没有人能够说得出，世界确实是什么样的，但是我们却能够确定，世界不是什么样的。确定这一类的谬误，便是科学之意义所在。如果这种认识论谬误成为了行动的基础，那么无论是对于世界来说，还是对于按照这些准则来行事的人来说，从长远来看都是不恰当的。

贝特森还提出了有关认识论观点所具有的道德价值和美学价值的问题，这些问题在此可以忽略不计。一不小心就会陷入论述道德问题或美学问题的困境，这种危险实在是太大了。与此相反，在此我们只是去看一看，在这些谬误中有哪些个别的谬误，能够导致疯狂和内心痛苦的产生。

世界观其实就是工具一类的东西，它的质量只能在日常使用的严格测试中得到证明。尽管我们在万不得已时也可以用一把锯把钉子敲进墙里，但是根据我们的日常经验，用锤子肯定更好一些，也更简单一些。如果我们试着使用一支自来水笔——也许甚至是一支贵得离谱的、貌似出类拔萃的老式珍品——来做这件事，那么我们除了会遭到别人的嘲笑之外还会遭到损害：手上和衬衣上满是墨水，钢笔碎了，钉子一直都还在手里，而不是在墙上。钢笔这个工具并不适合钉子这个工件，因此它也就不适用于这项规定给它的任务；钢笔是个谬误。

类似的事情在我们每个人身上都会发生，如果决定我们的行为、感觉和思维的想法与我们本身——即与我们的躯体的和精神的特性——不相配、同时与我们生活在其中的世界也不相配的话。在最好的情况下，我们和我们周围的人都变得鼻青脸肿；在最坏的情况下，我们和其他人都变得像钢笔那样：我们或/和他们毁掉了。恰当的与不恰当的世界观之间的区别，可以直逼正常与疯狂之间的区别，它很少与所使用的器具的种类有关，而是与器具使用的数量、地点、时间和结果有关。虽然一般来说，地图是个很有用的确定方位的工具，但是如果用一张巴黎地图在罗马寻找埃菲尔铁塔，那实在是够蠢的。如果带着一张比例尺为1：00000000的世界地图穿越戈壁沙漠，那甚至会有生命危险。

大多数的认识论谬误的产生，是因为针对活着的系统使用了机械的观点，这些谬误已经详细地阐述过了。出于这个原因，₂₆₉在此只是对它们进行提纲挈领式的总结，以便唤起读者的回忆。这些谬误在各种各样的关于世界的设想中的分布是随意的，因为所有的设想都互相关联，并且能够从逻辑上互相推导：

1. 把菜单和菜肴相混淆

菜单和菜肴之间的差别，即语言的描述与行为之间的差别，对于读者来说肯定已经足够清楚了，在此我有意识和有目的地避免再做任何说明。之所以这么做，主要是因为语言令人迷惑和令人发疯的危险正来自于此：它允许讲话者宣称，他没做什么，而他恰恰是通过这种宣称却正在做着什么，因此，对于菜单很难消化，如果把它吃下去，那它会在胃里停留很长这件事，在此只字不提。

2. 有关现实和真理之不可分割的观点

把观察者撇开不予考虑，这会在心理上引发下面的这种看法：好像只存在一个对所有人都具有同样约束力的现实和真理似的。谁会对此感到奇怪呢？奥林匹克竞赛不就是为了占有真理而发展起来的吗？特别是当这个真理规定了谁在何时应该做什么的时候，当它可以被当作权力工具来使用的时候，就更没有人会对此感到奇怪了。然而，这种观点还会带来另外的后果：它可以引诱人们犯错，让他们误以为，有关世界的知识是类似于一大锅汤的东西，如果足够努力的话，总有一天总会用某种方式把它给舀光。谁如果试图这么做，那他就不可避免地会遭遇到麻烦，因为他本身就是这锅汤里的一种（被烫焯或被熬煮了的）肉类配菜……

3.“全部－或－全不－原则”

人们往往把理智与二值逻辑意义上的逻辑思考及其“既－又－模式”混为一谈。这样的一种逻辑大概对驱动计算机比较有用（尽管这看起来也很成问题）[172]，但是却不适用于发展人——在这个词的每个意义上——的世界观。活着的系统，人的个体，家庭等等，是被纠结矛盾地组织的，它们总是必须得去平衡互相对立的追求，并促使彼此之间相互和解。如果没有为“既－又”留有空间，如果除了“是”或“否”之外从来都不会用“似是而非”来回答，那么疯狂就会产生。

4. 有关身份认同的观点

下面的这个看法与二值逻辑的使用息息相关：人们可以或必须总是、永远、到处、在任何可能想到的条件下、不用顾忌历史的变迁及关系的变化无常一直保持为同一个人。谁如果这么想或这么感觉，那他就一定得避免有新的经历；这些新的经历会让他心烦意乱。他就像是几十年来在同一个舞台上演出同一部戏剧的演员。在演戏过程中，他虽然会变得越来越熟练老道，但是他的艺术力和创造力肯定不会受到挑战，也不会得到提升。只有当他试图同样去阻止其他演员学习、尝试和演出新的角色时，这看起来才是合乎逻辑的。

5. 操纵的观点

如果我们把直线型的"原因–作用–思维"转移到人际关系上，那么我们就把自己置身于"进行指令性的互动"这个不可能完成的任务面前。人是自主的系统，人的行为是由人的内部结构来决定的，外部环境只能扰乱人的行为。谁如果认为自己能够操纵其他人，那么他就会卷入到权力斗争之中，而且在大多数情况下他会从权力斗争中获得软弱无权的感觉。更糟糕的是，他错过了合作的良机，为自己剥夺了对他人施加影响的可能性。因为要想与他人合作并影响他人，他必须得发挥自己的体会能力才行，他要努力去找出他人的利益所在，这样才能促使他人独立地做出决定，而这个独立做出的决定恰恰能够让他们与他取得一致性，这就是说，也符合他的意义。

6. 等级的观点

操纵的观点在逻辑上不可避免地会导致等级的观点，按照这个观点，某个人发号施令，另一个人必须俯首听命，即言听计从。但是，谁如果俯首听命，那他就不必行动；关系从来都不是由单方面来定义的。即使是在上下级关系里，参与者们也会用某种方式就此达成统一：他们拥有并打算拥有哪种样子的相互关系。只有当所有人都做出一副样子，好像操纵是可能的似的，等级结构才会产生。谁如果执行另一个人的命令，那么他这么做，要么是因为他觉得他没有其他的选择，要么是因为他决定对自己的选择的可能性不充分加以利用。因为确实存在着这样一些情况，对于自己的生存来说，服从别人的决定要更有利一些（这就像是在飞机迫降时，如果所有的乘客都亲自来操心为大家制定最迅速的疏散计划，那么这并不是非常有助于目标的实现的）。

在特定的情况下，某个独裁者的命令会带来某种形式的秩序，它对于整个社会系统的生存是有益的，如果从这一事实中推断，没有这样的等级结构就没有秩序，那么自我组织的良机就无法得到利用。于是就会产生一个强制性的、没有利用自己的资源的系统。这不仅与社会的互动有关，而且也与每个人与自己的交往有关。谁如果认为他能够有意识地计划并操纵自己的生活，那么这种想法就会导致他的自发性发展遭到僵化和阻断。

7. 关于世界的可揣度性的观点

象棋手和军事统帅制定出策略，目的是为了获胜。他们的行动目标非常清晰地、直截了当地被确定了下来。他们获得的信息越好越恰当，他们预先规划好的游戏进程就会越完美，他们就越会成功。下象棋与生活之间的区别在于，人们在象棋棋盘上走棋的时候用不着做好思想准备，用不着考虑规则会突然改变、全新的东西会被创造出来。而在真正的生活中，获胜的目标和标准不可能如此清晰地、直截了当地被确定下来。

不过，做计划当然是件非常有意义的事情，只不过我们在计划时要意识到下面这种情况：没人能够知道，在未来什么有可能变得重要。因为对世界（对自己的个人，对自己的生活等等）的任何一个描述，都会改变被描述的对象，因此规划带来的成功总是有限的，原因就在于它改变了自己的前提条件。

8. 有关人们知道什么是好和坏的观点

人形成了自己的愿望、目标、价值观，并以此作为准绳。272 它们构成了一个人的评价和行动的标尺。只有当我们知道，日常发生的事件有什么长远的后果的时候，我们才能够说，它们是好的还是坏的，我们是幸运的还是倒霉的。这其实又是下面的这个看法：就好像我们对游戏——世界——掌握了全部的信息似的，这些信息让我们欢乐和悲伤，让我们手舞足蹈或垂头丧气，这些信息让我们获得一种感觉，觉得我们已经在朝着实现自我价值和目标的道路上前进了一步。因为我们永远都无法确定，优势长远来看会不会变成劣势，劣势是不是又会变成优势，所以我们不能在太阳落山之前就对这一天歌功颂德（或斥责谩骂）。考虑到世界的自我组织，对幸运还是倒霉、对（长远来看）好还是坏的问题，永远都只能有一个合适的回答："也许吧……"

9. 将主动否定与被动否定相混淆

等级的例子已经说明：如果我们不主动去创造秩序，这并不意味着，无序就一定会产生；如果我们积极去做一些对抗无序的事情，这也并不意味着，秩序确实会出现。针对特定的目标或价值，在人的行为的层面上，总是有三条不同的道路：（1）积极为之斗争，并努力去促进它（例如，为执政党而战并努力推进由他们所主张的政治目标）。逻辑上这意味着，**积极地努力去避免它的对立面**（在这种情况下是指在野党的目标）。（2）决定反对这个价值或目标，并**积极地努力去避免它**（在我们的例子中：反对执政党以及他们的纲领），同时决定赞同它的对立面（赞同在野党）。（3）第三条道路存在于**被动否定**之中：采取中立的行动，自己的行为既不有利于正在受到争议的目标或价值，也不有损于它们（既不为了也不针对执政党或在野党而斗争）。

如果我们不对否定的这两种形式加以区分，那么我们首先就会在平衡矛盾心理时陷入麻烦之中。我们经常会感到有行动的压力，尽管我们可以心平气和地等待；我们会感到自己遭受着互相排斥的行动要求；我们无法根据实际情况充分利用所有的决定的可能性：做这个不做那个，做那个不做这个，两个都做或两个都不做。

10. 有关有权和无权的观点

如果有人认为，自己一点儿权力和影响都没有，或者自己拥有巨大的权力和无法估量的影响，那么这其实只是所谓的认识论谬误（例如"全部–或–全不–原则"，操纵的观点）在使用上的一种特殊情况。人的进退两难之处就在于：这两种想法都对。如果任何一个人改变了他的行为，那么世界就会变得完全不一样；但是却没有人能够做出决定，要对世界进行有目的的改变。每个人都对整个世界担负着责任，他无法通过等级来左右世界的面貌是什么样的。谁如果只看到了这个两难处境的某一个方面，那么他就会跌入狭隘妄想或夸大妄想之中，会对他的价值、责任和过错进行要么过高要么过低的评判。

所有的这些进退两难和认识论谬误并不是什么新的东西。它们穿越了自远古以来人类的整个历史，并导致了所有种类的疯狂的产生。相对来说比较新的只是，人们把这些谬误的后果当作疾病来对待。这其中的疑惑也是显而易见的：人们还是得屈服于这些同样的谬误，并且——悲惨地被卷了进去——还促进了疯狂的保持。

悲剧和/或荒诞剧

让我们重新回到观众席上，以便能够再一次从外部来看一看这场有关疯狂的游戏。谁如果作为治疗师或其他的什么人，获得了从近处来观察这出围绕着疯狂来编排的家庭剧的机会，那么他的那种震惊和成为悲剧性事件的目击者的感觉，就挥之不去了。实际上，在这里悲剧的特征也确实都得到了满足。

"所有的悲剧,"歌德如是说,"都建立在一个无法调解的对立之上。只要调解出现了或变得可能了,悲剧也就消逝了。"[173]这不仅关系到无法解除的矛盾,而且也关系到两个秩序、两个描述的和规定的规则系统的相互重叠。

观众席上的观察者看到希腊悲剧里的英雄处于进退两难的 274 境地,治疗师看他的举止疯狂的患者及其家属也是如此。这就是人的个体的两种(自我)描述之间的矛盾:是描述成一个自主的、能够自己负责并具有承担过错能力的行为者,还是描述成一个受害者——他相信自己能够决定自己的生活,这个想法最终却现出了妄想的原形,因为是命运做出了另外的、毫无怜悯的决定。

希腊悲剧产生的时代,正是希腊陷于两种世界观彼此交锋的时代:一方面是以荷马史诗里的英雄为代表的神话的世界观,另一方面是逻辑的世界观,它的宏图是由苏格拉底描绘的。神话里的英雄不能也不需要有良知,他们不能做出决定,他们不是行动的个体,而是**乳臭未干的受害者**,必须去执行命运的权力为他们所决定的事情。针对他们的行为方式,无法把个人的责任或过错归咎到他们身上。

然而,神话并不是唯一的可供使用的解释系统。逻辑思考的胜利进军已经开始了,随之而来的是认识的主客体分离。如果人可以揣度世界,那么他也就可以在不同的行动的可能性之间进行选择。他可以决定做或不做,他变成了自己的主宰,变成了一个行动的个体,一个**长大成人的行为者**。命运的权力看起来被剥夺了。

俄狄浦斯为理智战胜神权提供了最好的例子。他就是把忒拜城从来自吃人的谋杀者斯芬克斯的恐怖威胁中解救出来的那个人。直到谜底破解之前,斯芬克斯每天都要夺去一个新的受害者的生命。俄狄浦斯结束了这串无休无止的牺牲,他回答出了斯芬克斯的那个棘手的问题：

　　"在世界上有一种两只脚、四只脚的动物，它们的名字都是一样的，也有三只脚的。与在陆地上、天空中、水里活动的其他所有生物相比，只有它们的外表会发生这种变化。当支撑它的脚最多的时候，它走得最缓慢；当它的肢体最少的时候，它行进得最快。"

　　"你说的是人！"俄狄浦斯喊出来，"当他刚出生的时候，275 还只能在地上爬来爬去，一开始的时候有四只脚；当他变老的时候，因为年迈的负担而弯曲着颈背，因此需要一根拐杖作为第三只脚，所以也是三脚的。"[174]

　　谁如果认为，俄狄浦斯用这道思维谜题把人类存在的谜底也揭示了出来的话，那他很快就会发现，这种看法并不妥当。这位逻辑思维的英雄想要把他的命运掌握在自己的手里，却不得不亲身经历到，他恰恰是通过回避命运的方式而把命运变成了现实。当时有一个危险的神谕，说他将杀死自己的父亲迎娶自己的母亲。为了能够逃脱掉这个预言（主动否定它），俄狄浦斯离开了他所认为的自己的父母家，告别了他所认为的是自己的父母的人。而命运却不可抑制地如此进展下去：这个悲剧性的英雄杀死了他"真正的"父亲，娶了他"真正的"母亲。一系列认识论谬误招致了荒谬的和悲剧性的结果。

　　当俄狄浦斯发现，他打死的并不是一个普通的老男人，而是自己的父亲的时候，他的自我描述骤然间就被颠覆了，他的真理只是妄想，他的自由只是命运。这里展现出来的是个体的想法与世界观之间的不可调和的对立。前者中的个体能够依据自己的自由意志来做出决定，而在后者中，无论是对位于外部的观众而言，还是对能从内部视角进行体验的当事人而言，个人必须得屈从于能够招致悲剧性震惊的整体事件的进程。如果一个人不想被卷入认识论谬误中，想要形成既符合他个人的本性又符合世界的本性的世界观，那么他永远都需要双重描述（例如：自由意志和自我组织）。希腊悲剧的核心原理就是"关于万物统一的基本认识，把个体化当作祸患之始基的看法（……）。" [175]①

悲剧与那些出现了疯狂的家庭里的互动模式之间所具有的相似性，是不容忽视的。它们都犯有同样的认识论谬误，尽管——经常也是因为——人们千方百计要做最好的事情、要给最好的东西，但是这些谬误还是带来了荒谬的结果，并招致了不幸。与在悲剧里一样，在家庭的互动模式中涉及的也是貌似无法逾越的、两种世界观之间的对立。在其中的一种世界观里，个人是行为者，而在另一种世界观里，个人是受害者，这两种世界观都左右着事件及交际的进程。其结果是：现实不断被软化，对自己的以及他人的行动所具有的含义和意义的任何一种确信，都渐渐消失了。[176]

如果我们最终把疯狂的原因归咎到某种疾病上去，那么我们就因此重新把现实给硬化了，而且把先前的模糊重新变得明确了。不过，这么做的代价是：我们现在必须重新与某个虚拟的互动对象打交道，与某位住在无法抵达的奥林匹斯②山上的神打交道，而他是那么的神秘莫测。疾病的发展如命中注定一般，可怜的疯子就是被疾病掐住了脖子的受害者。对于这样的一个受害者来说，只有当他开始把自己看作是行为者时，他将自己的生活重新掌握在自己手里的机会才会出现。

当疯狂出现时，向观众席上的观众袭来的悲剧性的震惊，并不是观众所获得的体验的唯一的形式。除此之外还存在着另外一种感觉：就好像在观看着一出荒诞剧似的。西西弗斯

---

① 该段译文选自《悲剧的诞生》，尼采著，孙周兴译，商务印书馆 2012 年，第 78 页。

② 奥林匹斯，希腊山名，相传为众神居住之处。

滚着他的石头，滚着，滚着，滚着……他无法从外部来看一看他自己以及他的所作所为的愚蠢之处。在这出荒谬可笑的戏剧中，有两个主要角色：西西弗斯和他的石头。他们两个都可以说："因为我在滚，所以你才在滚动。"但是却并不能就谁主动谁被动达成一致；每个人都把自己看作是西西弗斯，而把他人看作是石头。但是同时他针对他人所表现出的行为举止，就好像他自己就是那块声名狼藉的、滚动着石头似的。所有的人都在他们的认识论谬误中互相证实着对方。而所有这一切却都发生在下面的这种情况下：每个人都问心无愧地、信誓旦旦地保证，他只是出于诚实正直的动机并为了他人的好处才这么做的。

　　"'这很荒谬'意味着'这不可能'，也意味着：'这其中有矛盾'。假如我看到，有个人手拿着磨得发亮的凶器冲向一队机关枪队伍时，那么我就会认为他的行为是荒谬的。不过这种看法只是建立在意图与实际上他将遭遇的事情之间的误解的基础之上，建立在我所能确定的他的实际力量与他的目标之间的矛盾的基础之上。（……）因此我大概可以说，荒谬的感觉并不是产生于对某个事实或印象的简单的调查，荒谬的感觉的根源在于比较，在于事实情况与特定现实之间的比较，在于行动与比行动还要硬的世界之间的比较。荒谬在本质上是个矛盾，它并不是包含于这个或那个被比较的因素之中。它产生于这些因素的对质之中。"[177]

　　阿尔贝·加缪①对荒谬的特征做出的此番描述，表现了悲剧性的和荒谬的模式与家庭之间所具有的相似性。它们之间的共同点是意图与人的行动的后果之间的对立，是从内部视角与从

———————

　　① 阿尔贝·加缪（Albert Camus, 1913—1960），法国小说家，哲学家，戏剧家，评论家，存在主义文学领军人物，"荒诞哲学"的代表人物。

外部视角所观察到的内容之间的对立。正是这种悲剧性的、荒谬的对立，让疯狂得以产生。从荒谬行动不断重复的怪圈中走出来的路径，结束这种悲剧性的游戏、从疯狂中脱离出来的道路，都只有从观众席上的观众所拥有的视角才能看到。卷入认识论谬误的人的内部观点是可以改变的，如果他发现了这种游戏的对立之处以及所有的做与不做所带来的矛盾心理的话，这就是说，如果他被悲剧性地震惊了，而同时又学会了对此取笑的话。

这大概并不是从疯狂中走出来的唯一的一条道路，然而它却是最有成效的道路之一。[178]

禅宗公案（指向逻辑的死胡同的路牌）

请您想象一下：您在寻找真理。还有什么办法能比向一位学者兼智者询问更简单的呢？他们之所以被冠以"博学"和"智慧"的头衔，是因为每个人都认为，他们找到了真理。尽管或因为（在这种情况下，这是个不构成差异的差异）眼下这非常时髦，您前去找一位禅宗大师。您很快就发现了，他把向您提一些令人困惑不解的问题看作是自己的任务，这些问题会让您和您的逻辑思维（两个都是）陷入困惑。因此，他很有可能——对于这些人来说这是非常典型的做法——递给您一只手（"大师"这个头衔原本就有手工业的传统），并且问："一只鼓掌的手的声音是什么样的？"

如果您撞到的是一位有些激进的大师，为了能够帮助您幡然醒悟，他对体罚（躯体的扰乱）并不感到畏惧，那么就会发生下面的事情：他给您看一根拐杖——一根完全无法混淆的拐杖，它的拐杖特征一个普通人一眼就能认出来。这个拐杖与其他所有您曾经在一位大师手里看到过的东西（例如烤香肠和小

面包，锯和刨刀，泥瓦匠用的抹子和螺丝刀，或金牌和证书）
278 之间的区别一清二楚。您立即就明白了：这是一根非常典型的
拐杖。不过，您的不假思索的本能的确信很快就消失了，因为
大师庄重而中肯地告诫您，不带有一丝威胁的弦外之音：

"如果你说，这是根拐杖，那我就要用它来揍你！如果你
说，这不是根拐杖，那我也要用它来揍你！"

这是一个经典的双重束缚。不论您怎么回答，您都会挨顿
揍。这就要求您开辟出一条超然于肯定和否定的第三条道路。
您必须得克服二值逻辑连同它的"要么–要么–模式"和内外区
分所具有的局限性。就连您语言上的创造概念的功底也通过这
桩公案（这是关于这种类型的佛教上的双重束缚的专业术语）
被极度地质疑了。请您不要以为，您能避免挨这顿揍，只要
您提供给您的大师某个其他的带有类似含义内容的概念（"棍
子"，"棒子"等等），您就能够不被痛打。

您的大师的诡计的目的恰恰就在于，要把每个抽象思维带
给您的愉悦和确信给摧毁掉："自从意识得到发展以来，我们一
直都习惯于对内部和外部的状况做出抽象的和剖析性的反应。
修禅练习旨在将这种基本做法永远彻底摒弃掉，并在全新的基
础上重新建立老的精神构造。"当我们在使用一个概念的时候，
我们是在把观察的外部视角当作出发点，就连我们在说"我"
的时候，我们也是在这么做，就好像我们是站在我们自己的对
立面在谈论我们似的。修禅练习强迫我们要遵照我们的内部视
角。这些练习让学生退回到了感觉和行为的必然性上，即使学
生自己也无法解释："禅宗感觉，火是暖的，冰是冷的，因为当
结冰的时候，我们会打冷战，会想要火。感觉就是一切，正如
浮士德所说的，没有哪条理论能切中现实。不过，'感觉'必须
在它最深层的意义上和最纯粹的形式中加以理解。如果有人说：
'这就是感觉'，那么这就不是禅了。"[179]

　　您希望，随便用什么方法能把这个问题给**搪塞**过去，您应该把所有的这些希望都抛在脑后，而是应该**做**些什么。例如，您可以把这根棍子从大师手上夺下来，并用它来打他的头或其他某个宝贵的身体部位。这肯定不是逃离您的两难处境的唯一的方法：您还可以把大师的拐杖干脆给折断——这样做的暴力就小得多。在这两种情况下，您都找到了一条从您的冥思苦想的死胡同中——是您的大师把您给推进了这条死胡同的——走出来的独创的路径：您不再继续关注这个逻辑难题的"真实的"解决方法（＝菜单的层面），而是关注那个对于您的生命来说要直接得多的、意义深远的问题，即您受到了挨揍的威胁（＝吃的层面）。

　　在此当然不是宣称，把大师暴打一顿在任何情况下都是幡然醒悟的一个标志。公案的形式以及它的"解决"让我们能够看到，如果我们开始行动，那么悖论以及其他的由语言的特征所引发的逻辑上的难题就都能够得以解除。

　　当然了，没有一位禅宗大师能够接受对他的所作所为的这种释义；因为就连这种释义也是位于并总是位于语言描述的范围之内的，而打破这个范围看起来正是这个范围的目的所在。所有这些智者真正在想着什么和感觉着什么，对于我们来说都总是隐秘的。不过，他们给他们的学生所布置的任务，却也许可以稍微诱导我们，继续苦苦思索那些将逻辑和生活相混淆的危险，以及其他的那些不恰当的区分或不区分。

　　我们在此讨论的并不是证菩提道，而只是——客气地说——对人的正常和疯狂的基础所进行的思考，这恐怕很难用不立文字的方式传达：那些不能言语断道的内容，就只能把它给写出来了……[180]

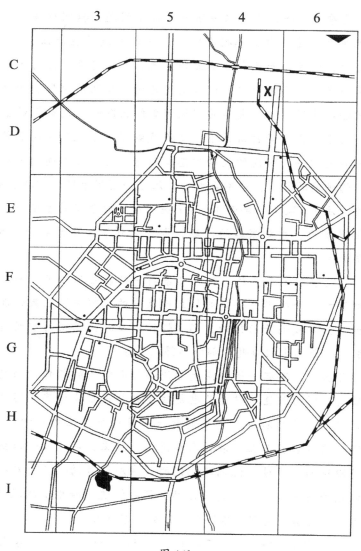

图 11b

注　释

[1] 引自R. Merkel (1988)：Denk nicht，sondern schau! Lichtenberg und Wittgenstein. Merkur 1 / 42，Januar 1988，S. 27-43。

[2] L. Carroll (1865)：Alice im Wunderland. Frankfurt (Insel) 1973.

[3] endogen（内源性）：源自希腊语*éndon*里面、内部和*génos*构成。

[4] "疯狂"这个概念产生于开始将钟表匠手艺用作大脑模式的时期："只要大脑被看作是钟表匠的手艺（例如'一颗螺丝松了'），那么用疯狂来表述精神性疾病就是恰当的。"F. Kluge (1883)：Etymologisches Wörterbuch der deutschen Sprache. Berlin-New York (De Gruyter) 21. Aufl. 1975，S. 817。

[5] I. Kant (1798)：Anthropologie in pragmatischer Hinsicht. In：I. Kant：Werkausgabe，Bd. XII. Frankfurt (Suhrkamp) 1977，S. 528.

[6] 在少得可怜的注释中，仅仅能够提及并引用少数人的名字，他们只是那些为本书的创作贡献了想法和论文的人当中的一部分。这些注释原本只是为那些出于专业兴趣来阅读本书的读者而考虑的。所有其他的人都不需要去留意注释——本注释及最后一个注释除外。

[7] Ding（物体）：源自拉丁语*res*东西、事物，*cogitare* 思考，*extensus* 延伸。

[8] 参见E. von Aster (1932)：Geschichte der Philosophie. Stuttgart (Kröner) S. 200 ff.；以及K. Jaspers (1937)：Descartes und die Philosophie. Berlin (de Gruyter) S. 10 ff.

[9] Kybernetik（控制论）：源自希腊语*kybernétes* 舵手。System（系统）：源自希腊语*syn* 共同和*histánai* 放置。

［10］参见N. Luhmann (1984)：Soziale Systeme. Grundriß einer allgemeinen Theorie. Frankfurt (Suhrkamp)。

［11］G. Chr. Lichtenber，引自R. Merkel (1988)：Denk nicht, sondern schau! Lichtenberg und Wittgenstein. Merkur 1 / 42, Januar 1988, S. 27-43。

［12］Autopoiese（自创生）：源自希腊语autós自己和poíesis产品、作品、诗歌。参见H. Maturana (1975)：Die Organisation des Lebendigen：eine Theorie der lebendigen Organisation. In：H. Maturana (1982)：Erkennen：Die Organisation und Verkörperung von Wirklichkeit. Braunschweig (Vieweg)。

［13］参见F. Varela (1981)：Der kreative Zirkel. In：P. Watzlawick (Hrsg.) (1981)：Die erfundene Wirklichkei. München (Piper) S. 294-309。

［14］参见H. v. Foerster (1988)：Abbau und Aufbau. In：F. B. Simon (Hrsg.) (1988)：Lebende Systeme. Berlin / Heidelberg / New York (Springer) S. 19-33; 和F. Varela (1979)：Principles of Biological Autonomy. New York (North Holland)。

［15］G. Bateson (1979)：Geist und Natur. Eine untrennbare Einheit. Frankfurt (Suhrkamp).

［16］参见E. Jantsch (1979)：Die Selbstorganisation des Universums. München (Hanser)。

［17］这个概念是由海因茨·冯·福尔斯特（Heinz von Foerster）创造的。参见H. v. Foerster (ed.) (1974)：Cybernetics of Cybernetics. San José (Cybernetics Systems Program, San José State Univ.) 2nd Ed. 1986。

［18］参见W. Heisenberg (1989)：Ordnung der Wirklichkeit. München (Piper)。

［19］Epistemologie（认识论）：源自希腊语epistéme知识、认识。

［20］参见P. Dell (1986)：Klinische Erkenntnis. Dortmund (Verlag Modernes Lernen); F. B. Simon (1988)：Unterschiede, die Unterschiede machen. Klinische Epistemologie：Grundlage einer systemischen Psychiatrie und Psychosomatik. Berlin / Heidelberg / New York (Springer)。

［21］根据场景的不同，奖励的方式可以有所变化。

［22］R. Gernhardt (1969). In：R. Gernhardt, F. W. Bernstein, F. K. Waechter (1979)：Welt im Spiegel 1964-1976. Frankfurt (Zweitausendeins) S. 124.

［23］实施此类试验的大师之一是哥廷根的物理学家格奥尔格·克里斯托夫·利希滕贝格（Georg Christoph Lichtenberg），他完善了这个方法。那些感官非常敏锐的人，在头脑中至少可以把那些——眼下是——虚构的不可能的东西给演示出来，因此首先对于这些人来说，思维试验的方法看起来特别具有吸引力。物理学家们好像特别喜欢这么做，当他们把自己的注意力投向某个遥远的、无法找到直接通道的银河地带的时候，或者他们用于实施真正的试验的钱耗光了的时候（参见A. Schöne (1982)：Aufklärung aus dem Geist der Experimentalphysik. Lichtenbergsche Konjunktive. München (Beck)）。

［24］Ch. Morgenstern：Das Knie. In：Das Morgenstern-Buch. München (Piper) 1985, S. 27.

［25］由于认识具有自身关联性，因此在自然科学里，有关客观认识的观点也变得很成问题，对此海森堡（Werner Heisenberg）强调说："在量子论中，有关认识情境的一个创新之处就在于它明确了：我们只能观察那些实际上无法与我们分开的东西。因此'客观的'观察这个概念在一定程度上是充满矛盾的。"W. Heisenberg (1989)：Ordnung der Wirklichkeit. München (Piper) S. 175。

［26］这是卡尔·克劳斯（Karl Kraus）针对精神分析做出的一项指责，它肯定也适用于其他的学科。

［27］H. Maturana (1976)：Biologie der Sprache：Epistemologie der Realität. In：H. Maturana (1982)：Erkennen：Die Organisation und Verkörperung der Wirklichkeit. Braunschweig (Vieweg) S. 236-271.

［28］赫尔姆·史第尔林（Helm Stierlin）就这个问题曾提出"较强的人格现实"的说法。参见H. Stierlin (1959)：Die Anpassung an die Realität der "stärkeren Persönlichkeit". In：H. Stierlin (1975)：Von der Psychoanalyse zur Familientherapie. Stuttgart (Klett) S. 50-64。

［29］G. Spencer-Brown (1969)：Laws of Form. New York (Dutton).

［30］引自海因茨·冯·福尔斯特（Heinz von Foerster）（由他本人亲自告知）。

［31］参见H. Maturana (1970)：Biologie der Kognition. In：H. Maturana (1982)：Erkennen：Die Organisation und Verkörperung der Wirklichkeit. Braunschweig (Vieweg) S. 3-80。

［32］参见M. Eigen，R. Winkler (1975)：Das Spiel. München (Piper)。

［33］参见G. Bateson (1971)：Die Kybernetik des "Selbst". In：G. Bateson (1972)：Ökologie des Geistes. Frankfurt (Suhrkamp) S. 400-435。

［34］建构主义学家厄恩斯特·冯·格拉泽斯菲尔德（Ernst von Glasersfeld）为此类"适合"创造了"生存能力"这个概念；参见E. v. Glasersfeld (1981)：Einführung in den radikalen Konstruktivismus. In：P. Watzlawick (Hrsg.) (1981)：Die erfundene Wirklichkeit. München (Piper) S. 16-38。

［35］用海因茨·冯·福尔斯特（Heinz von Foerster）的话说："'硬科学'之所以很成功，是因为它研究的是'软科学'所必须与之对抗的'软问题'，'软科学'其实都与'硬问题'有关。"H. v. Foerster (1972)：Die Verantwortung des Experten. In：H. v. Foerster (1985)：Sicht und Einsicht. Braunschweig (Vieweg) S. 17。

［36］R. Axelrod (1984)：The Evolution of Cooperation. New York (Basic Books).

［37］本书中所使用的将描述规则与规定规则进行区分的学说，便出自赖特（Goerg Hendrik von Wright）；G. H. von Wright (1963)：Norm und Handlung. Eine logische Untersuchung. Königstein (Scriptor)。作为路德维希·维特根斯坦（Ludwig Wittgenstein）的学生和遗产管理者，赖特受到了维特根斯坦的"语言游戏"学说很大影响；参见 L. Wittgenstein (1953)：Philosophische Untersuchungen. Frankfurt (Suhrkamp) 1975。

［38］出自赖特（Goerg Hendrik von Wright），见已给出的出处，S. 21 / 22。

[39] I. Kant (1798)：Anthropologie in pragmatischer Hinsicht. In：I. Kant：
Werkausgabe, Bd. XII. Frankfurt (Suhrkamp) 1977, S. 531.

[40] K. Jaspers (1913)：Allgemeine Psychopathologie. Berlin / Heidelberg /
New York, 9. Aufl., S. 255.

[41] 罗斯·艾什比（Ross Ashby）非常有道理地指出，这种形式的学习
最好应该叫作"寻找和领会"，因为在大多数情况下，对于一个问
题来说，并不只是存在着一种正确的解决办法；参见W. R. Ashby
(1956)：Einführung in die Kybernetik. Frankfurt (Suhrkamp) 1974, S.
33。

[42] C. G. Hempel (1942)：The function of general laws in history. In：C.
G. Hempel (ed.) (1965)：Aspects of Scientific Explanation and other
Essays in the Philosophy of Science. New York (Free Press).

[43] G. H. von Wright (1971)：Erklären und Verstehen. Königstein
(Athenäum) 2. Aufl. 1984, S. 24.

[44] 参见W. Jaeger (1934)：Paideia, Buch I. Berlin (De Gruyter); H. Kelsen
(1941)：Vergeltung und Kausalität. Eine soziologische Untersuchung.
The Hague (Van Stockum & Zoon)。

[45] Russell (1912 / 13)：On the notion of causes. In：B. Russell (1953)：
Mysticism and Logic. London (Penguin) S. 171 und S. 184 (引自赖特
（Goerg Hendrik von Wright）的翻译，Wright 1971, S. 43)。

[46] L. Wittgenstein (1921)：Tractatus logico-philosophicus. Frankfurt
(Suhrkamp) 1960, 5.135-5.1362.

[47] 最好不要把这个公式看作广泛适用的、须在科学上认真对待的规则，
即使它有可能恰好符合某些读者的个人经验。

[48] 见卡尔·波普尔（Karl Popper）的科学论以及假说的伪证原理；参见
K. R. Popper (1972)：Objektive Erkenntnis. Hamburg (Hoffmann und
Campe) 4. Aufl. 1984。

[49] 该理论学说出自格雷戈里·贝特森（Gregory Bateson）工作小组的论
文，之后在系统式治疗的治疗策略中获得了临床的应用，并取得了
进一步的发展；参见 G. Bateson, D. Jackson, J. Haley, J. Weakland

(1956)：Vorstudien zu einer Theorie der Schizophrenie. In：G. Bateson (1972)：Ökologie des Geistes. Frankfurt (Suhrkamp) 1981，S. 270-301。

［50］即使像影片《大西洋号》(*Atlantic City*) 中的主角之一所宣扬的那样，不想相信万有引力，那么这（很有可能）也不会有什么用。

［51］我自己更愿意生活在这样的一个社会和时代里：在这里，所有与自由意志的想法相联系的预先假设构成了社会游戏规则的基础；我也不认为，如果没有此类预先假设，我们能够更好地组织我们的社会机构。但是，我个人的这个观点和评价无法掩盖下面的内容：一个人的社会生活即使没有有关行动个体的理论观点也是可以运转的，如果我们比如说把所有人的行为方式都理解为是上帝预先确定好了的话。

［52］有关双重描述的作用见G. Bateson (1979)：Geist und Natur. Frankfurt (Suhrkamp)1982。

［53］用本章中介绍的神经生物学认识对当前的编程方法所进行的批评，见于T. Winograd，F. Flores (1986)：Understanding Computers and Cognition. A New Foundation for Design. Norwood，NJ (Ablex)。

［54］控制论学家海因茨·冯·福尔斯特（Heinz von Foerster）对此说到："所有的不幸都是从香农（Claude Elwood Shannon）把自己的理论命名为'信息论'开始的，如果他把它叫作'信号论'，那么所有的一切就都好了。"（由他本人亲自告知）

［55］G. Bateson (1979)：Geist und Natur. Frankfurt (Suhrkamp) S. 274.

［56］"指令性互动"的概念出自亨伯特·马图拉纳（Humberto Maturana）的有关认识的生物学理论框架；参见H. Maturana (1982)：Erkennen：Die Organisation und Verkörperung von Wirklichkeit. Braunschweig (Vieweg)。

［57］H. Maturana，G. Uribe，S. G. Frenk (1968)：Eine biologische Theorie der relativistischen Farbkodierung in der Primatenretina. In：H. Maturana (1982)：Erkennen：Die Organisation und Verkörperung von Wirklichkeit. Braunschweig (Vieweg) S. 88-137.

[58] 物理学家赫尔曼·哈肯（Hermann Haken）在他有关共同作用的学说（协同学）中写到，自我组织系统的元素共同创造了"维持秩序者"，后者对单个的元素进行"奴役"。这是种措辞华丽的语言，它把我们日常生活中关于主动和被动的朴素看法引向了荒谬；参见 H. Haken (1981)：Erfolgsgeheimnisse der Natur. Stuttgart (Deutsche Verlagsanstalt)。

[59] 参见H. Maturana, F. Varela (1984)：Der Baum der Erkenntnis. Bern (Scherz)。

[60] 马图拉纳（Humberto Maturana）和瓦雷拉（Francisco Varela）论文的德文翻译之一库尔特·路德维希（Kurt Ludewig）建议使用"搅乱"这个概念，这样才能把摄动过程的客观中立性给表达出来。我认为"扰乱"这个概念更好一些，因为它一方面表达出了与消失了的静止状态的关联，另一方面又为正面评价或负面评价提供了可能性。

[61] 因此在中文中"危机"这个词就是由"危险"和"机会"这两个字组成的；参见F. Capra (1982)：Wendezeit. Bern (Scherz) S. 21。

[62] H. Maturana (1976)：Biologie der Sprache：die Epistemlogie der Realität. In：H. Maturana (1982)：Erkennen：Die Organisation und Verkörperung von Wirklichkeit. Braunschweig (Vieweg) S. 263.

[63] L. Ciompi (1988)：Außenwelt – Innenwelt. Göttingen (Vandenhoeck & Ruprecht).

[64] S. Freud (1915)：Triebe und Triebschicksale. Gesammelte Werke, Band 10. Frankfurt (Fischer) S. 212 / 213 und S. 215.

[65] S. Freud (1915) a. a. O., S. 213.

[66] S. Freud (1900)：Die Traumdeutung. Gesammelte Werke, Band 2 / 3. Frankfurt (Fischer) S. 605.

[67] 此处所涉及的是主动的与被动的否定之间的区别，对此下文还将详谈。

[68] E. Bleuler (1911)：Dementia praecox oder Gruppe der Schizophrenien. Tübingen (Edition Discord) 1988; 另参见他的以各样各样新版本出版的、被其子曼弗雷德·布洛伊勒（Manfred Bleuler）修订的教材：E. Bleuler (1916)：Lehrbuch der Psychiatrie. Berlin / Heidelberg / New

York (Springer) 12. Aufl. 1972, S. 393-394。

[69] E. von Domarus (1944), 引自 S. Arieti (1979): Schizophrenie. München (Piper) 1985, S. 86。

[70] 这是我的第一批患者中的一个。关于这份建房互助储金合同的思考不仅让我戒了烟，而且还促使我写了这本书（很有可能是这样的……）。

[71] S. Arieti (1978): On Schizophrenia, Phobias, Depression, Psychotherapy and the Farther Shores of Psychiatry. New York (Brunner / Mazel), S. 16, 28 und 31.

[72] H. Werner (1957): The Concept of Development from a Comparative and Organismus Point of View. In: D. B. Harris (ed.) (1957): The Concept of Development. Minneapolis (Univ. of Minnesota Press), 引自 L. C. Wynne, M. Singer (1965): Denkstörung und Familienbeziehung bei Schizophrenen. Teil 1-4. Psyche 19, S. 97-98.

[73] L. C. Wynne, M. Singer (1965): Denkstörung und Familienbeziehung bei Schizophrenen. Teil 1-4. Psyche 19, S.103 / 104 und S. 106.

[74] N. McConaghy (1960): Modes of abstract thinking and psychosis. Amer. J. Psychiatry 117, S. 106-110.

[75] G. Bateson, D. Jackson, J. Haley, J. Weakland (1956): Vorstudien zu einer Theorie der Schizophrenie. In: G. Bateson (1972): Ökologie des Geistes. Frankfurt (Suhrkamp) 1981, S. 270-301.

[76] R. Gernhardt, F. W. Bernstein, F. K. Waechter (1979): Welt im Spiegel 1964-1976. Frankfurt (Zweitausendeins) S. 23.

[77] B. Russell (1903): The Principles of Mathematics. London (Allen & Unwin) 2. Aufl. 1937, S. 67, 引自译作 W. Siebel (1975): Grundlagen der Logik. München (Dokumentation)。有关逻辑的不同形式与认识的种类之间的关系，另参见 F. B. Simon (1984): Der Prozeß der Individuation. Göttingen (Vandenhoeck & Ruprecht) S. 56 ff。

[78] 参见路德维希·维特根斯坦（Ludwig Wittgenstein）在他早期的哲学著作《逻辑哲学论》中代表的观点；(1921) Frankfurt (Suhrkamp)

1960。

[79] G. Spencer-Brown (1969)：Laws of Form. New York (Dutton) 1979.

[80] D. Cooper (1977)：Wer ist Dissident? Berlin (Rotbuch).

[81] R. Spitz (1954)：Die Entstehung der ersten Objektbeziehungen. Stuttgart (Klett) 3. Aufl. 1973，S. 70.

[82] R. Spitz (1965)：Vom Säugling zum Kleinkind. Stuttgart (Klett) 2. Aufl. 1972，S. 194.

[83] 吉塞拉·萨贡（Gisela Szagun）给出了一个语言习得研究的概述。G. Szagun (1986)：Sprachentwicklung beim Kind. Weinheim (Psychologie Verlags Union)，3. Neubearbeitete Auflage。

[84] 参见E. V. Clark (1973)：What's in a word? In：T. Moore (ed.)：Cognitive Development and the Acquisition of Language. New York (Academic Press)。

[85] Symbol（符号）：源自希腊语*syn*一起和*bállo*我扔。

[86] 参见相关的经典研究V. Packard (1957)：Die geheimen Verführer. Düsseldorf (Econ)。

[87] S. Freud (1900)：Die Traumdeutung. Gesammelte Werke，Band 2 / 3. Frankfurt (Fischer) S. 313.

[88] 详见F. B. Simon (1984)：Der Prozeß der Individuation. Göttingen (Vandenhoeck & Ruprecht)。

[89] 不久之前，这个有关弗洛伊德的乌鸫患者的故事本身就很好地证实了其中所描述的机制。在一篇关于无意识过程的机制的小文章中，我把这个故事当作例子来使用。这篇文章的标题是《弗洛伊德的乌鸫》。在这篇文章发表了几天之后，一位同事对我说起——很显然他对故事中伤风败俗的词语选择进行了移花接木——他读到了我的一篇文章，题目是《弗洛伊德的蚂蚁[①]》。

[90] 根据干预理论，如果被组织的行动或思考过程被内部或外部的事件所打断，那么就会产生应激。每一个应激都是由这类打断所引

---

① 在德文中，"乌鸫"（Amsel）和"蚂蚁"（Ameise）这两个词看起来很相似。

起的，但是并不是每一个打断都会引起应激。通过打断一个或多或少有秩序的、自成一体封闭运转着的行动模式或认知模式，注意力就被转移了，而且必须聚焦在新的、突如其来的要求上面。躯体的应激反应就被启动了。只要注意力重新被集中，躯体的应激症状就会消退（例如血压重新降下来）：认识到了危险，就会祛除危险。参见G. Mandler (1982)：Stress and thought processes. In：L. Goldberger, S. Brenitz (ed.)：Handbook of Stress. London (MacMillan) S. 88 ff。

[91] Camera silens（安静的小房间）：源自拉丁语*camera*小房间和*silens*安静的、沉默的。

[92] 在此要感谢安德烈娅·青泽尔–施密特（Andrea Zinser-Schmidt），是她促使我让奶牛喝牛奶的。

[93] 关于这个试验的想法出自帕洛阿尔托（Palo Alto）小组的成员。他们把一位精神科医生和一位心理学家——二者都是精神分裂症治疗师——互相转诊给对方，并把二人中的每个人的想法（？），即自己是位精神分裂症专家，宣布为症状；参见P. Watzlawick, J. Beavin, D. Jackson (1967)：Menschliche Kommunikation. Bern (Huber) 1969。

[94] 引自J. C. Eccles (1989)：Der Ursprung des Geistes, des Bewußtseins und des Selbst-Bewußtseins im Rahmen der zerebralen Evolution. In：H. P. Dürr, W. Zimmerli (Hrsg.)：Geist und Natur. Bern (Scherz) S. 84。

[95] K. Dörner, A. Egetmeyer, K. Könning (Hrsg.) (1982)：Freispruch der Familie. Wunstorf-Hannover (Psychiatrie-Verlag).

[96] G. Bateson, D. Jackson, J. Haley, J. Weakland (1956)：Vorstudien zu einer Theorie der Schizophrenie. In：G. Bateson (1972)：Ökologie des Geistes. Frankfurt (Suhrkamp) 1981, S. 270-301.

[97] L. C. Wynne, M. Singer (1965)：Denkstörung und Familienbeziehung bei Schizophrenen. Teil 1-4. Psyche 19, S. 82-108.

[98] M. Goldstein (1983)：Family Interaction：Patterns predictive of the onset and course of schizophrenia. In：H. Stierlin, L. Wynne, M.

Wirsching (ed.): Psychosocial Intervention in Schizophrenia. Berlin / Heidelberg / New York (Springer).

[99] P. Tienari, A. Sorri, I. Lahti, M. Naaral, K. E. Wahlberg, T. Rönkkö, J. Moring, J. Pohjola (1988): Familienumfeld und die Ätiologie der Schizophrenie. Implikationen der finnischen Schizophrenie-Studie an Adoptivfamilien. In: H. Stierlin, F. B. Simon, G. Schmidt (Hrsg.): Familiäre Wirklichkeiten. Stuttgart (Klett-Cotta) S. 164-180.

[100] G. Bateson (1969): Double bind, 1969. In: G. Bateson (1972): Ökologie des Geistes. Frankfurt (Suhrkamp) 1981, S. 353-361.

[101] 道格拉斯·侯世达（Douglas Hofstadter）把这种情况也称为"奇特的结"（"strange loop"）; D.Hofstadter (1979): Gödel, Escher, Bach. Stuttgart (Klett-Cotta) 1985, S. 24 ff。

[102] A. N. Whitehead, B. Russell (1910-1913): Principia Mathematica. Cambridge (Cambridge Univ. Press).

[103] 参见G. Spencer-Brown (1969): Laws of Form. New York (Dutton) 1979, S. 58 ff。

[104] 参见G. Bateson (1979): Geist und Natur. Frankfurt (Suhrkamp) 1982。

[105] H. Bergson, 引自J. Piaget (1955): Die Bildung des Zeitbegriffs beim Kinde. Frankfurt (Suhrkamp) 1974, S. 392.

[106] J. Piaget, a. a. O., S. 394.

[107] 参见G. Spencer-Brown a. a. O., S. xiv-xv。

[108] 参见J. Piaget a. a. O.; N. Elias (1984): Über die Zeit. Frankfurt (Suhrkamp)。

[109] 参见H. R. Fischer, F. B. Simon (1988): Kontextualität und Transkontextualität. Variationen eines Themas bei Wittgenstein, Schapp und Bateson. Grazer Philosophische Studien 31, S. 59-83。

[110] D. Hilbert, 引自C. Klaus (1964): Moderne Logik. Berlin (Deutscher Verlag der Wissenschaften) S. 315。

[111] 这是罗兰德·凯瑟（Roland Kaiser）所演唱的一首歌的歌词节选（这是他成功发行的唱片之中的一个典型的歌词例子）。

[112] Platon: Symposion 189e, 190a, d 191a, b, c, d, 由Friedrich Schleiermacher翻译. In: Platon: Sämtliche Werke, Band II. Reinbek (Rowohlt) 1986。

[113] W. Wickler, U. Seibt (1977): Das Prinzip Eigennutz. München (Piper) S. 306 / 307 und S. 313.

[114] P. MacLean (1962): New findings relevant to the evolution of psychosexual functions of the brain. J. Nerv. Ment. Dis. 135, S. 289-301.

[115] C. Osgood, W. May, M. Mison (1975): Cross-cultural Universals of Affective Meaning. Urbana (Univ. of Illinois Press).

[116] J. Elster (1979): Aktive und passive Negation. In: P. Watzlawick (Hrsg.) (1981): Die erfundene Wirklichkeit. München (Piper) S. 166.

[117] Aristoteles: Metaphysik 6, 10011b 13 f. und Metaphysik 3, 1005b, 19 f. Stuttgart (Reclam) 1970.

[118] G. W. Hegel (1807): Phänomenologie des Geistes. Werkausgabe, Bd. III. Frankfurt (Suhrkamp) 1970.

[119] E. Morin (1977): La méthode. I. La nature de la nature. Paris (Seuil).

[120] Ambivalenz（矛盾心理）：源自拉丁语*ambo*两个和*valeo*我重要、我有意义、我有价值。Schizophrenie（精神分裂症）：源自希腊语 *schizo*分裂、分开、扯断和*phren*横膈膜、精神、意识。把横膈膜与精神等同起来，这是因为，人们很长时间都把横膈膜看成是人的意识的所在地，因为笑的时候横膈膜是最耗费力气的器官，而笑又被看作是人的精神的特征。

[121] J. W. Goethe: Faust. Der Tragödie erster Teil. Hamburger Ausgabe, Band 3. München (Beck) 11. Aufl. 1981.

[122] Platon: Phaidros. Sämtliche Werke, Band IV. Reinbek (Rowohlt) S. 246.

[123] 这也可以被称为"共时性分裂"；参见F. B. Simon, G. Weber, H. Stierlin, A. Retzer, G. Schmidt (1989): "Schizo-affektive" Muster: Eine systemische Beschreibung. Familiendynamik 14, S. 190-213。

[124] 在专业文献中，这也叫作 "对歧义的不容忍"；参见A. Kraus (1989)：Der Manisch-Depressive und sein Partner. Daseinsnalyse 6, S. 106-120。

[125] 所以这也可以被称为 "历时性分裂"；参见F. B. Simon, G. Weber, H. Stierlin, A. Retzer, G. Schmidt (1989)："Schizo-affektive" Muster: Eine systemische Beschreibung. Familiendynamik 14, S. 190-213。

[126] B. Brecht: Geschichten vom Herrn Keuner. Das Wiedersehen. Gesammelte Werke. Bd. V. Frankfurt (Suhrkamp) 1967, S. 383.

[127] diakritisch（区分的）：源自希腊语 *diá* 通过、穿过和 *krino* 我分开、我区别、我判断。

[128] koinästhetisch（共感的）：源自希腊语 *koinós* 共同和 *aisthesis* 感受、认识。

[129] N. Falletta (1983): Die Amphibius-Paradoxie. In: ders.: Paradoxon. Frankfurt (Fischer) 1988, S. 21.

[130] B. L. Whorf (1942): Sprache, Denken, Wirklichkeit. Reinbek (Rowohlt) 1963, S. 60.

[131] 在心理学和社会心理学的文献中，一般来说，这个概念是为了表达针对自己个人的全部归因而使用的，其症状也涉及一个人的同一性；参见F. B. Simon (1984): Der Prozeß der Individuation. Göttingen (Vandenhoeck & Ruprecht)。

[132] S. Freud (1926): Hemmung, Symptom und Angst. Gesammelte Werke, Bd. 14. Frankfurt (Fischer), S. 165 / 166.

[133] 约翰·鲍尔比（John Bowlby）仔细研究并描述了孩子对母亲的引诱；参见J. Bowlby (1969): Bindung. München (Kindler) 1975。

[134] H. von Foerster (1973): Über das Konstruieren von Wirklichkeiten. In: ders. (1985): Sicht und Einsicht. Braunschweig (Vieweg), S. 35.

[135] 这首名为《形体的祈祷》的诗出自弗里茨·佩尔斯（Fritz Perls），引自H. Petzold (1976): Einführung zur transaktionsanalytischen Skriptanalyse. In: H. Petzold, M. Paula: Transaktionale Analyse und

Skriptanalyse. Hamburg (Altmann), S. 47。

［136］E. Wulff (1972)：Psychiatrie und Klassengesellschaft. Frankfurt (Athenäum), S. 74.

［137］在哲学的专业语言中，事件的同时发生被称为"偶连性"。

［138］R. Merton (1965)：Auf den Schultern von Riesen. Ein Leitfaden durch das Labyrinth der Gelehrsamkeit. Frankfurt (Suhrkamp) 1983, S. 24.

［139］G. H. von Wright (1971)：Erklären und Verstehen. Königstein (Althenäum) S. 48.

［140］参见P. Watzlawick, J. Beavin, D. Jackson (1967)：Menschliche Kommunikation. Bern (Huber) 1969。

［141］哲学家吉伯特·赖尔（Gilbert Ryle）为此创造了"密集描述"这个概念，用来表示：我们在描述人的行为时，不可能与不带有解释说明的资料打交道。这些资料永远都是"密集的"，即充满了解释说明和附加含义；参见C. Geertz (1973)：Dichte Beschreibung. Frankfurt (Suhrkamp) 1983。

［142］G. H. von Wright (1971) a. a. O., S. 56.

［143］A. van Gennep (1909)：Übergangsriten. Frankfurt (Campus) 1986, S. 79.

［144］A. van Gennep (1909) a. a. O., S. 15.

［145］A. van Gennep (1909) a. a. O., S. 21, 76.

［146］主要参见爱利克·H. 埃里克森（Erik H. Erikson）及其有关在个体发展过程中连续的身份认同危机理论；E. H. Erikson (1959)：Identität und Lebenszyklus. Frankfurt (Suhrkamp) 1966。

［147］有关"投射性认同"参见 M. Klein (1955)：On Identification. In：dies.：Envy and Gratitude and Other Works. New York (Delacorte)。

［148］参见欧文·戈夫曼（Erwing Goffmann），他对疯狂给出的社会学定义为：触犯直接互动的规则；E. Goffmann (1964)：Psychische Symptome und öffentliche Ordnung. In：ders. (1967)：Interaktionsrituale. Frankfurt (Suhrkamp) 1973, S. 151-163。

［149］N. Falletta (1983)：Paradoxon. Frankfurt (Fischer) 1988, S. 84；另参

见L. Carroll (1897)：Symbolic Logic，Part I. New York (Dover and Berkeley)。

[150] 她由于厌食症和她母亲一起前来会谈。所谓的厌食症也是一件相当疯狂的事情。在厌食症中，躯体与精神之间进行了非常严格的区分，以至于这两者可以作为势不两立的敌人被送进竞技场去。精神试着去战胜躯体以及饥饿感。而当它最终成功了的时候，它也就输了。

[151] 参见F. B. Simon，H. Stierlin (1984)：Die Sprache der Familientherapie. Stuttgart (Klett-Cotta) S. 132-136。

[152] 出自H. Bemmann (1984)：Erwins Badezimmer oder Die Gefährlichkeit der Sprache. München (Goldmann) S. 114 / 115。

[153] 有关家庭的互动模式与特殊的症状形成之间的关系，参见F. B. Simon (1988)：Unterschiede, die Unterschiede machen. Frankfurt (Suhrkamp) 2. überarb. Aufl. 1993。

[154] D. Reiss (1981)：The Family's Construction of Reality. Cambridge，MA (Harvard Univ. Press).

[155] 这也可以被称为"历时性分裂"。

[156] 互相对立的趋向的同时性使得这种情况也可以——如同克服个体的矛盾心理那样——被称为"共时性分裂"。

[157] 还有其他的、与症状形成有关的控制斗争，例如在酒瘾中的控制斗争。为了能够让注意力的聚焦不至于扩展得过于宽泛，在此不得不放弃对它们的描述。

[158] 参见E. H. Erikson (1969)：Gandhis Wahrheit. Frankfurt (Insel) 1971。

[159] M. Selvini Palazzoli, L. Boscolo, G. Cecchin, G. Prata (1975)：Paradoxon und Gegenparadoxon. Stuttgart (Klett-Cotta) 1977, S. 41.

[160] 参见有关心身疾病的理论观点。该理论观点的出发点是，此类患者没有能力理解自己的感觉，通常意义上的缺陷被冠以"操作性思维"和"述情障碍"的名字；M. de M'Uzan (1974)：Psychodynamic mechanisms in psychosomatic symptom formation. Psychother. Psychosom. 23，S. 103-110; P. Sifneos (1973)：The prevalence of

alexithymic characteristics in psychosomatic patients. Psychother. Psychosom. 22, S. 255-262。

[161] B. Brecht: Geschichten vom Herrn Keuner. Gesammelte Werke, Bd. V. Frankfurt (Suhrkamp) 1967, S. 386.

[162] 赫尔姆·史第尔林（Helm Stierlin）为此创造了"派遣"这个概念：父母把特定的任务交给孩子。然而，孩子必须把任务接受下来，这样他们将来才能把这些任务变成自己的任务；H. Stierlin (1978)：Delegation und Familie. Frankfurt (Suhrkamp)。

[163] 参见于尔格·维利（Jürg Willi）的共谋理论观点；J. Willi (1975)：Die Zweierbeziehung. Reinbek (Rowohlt)。

[164] 参见所谓的"情感-表达-研究"，根据该研究，在家庭里所表露出的负面感情的程度与被诊断为精神分裂症患者的复发率和重新住院之间的关联，是可以得到证明的。相关文献综述参见R. Olbrich (1983)：Expressed Emotions (EE) und die Auslösung schizophrener Episoden：eine Literaturübersicht. Nervenarzt 54, S. 113-121。

[165] 感谢海因茨·冯·福尔斯特（Heinz von Foerster）建议我做这个试验。

[166] H. von Foerster (1977)：Gegenstände：greifbare Symbole für (Eigen-) Verhalten. In: ders. (1985)：Sicht und Einsicht. Braunschweig (Vieweg) S. 207-216.

[167] 在有关混乱的研究中，这个方程因被称为"逻辑斯谛的差分方程"或"逻辑斯谛地图"而广为人知；参见M. J. Feigenbaum (1980)：Universal behavior in nonlinear systems. Los alamos Science (Summer) S. 4-27; J. Gleick (1987)：Chaos：making a new science. New York (Viking)。

[168] 参见F. B. Simon (1989)：Das deterministische Chaos schizophrenen Denkens. Familiendynamik 14, S. 236-258。

[169] 在此要警告性地指出，在这个数学模型中，代表环境所进行的的扰动的W值，并不仅仅是指社会环境的影响。针对此处所描述的含义发展的过程而言，躯体以及躯体的过程也是环境的一部分（参见上文）。为了能够引起一个与现实的交际软化相类似的效果，根据这

个数学模型，非常普通的躯体影响就有可能完全够用了，只要它能
扰动注意力的集中。

[170] 这是一个经常被提到的中国民间传说，引自A. Watts (1975)：Der Lauf
des Wassers. Bern (O. W. Barth) 1976，S. 58。

[171] G. Bateson (1959)：Minimalforderungen für eine Theorie der Schizop-
hrenie. In：ders. (1972)：ökologie des Geistes. Frankfurt (Suhrkamp)
1981，S. 347-348.

[172] 所谓的模糊逻辑学的发展表明，即使在计算机编程的逻辑中，并不
是在要么是0要么是1之间进行区分，而是在分派含义的时候使用0
和1之间的某个值——就像在前一章中所介绍的那样，这是有好处
的；参见综述Spektrum der Wissenschaft 3/1993，S. 90-103。

[173] J. P. Eckermann (1836)：Gespräche mit Goethe in den letzten Jahren
seines Lebens，III. Teil，28. März 1825. Leipzig (Brockhaus).

[174] 引自K. Kerényi (1966)：Die Mythologie der Griechen，Bd. II.
München (Deutscher Taschenbuch Verlag) 1987，S. 83。

[175] F. Nietzsche (1871)：Die Geburt der Tragödie aus dem Geist der
Musik. In：F. Nietzsche (1964)：Sämtliche Werke，Bd. I. Stuttgart
(Kröner) S. 99.

[176] 有关悲剧与家庭互动所具有戏剧上的共同点，其详细论述见我的文
章《源自悲剧精神的精神分裂症的诞生》。In：F. B. Simon (1984)：
Der Prozeß der Individuation. Göttingen (Vandenhoeck & Ruprecht)，
S. 187-204。

[177] A. Camus (1942)：Der Mythos von Sisyphos. Reinbek (Rowohlt)
1976，S. 30.

[178] 这种断言当然缺少统计学上的保证，它只是表明了我的个人观点，
并展现了我的治疗经验。

[179] D. Suzuki (1939)：Die große Befreiung. In：G. Mensching (Hrsg.) (o.
J.)：Buddhistische Geisteswelt. Baden-Baden (Holle)，S. 132 und S.
56.

[180] 如果您一直都在等着标题里预告的那辆自行车：它当然通过移置和

326 我的精神病、我的自行车和我——疯狂的自我组织

压缩被融进这本书里了。其实这本书应该叫做《我的精神病、我的汽车和我》（毕竟，本书在大多数情况下涉及的是自主性、自创生以及类似的内容[①]）。

[①] 德语中"汽车"（Auto）、"自主性"（Autonomie）和"自创生"（Autopoiese）这三个词为同根词。

（没有）索引

　　索引的用处在于，第一，可以在不必阅读整本书的情况下，去引用书中的内容；第二，如果有人自己已经发表过一篇文章或者出版过一本书了，那么他就可以立即去看一看，自己的东西是否被这本书的作者所引用。在第一种情况下，单个的句子不可避免地被从它的上下文中撕扯出来；在第二种情况下，只是个人的虚荣心得到了满足。这两种情况都是促使本书作者拒绝出版社印制索引的原因。

关于作者

弗里茨·B.西蒙，医学博士，大学教授，主修医学和社会学，精神科医生及精神分析师，系统式家庭治疗师及组织顾问。1982年至1989年在海德堡大学精神分析基础研究及家庭治疗部任主任医生。在海德堡大学通过大学教授资格论文，研究方向为心身医学及心理治疗。1994年至2001年任欧洲家庭治疗学会（EFTA）副主席，德中心理治疗学会（DCAP）副主席。1999年起受聘为维滕/黑尔德克大学领导组织学专业的教授，并任维滕管理中心（MZW）执行董事。撰写了约210篇专业论文以及21部专著，被翻译成10语言，其中主要有：《自我意识的形成过程》（1984），《家庭治疗的语言》（1984），《生活的系统》（1988），《造成差异的差异》（1988），《我的精神病、我的自行车和我》（1990），《"极端的"市场经济》（1992），《健康的另一面》（1995），《不学习的艺术》（1997），《循环提问》（1999），《致命的冲突》（2001），《家族企业的家庭》（2002），《我们一起犯傻！？》（2004），《数代的家族企业》（2005），《系统论及构成主义导论》（2006），《系统式组织论导论》（2007）。

图书在版编目(CIP)数据

我的精神病、我的自行车和我:疯狂的自我组织 /
(德)西蒙(Simon, F. B.)著;于雪梅译 . —北京:商务
印书馆,2018(2024.11 重印)
ISBN 978 - 7 - 100 - 12202 - 3

Ⅰ. ①我… Ⅱ. ①西… ②于… Ⅲ. ①精神病学—研
究 Ⅳ. ①R74

中国版本图书馆 CIP 数据核字(2016)第 093483 号

我的精神病、我的自行车和我
——疯狂的自我组织

〔德〕弗里茨·B. 西蒙 著

于雪梅 译

商 务 印 书 馆 出 版
(北京王府井大街 36 号 邮政编码 100710)
商 务 印 书 馆 发 行
北京盛通印刷股份有限公司印刷
ISBN 978 - 7 - 100 - 12202 - 3

2018 年 6 月第 1 版 开本 710×1000 1/16
2024 年 11 月北京第 5 次印刷 印张 22

定价:88.00 元